Anatomie

des gesunden Rückens

Erstmals erschienen 2011
unter dem Titel *Healthy Back Anatomy*
bei Moseley Road Inc.
www.moseleyroad.com

Copyright © 2011 Moseley Road Inc.

© 2012 der deutschen Ausgabe:
Stiebner Verlag GmbH
Nymphenburger Straße 86
D-80636 München
www.copress.de

Übersetzung aus dem Englischen und Satz: Markus Hederer
Redaktion: bookwise GmbH, München

Bibliografische Information der Deutschen Nationalbibliothek:
Die Deutsche Nationalbibliothek verzeichnet diese Publikation in der Deutschen Nationalbibliografie detaillierte bibliografische Daten sind im Internet über http://dnb.d-nb.de abrufbar.

ISBN 978-3-7679-1146-8

Printed in Germany

Anatomie
des gesunden Rückens

Die besten Übungen für einen starken und schmerzfreien Rücken mit zahlreichen Fotos, Illustrationen und Tipps für die Hals-, Brust- und Lendenwirbelsäule

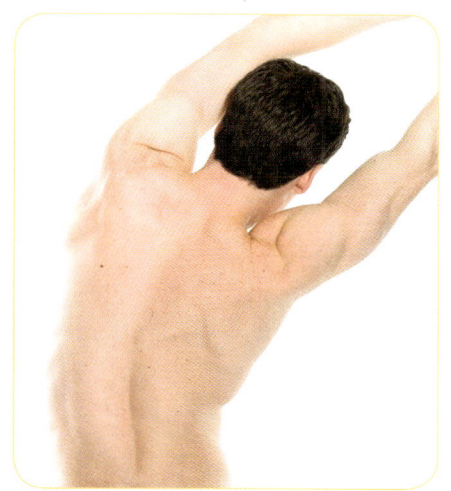

Philip Striano, DC

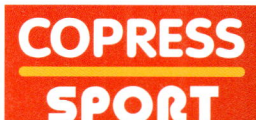

INHALT

GRUNDLAGEN

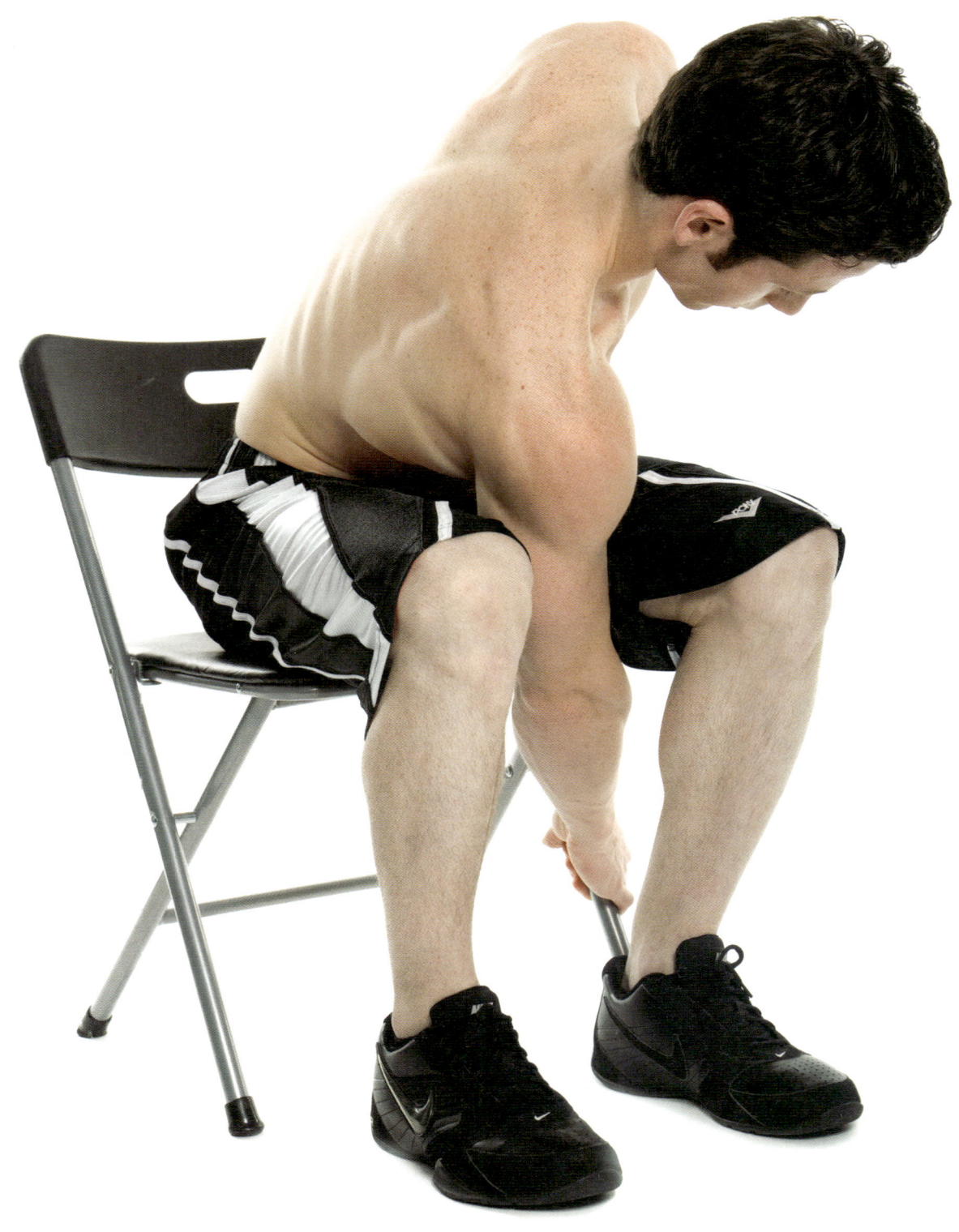

Nacken- und Rückenschmerzen gehören in unseren Tagen zu den am weitesten verbreiteten Gesundheitsproblemen, und sie zählen zu den häufigsten Gründen, einen Arzt aufzusuchen. In einer Gesellschaft, die immer älter wird und die außerdem einen zunehmend inaktiven Lebensstil pflegt, werden im Vergleich zu früher mehr und mehr Menschen von Schmerzen im Nackenbereich und im Rücken betroffen sein.

Es gibt viele Faktoren, die diese Schmerzen verursachen können. Dazu zählen etwa das Alter, Übergewicht, körperliche Aktivität (zu wenig wie zu viel), schlechte Haltung, psychischer Stress und eine unzureichende Ergonomie am Arbeitsplatz.

Wer sich jedoch der Risiken bewusst ist und entsprechend handelt, kann seinen Körper gegen Nacken- und Rückenschmerzen schützen. Überlegen Sie daher, welche Elemente Ihrer Lebensart einen negativen Einfluss haben könnten, und leben Sie gesundheitsbewusst. Ihr Körper spricht immer zu Ihnen – hören Sie auf ihn. Ermüdung und Schmerz sind Warnsignale, die er Ihnen sendet. Idealerweise führen Sie ein aktives Leben mit guter Ernährung, einem perfekt ausgefeilten Übungsprogramm und genügend Erholung.

Das vorliegende Buch hilft, chronischen Nacken- und Rückenschmerzen vorzubeugen. Wenn Sie aktuell unter einer schmerzhaften Verletzung leiden, sprechen Sie bitte mit Ihrem Arzt und lassen Sie sich von ihm beraten.

Bevor Sie eines der Dehnungs- oder Kräftigungsprogramme absolvieren, sollten Sie sich gründlich aufwärmen. Einen zuvor inaktiven und damit kalten Muskel plötzlich zu dehnen oder zu belasten kann zu ernsthaften Verletzungen führen. Gehen oder laufen Sie also einige Minuten, am besten im Warmen. Das regt den Kreislauf an, die Körpertemperatur steigt, Ihre Gelenke werden mobil, Bänder, Sehnen und Muskeln stellen sich auf die kommende Belastung ein – und Sie sind bereit für das Training. Achten Sie zudem darauf, über den Tag verteilt, aber vor allem während der Trainingseinheiten genügend Wasser zu trinken.

Wenn Sie sich eine Verletzung im Rückenbereich zugezogen haben, suchen Sie auf alle Fälle einen Arzt auf. Vermeiden Sie es, die Stelle mit Wärme zu behandeln. Stattdessen können Sie während der ersten 48 Stunden einen Eisbeutel verwenden, um zu kühlen: Legen Sie ihn rund 20 Minuten auf und nehmen Sie ihn danach wieder für eine Stunde weg. Dies können Sie über den Tag verteilt mehrfach wiederholen. Eis entfaltet eine entzündungshemmende Wirkung. Wenn Sie aber den Eisbeutel länger als 20 Minuten auf der Verletzung lassen, tritt der gegenteilige Effekt ein: Ihr Körper durchblutet die Stelle stärker als zuvor, die Entzündungsgefahr steigt, und die Verletzung verschlimmert sich. Wenn Sie nach einer Verletzung Eis rasch und in der richtigen Weise anwenden, besteht eine gute Chance, dass sie nicht so schlimm wird und zudem nicht so lange dauert.

ANATOMIE DER WIRBELSÄULE

Ihre Wirbelsäule ist ein perfekt gebautes Wunderwerk der Anatomie, das die aufrechte Haltung möglich macht, aber es genauso erlaubt, sich nach vorne, nach hinten und zur Seite zu beugen oder zu drehen. Der Spinalkanal schützt zudem das Rückenmark und damit den wichtigsten Verteilungsstrang unseres Nervensystems.

Die Rückenwirbel

Die Wirbelsäule besteht aus 24 übereinanderliegenden Knochen – Rückenwirbel genannt –, die miteinander verbunden sind. Sie wird in drei Bereiche unterteilt: Halswirbelsäule, Brustwirbelsäule und Lendenwirbelsäule. Die Halswirbelsäule besteht aus den sieben Nackenwirbeln, die auch als C1 bis C7 bekannt sind. Der oberste Nackenwirbel – der Atlas – trägt den Schädel. Die zwölf Wirbel des oberen und mittleren Rückens, und damit die der Brustwirbelsäule, bezeichnet man mit den Abkürzungen Th1 bis Th12. Die Wirbel des unteren Rückens – die Lendenwirbelsäule – kennt man auch unter den Namen L1 bis L5. Der unterste Rückenwirbel, L5,

stellt die Verbindung zum Kreuzbein her, einem keilförmigen Knochen, der mit Hüft- und Darmbein den Beckengürtel bildet. Das Steißbein bildet das untere Ende der Wirbelsäule.

Die knöcherne Struktur jedes Rückenwirbels, außer der des Atlas, wird zum großen Teil vom Wirbelkörper bestimmt, einem relativ kurzen Zylinder. An jedem dieser Zylinder setzt auf der Rückenseite ein Dreieck an, das einerseits aus dem Wirbelbogen, andererseits aus zwei Querfortsätzen und einem Dornfortsatz besteht. Die übereinanderliegende Reihe der Wirbellöcher der einzelnen Wirbel bildet den Wirbelkanal, der das Rückenmark aufnimmt und schützt. An den Querfortsätzen setzen Bänder und Muskeln an, um die Wirbelsäule zu stabilisieren und zu bewegen. Die zum Rücken gerichteten Fortsätze jedes Wirbels werden als Dornfortsätze bezeichnet. Sie dienen wie die Querfortsätze Muskeln und Bändern als Ansatz.

Die Wirbelbogengelenke, auch Facettengelenke genannt, stellen neben den Bandscheiben die gelenkige Verbindung zwischen zwei Rückenwirbeln her. Sie sind die Schlüsselstellen der Wirbelsäule, denn sie ermöglichen deren mannigfaltige Bewegungen. Stabilisiert wird die Wirbelsäule durch ein System raffiniert geknüpfter Bänder, die mit einer Reihe feiner Muskeln zusammenarbeiten.

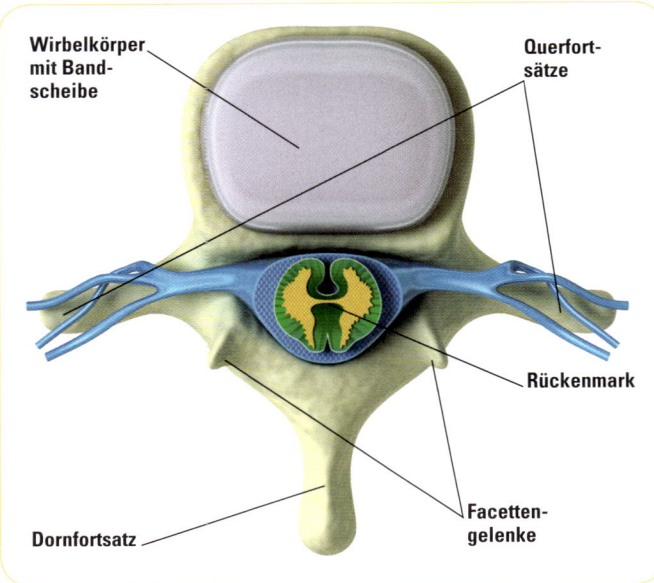

Wirbelkörper mit Bandscheibe

Querfortsätze

Rückenmark

Facettengelenke

Dornfortsatz

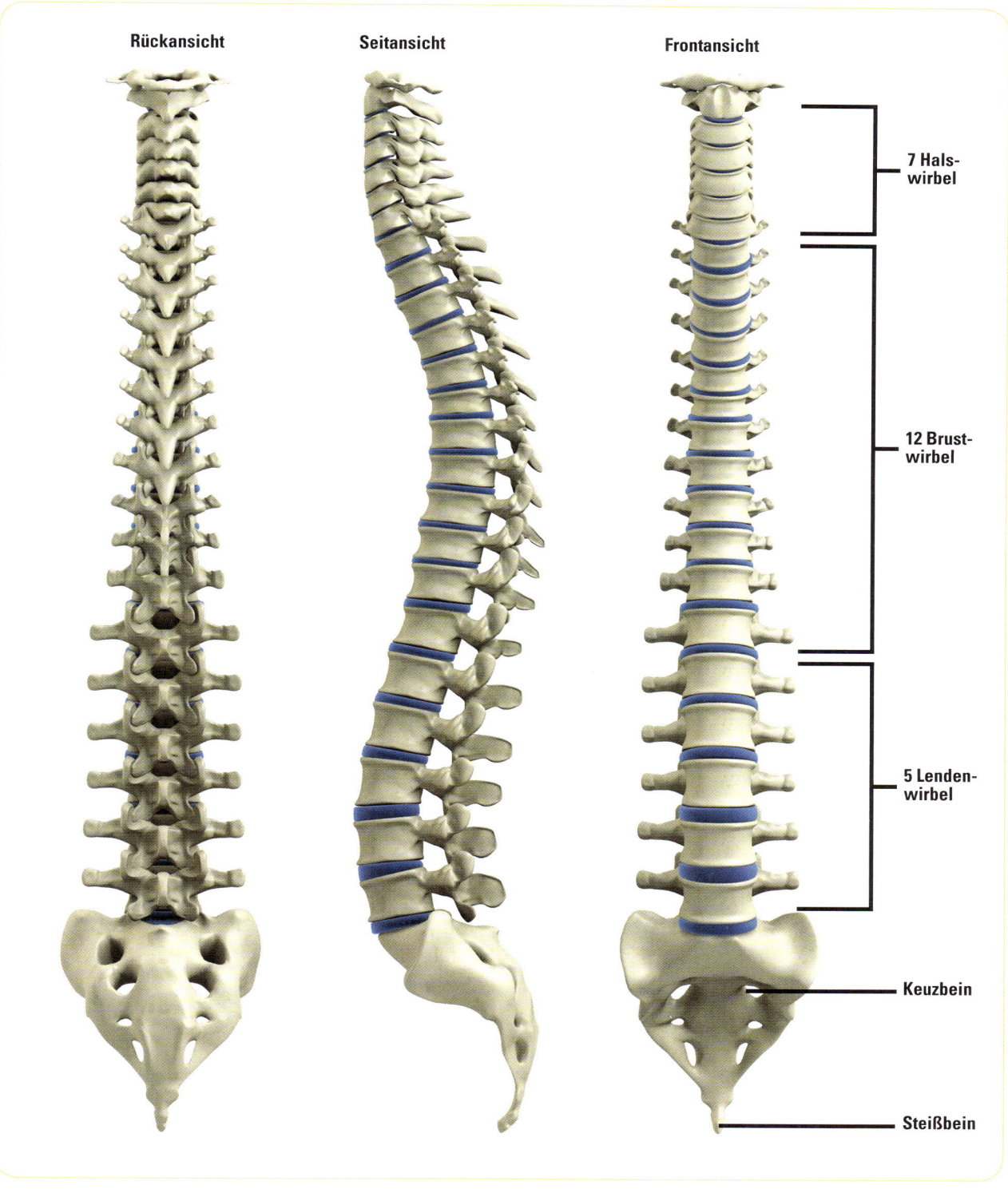

Rückansicht **Seitansicht** **Frontansicht**

7 Hals-
wirbel

12 Brust-
wirbel

5 Lenden-
wirbel

Keuzbein

Steißbein

KURVENFORM

Wenn man einen gesunden Rücken von der Seite betrachtet, sieht man ein doppeltes S, gebildet durch die natürliche Krümmung der Wirbelsäule. Die Brustwirbelsäule wölbt sich etwas nach außen (Kyphose), während die Hals- und die Lendenwirbelsäule einen leichten Bogen nach innen beschreiben (Lordose).

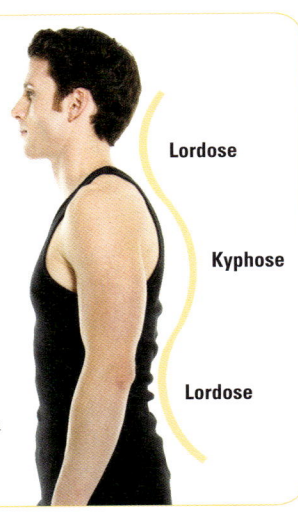

Lordose

Kyphose

Lordose

verläuft das Rückenmark, das sich vom Gehirn bis zum Lendenwirbel L2 erstreckt. Das Rückenmark ist ein Strang aus Nervenzellkörpern und Nervenzellfortsätzen, der motorische und sensorische Informationen zwischen Gehirn und Körper transportiert, und über den Reflexe verarbeitet werden.

Aus den Zwischenwirbellöchern treten beiderseits Nerven aus, um die Organe zu versorgen. Die Nervenstränge der Lendenwirbelsäule beispielsweise sind für die Versorgung des Beckens und des Unterkörpers zuständig.

Um den Spinalkanal zu stabilisieren, stehen die 24 Rippenknochen direkt mit der Wirbelsäule in gelenkiger Verbindung – zwölf auf jeder Seite. Bis auf die beiden unteren Rippenpaare sind alle direkt oder indirekt mit dem Brustbein verwachsen.

Die Bandscheiben

Zwischen zwei Wirbelkörpern wirkt je eine Bandscheibe wie ein stabiles Kissen. Die Bandscheiben sind flexible faserknorpelige Verbindungen und bestehen jeweils aus zwei Teilen, einem äußeren Faserring und einem inneren Gallertkern. Sie sind dafür gebaut, enormen Druckbelastungen standzuhalten, die durch Muskelzug entstehen, und die Wirbelkörper davor zu schützen. In jungen Jahren enthält der Gallertkern viel Wasser. Mit zunehmendem Alter jedoch verliert er Flüssigkeit und wird flacher.

Die Nerven

In der Röhre, die die miteinander verbundenen Wirbelkörper in ihrer Mitte bilden,

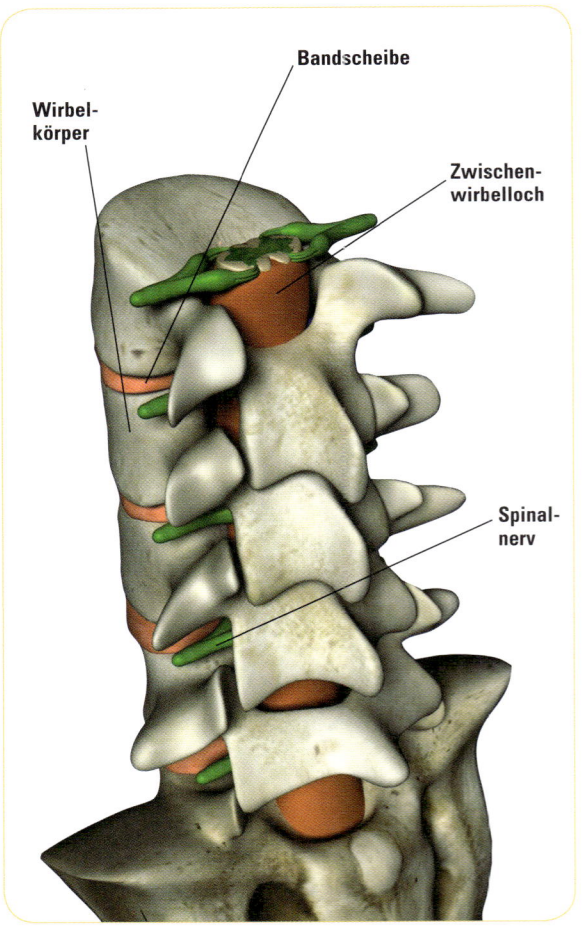

Bandscheibe

Wirbelkörper

Zwischenwirbelloch

Spinalnerv

DIE WICHTIGSTEN RÜCKENMUSKELN

Die Rückenmuskeln stabilisieren Rücken und Wirbelsäule und sind für Bewegungen wie Beugen, Strecken, Neigen und Drehen verantwortlich. Man unterscheidet drei Hauptmuskelgruppen: die oberflächlichen Muskeln bewegen die Arme, die mittlere Muskelschicht wirkt auf den Brustkorb ein, und die tiefen Muskeln versorgen die Wirbelsäule.

Oberflächliche Muskelschicht

Die Oberflächenmuskulatur des Rückens befindet sich direkt unter der Haut. Fünf verschiedene Muskelpaare rechts und links der Wirbelsäule gehören dazu: Latissimus dorsi, Trapezius, Rhomboideus major und minor sowie Levator scapulae.

Der Latissimus dorsi ist der größte und kräftigste der Rückenmuskeln. Er zieht den Arm nach hinten und dreht ihn durch Innenrotation auf den Rücken. Zudem senkt er den erhobenen Arm (Klimmzug).

Gemeinsam bilden die beiden Trapezmuskeln, indem sie Nacken, Schultern und den oberen Rücken überspannen, die Form eines Trapez. Sie drehen die Schulterblätter zur Seite und nach oben, wodurch der Arm über die Horizontale gehoben werden kann.

Die Trapezmuskeln drehen darüber hinaus durch einseitigen Einsatz den Kopf und die Halswirbelsäule. Beiderseits in Aktion, strecken sie die Halswirbelsäule.

Rhomboideus major und minor sind Rückenmuskeln, die an der Brustwirbelsäule entspringen und das Schulterblatt zur Wirbelsäule ziehen.

Der Levator scapulae entspringt vom ersten bis zum vierten Halswirbel und setzt am Schulterblatt an, das er nach oben hebt. Zudem neigt er den Hals zur Seite.

Mittlere Muskelschicht

Die Muskelschicht unter der Oberflächenmuskulatur des Rückens besteht aus zwei Einzelmuskeln, die an den Rippen ansetzen: dem Serratus posterior superior und dem

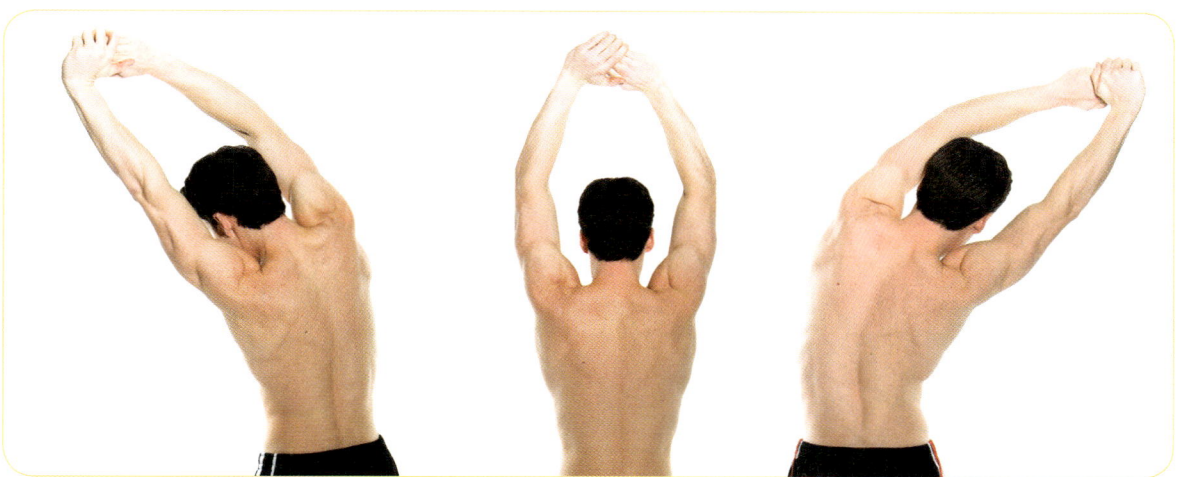

In einem gesunden Rücken arbeitet eine komplexe Gruppe von Muskeln harmonisch zusammen, um die Wirbelsäule zu stützen, den Oberkörper aufrecht zu halten und ihn auf vielfältige Art zu bewegen.

DIE WICHTIGSTEN RÜCKENMUSKELN

Serratus posterior inferior. Ersterer hebt bei Kontraktion die Rippen und unterstützt so die Einatmung, während Letzterer die unteren Rippen nach hinten-unten zieht und so die Ausatmung erleichtert.

Tief liegende Muskulatur

Die Muskeln der Tiefenschicht sind buchstäblich die „harten Arbeiter" unseres Körpers und dafür verantwortlich, uns im Stehen oder Sitzen gerade und aufrecht zu halten. Zu ihnen gehören der Erector spinae und der Splenius.

Der Erector spinae besteht aus einer ganzen Gruppe von Muskeln, die sich an der Lenden-, der Brust- und der Halswirbelsäule entlangziehen. Sie richten den Rücken auf, drehen ihn und neigen ihn zur Seite. Die Muskelfasern des Erector spinae werden in vielen Fällen zusammenfassend auch als „Rückenstrecker" bezeichnet.

Aus Splenius capitis und Splenius cervicis bestehen die beiden Muskelpartien des Splenius, der durch Zusammenziehen den Hals streckt sowie den Kopf hebt, neigt oder dreht.

Weitere Muskeln

Ein gesunder Rücken ist darauf angewiesen, dass alle Muskeln des Körpers leistungsfähig und funktionstüchtig sind. So steht etwa auch die Schultermuskulatur mit der des Rückens in enger Verbindung. Der Deltoideus, zusammengesetzt aus den Anteilen anterior, medialis und posterior, bildet die äußere Schicht. Gemeinsame Sache mit dem Deltoideus macht eine Gruppe von Muskeln, die die Schultern stabilisiert, die sogenannte Rotatorenmanschette. Sie besteht aus vier Muskelpartien, nämlich aus Infraspinatus, Subscapularis, Supraspinatus und Teres minor.

Einen wesentlichen Beitrag zu unserer Bewegungsvielfalt leisten die Muskeln, die den Brustkorb und den Bauch überspannen. Die Geraden und die Queren Bauchmuskeln, genauer gesagt Rectus abdominis und Transversus abdominis, ziehen den Brustkorb zu den Beinen oder die Hüfte zum Brustkorb – je nachdem, ob Beine oder Oberkörper fixiert sind – und beugen so den Rumpf. Die seitlichen Bauchmuskeln, bestehend aus Obliquus externus und internus, rollen – ebenso wie die Geraden – den Rumpf ein. Zusätzlich neigen und drehen sie ihn.

Drei wesentliche Muskelgruppen machen die Beinmuskulatur aus: der Quadriceps femoris, die Beuger auf der Oberschenkelrückseite und die Wadenmuskulatur. Der Quadriceps femoris bestimmt mit seinen Anteilen Vastus lateralis, Vastus medialis, Vastus intermedius und Rectus femoris das Erscheinungsbild der Oberschenkelvorderseite. Diese Muskeln strecken gemeinsam das Kniegelenk und beugen die Hüfte. Die Kniebeuger auf der Oberschenkelrückseite bestehen aus Semitendinosus, Semimembranosus und dem Biceps femoris. Sie beugen das Kniegelenk und strecken die Hüfte. Ebenso wie der Quadriceps sind die Muskeln der Oberschenkelrückseite maßgeblich dafür verantwortlich, dass wir gehen, laufen und springen können.

Die Wadenmuskulatur setzt sich hauptsächlich aus dem Gastrocnemius und dem Soleus zusammen. Beide heben die Ferse.

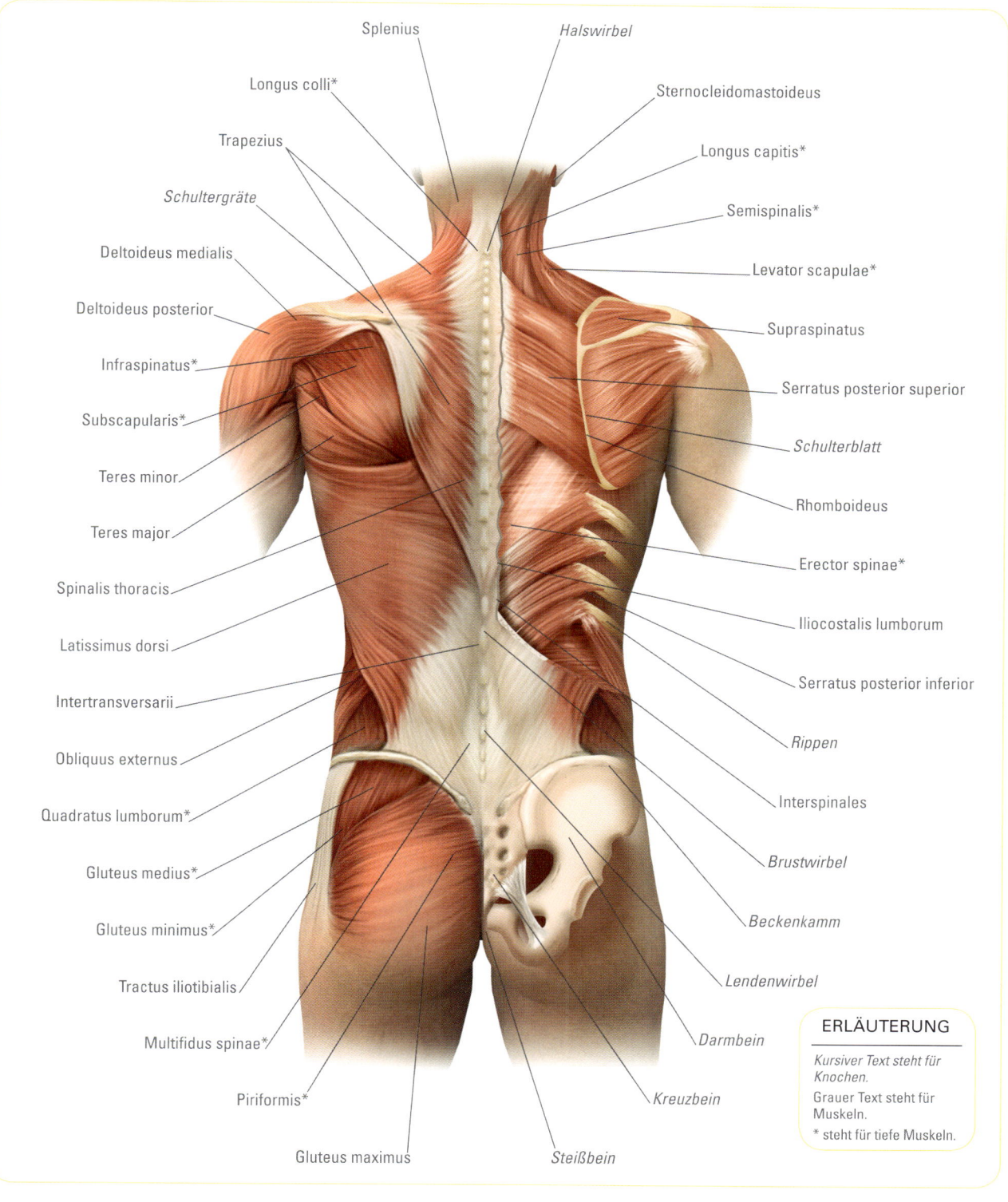

Splenius

Halswirbel

Longus colli*

Sternocleidomastoideus

Trapezius

Longus capitis*

Schultergräte

Semispinalis*

Deltoideus medialis

Levator scapulae*

Deltoideus posterior

Supraspinatus

Infraspinatus*

Serratus posterior superior

Subscapularis*

Schulterblatt

Teres minor

Rhomboideus

Teres major

Erector spinae*

Spinalis thoracis

Iliocostalis lumborum

Latissimus dorsi

Serratus posterior inferior

Intertransversarii

Rippen

Obliquus externus

Interspinales

Quadratus lumborum*

Brustwirbel

Gluteus medius*

Beckenkamm

Gluteus minimus*

Lendenwirbel

Tractus iliotibialis

Darmbein

Multifidus spinae*

Kreuzbein

Piriformis*

Gluteus maximus

Steißbein

ERLÄUTERUNG

Kursiver Text steht für Knochen.

Grauer Text steht für Muskeln.

* steht für tiefe Muskeln.

RÜCKENSCHMERZEN

Ihr Rücken ist ein Ensemble aus Knochen, Bändern, Sehnen, Muskeln und Nerven – zusammengestellt, um Stärke und Beweglichkeit zu gewährleisten. Aber wie in allen komplexen Strukturen kann es zu Beeinträchtigungen und damit zu Schmerzen kommen.

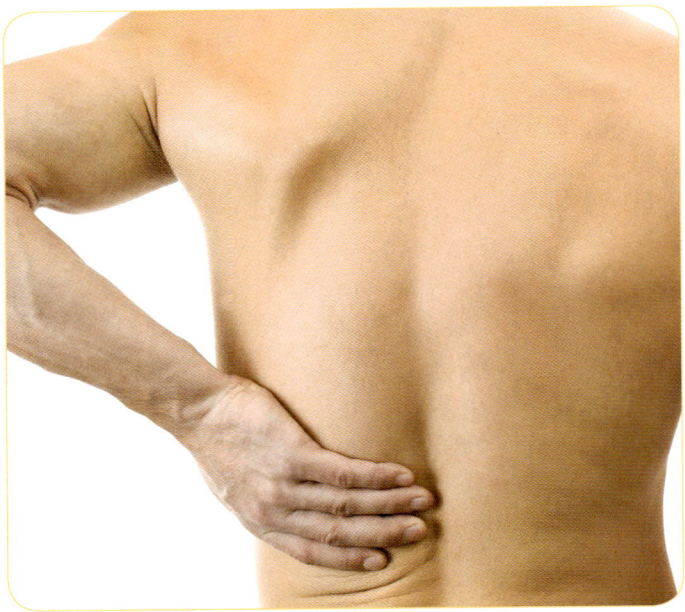

Die Ursache finden

Rückenschmerzen können viele verschiedene Ursachen haben, die oft in Kombination, aber auch einzeln wirken. Irritationen der großen Nerven, die zu den Beinen und Armen führen, können genauso Grund für Rückenschmerzen sein wie Reizungen der kleineren Nerven entlang der Wirbelsäule. Eine schwache, überforderte Rückenmuskulatur führt viele von uns direkt in den Rückenschmerz, genauso wie angegriffene Bandscheiben.

Nackenschmerzen

Der Nacken ist anfällig für eine Vielzahl störender Einflüsse. Sie können akuten bis chronischen Schmerz hervorrufen, der oft in Schulter, Arme und den Hinterkopf ausstrahlt. Man unterscheidet organische Ursachen wie Verletzungen und Erkrankungen (Bandscheibenvorfall) von funktionellen Ursachen wie etwa einer schlecht ausbalancierten Muskulatur, einer nicht ergonomischen Körperhaltung am Arbeitsplatz und psychischen Einflüssen.

Schmerzen in Höhe der Brustwirbelsäule

Die zwölf Wirbelkörper der Brustwirbelsäule sind fest mit dem Brustkorb verbunden und nur eingeschränkt beweglich. Auf diese Weise sorgen sie für Unterstützung und Stabilität des oberen Rückens. Verletzungen sind in diesem Bereich selten. Gleichwohl können auch Irritationen der großen Muskelgruppen in diesem Bereich Ursache ernster Rückenschmerzen sein.

Schmerzen im unteren Rücken

Die große Beweglichkeit der Lendenwirbelsäule in mehrere Richtungen in Verbindung mit ihrer Funktion als Lastenträger des Oberkörpers macht sie weit empfindlicher für Verletzungen und Schädigungen als die Brustwirbelsäule. Tatsächlich ermöglichen, statistisch betrachtet, die Segmente L4-L5 und L3-L4 die Hälfte aller Beugebewegungen des Rückens. Kein Wunder also, dass die Lendenwirbelsäule aufgrund der vielfältigen Bewegungen besonders anfällig ist, beispielsweise für Bandscheibenvorfälle, vor allem zwischen den Wirbeln L4-L5 und L5-S1 (am Übergang von der Wirbelsäule zum Kreuzbein). Ein Bandscheibenvorfall kann äußerst starke Rückenschmerzen zur Folge haben, einhergehend mit Taubheitsgefühlen und Bewegungseinschränkungen über das Bein hinab bis in den Fuß.

Die meisten Schmerzen des unteren Rückens werden jedoch von einer überanstrengten Muskulatur verursacht – ein Grund mehr, sie wirkungsvoll zu kräftigen.

Deformation der Wirbelkörper

Ihre spezielle Bauweise ermächtigt die Wirbelkörper, allerlei Zug- und Druckbelastungen auszuhalten. Im Lauf des Alterungsprozesses jedoch werden Knochen generell schwächer, und damit einhergehende Krankheiten wie Osteoporose tun ihr Übriges. Es kann also sein, dass geschwächte Wirbelkörper Druck- oder Zugbelastungen nachgeben und ihre Strukturen darunter leiden. In diesen Fällen kommt es zu feinen Rissen bis hin zu Teilbrüchen, die starke Schmerzen verursachen.

Bandscheibenschwäche

Mit zunehmendem Alter verlieren die Bandscheiben Flüssigkeit und damit Elastizität. Ihre Fähigkeit, Druck auf die Wirbelkörper auszugleichen, leidet darunter, was zu Rückenschmerzen führen kann.

Kreuzbeinschmerzen

Unterhalb der Lendenwirbelsäule befindet sich das Sacrum oder Kreuzbein, ein Knochen, der den hinteren Teil des Beckens bildet. Schmerzen entstehen in dieser Gegend oft am Kreuzbein-Darmbein-Gelenk (Iliosakralgelenk), das wegen seiner typischen Funktion zu Blockaden neigt – häufiger bei Männern als bei Frauen.

Muskel- und Bänderschmerzen

Die beiden häufigsten Ursachen für Rückenschmerzen sind schwache, überdehnte Muskeln und überdehnte Bänder. Ursächlich für beide ist eine zu schwach ausgeprägte Muskulatur, die dazu führt, dass es in Teilbereichen zu unphysiologischen Bewegungen und Haltungen kommt. Diese wiederum zerren an den Bändern, die sich dadurch entzünden und zu schmerzen beginnen. Die Muskulatur versucht ihrerseits reflektorisch, Schonhaltungen herzustellen, wodurch sie verkrampft. Dies kann sich in massiven Rückenschmerzen bemerkbar machen. Dagegen hilft vor allem eins: vorbeugen durch Kräftigung der Muskulatur, die die Wirbelsäule stützt!

NERVEN UNTER DRUCK

Da sich entlang der Wirbelsäule nahe jedem Nervenausgangsloch eine Bandscheibe befindet, kann eine Verformung der Bandscheibe den Ausgang verengen, damit den Nerv unter Druck setzen und so starke Schmerzen verursachen.

Das Facettengelenk kann einen Sporn ausbilden, der den Nerv schmerzhaft einklemmt.

TRAINING FÜR DEN GESUNDEN RÜCKEN:

Professor Vladimir Janda, ein Neurologe und Physiotherapeut, wurde in der heutigen Tschechischen Republik geboren. Er hat sich als Praktizierender und Lehrender in Sachen Gesundheit des Bewegungsapparats bei Chiropraktikern, Physiotherapeuten, Osteopathen und Ärzten einen Namen gemacht.

Jandas Beobachtungen und Untersuchungen führten zur Entdeckung vorhersagbarer Muster muskulärer Ungleichheiten (Dysbalancen) im ganzen Körper. Er nannte diese Dysbalancen das obere und das untere Kreuzsyndrom (siehe auch Glossar, Seite 156).

Janda stellte fest, dass andauernde statische Haltungen wie das Sitzen in einem Stuhl oder das Schlafen mit zu vielen Kissen unter dem Kopf zu vorhersagbaren muskulären Mustern führen. Wenn sich ein Muskel über längere Zeit in angespanntem Zustand befindet, wird sein Gegenspieler auf der gegenüberliegenden Seite entspannt und damit geschwächt. Dieses Muster nennt man reziproke Hemmung (Inhibition). Es hat zur Folge, dass normale Bewegungsmuster gestört und muskuläre Abläufe nicht eingehalten werden. Manche Muskeln und Gelenke sind nun Mehrbelastungen ausgesetzt, was zu Gelenk- und Muskelschmerzen führen kann.

Das obere und das untere Kreuzsyndrom stellt man in erster Linie bei Menschen fest, die unter chronisch gleichen Bedingungen leben und arbeiten. Um die Dysbalancen aufzulösen und damit die Beschwerden verschwinden zu lassen, müssen überbeanspruchte und verkürzte Muskeln erkannt und gedehnt werden, während es gilt, die schwachen Muskeln auf der gegenüberliegenden Seite zu kräftigen. Auf diese Weise zurück in die Balance gebracht, kann der Körper seine Muskelressourcen nach bewährten Mustern rekrutieren und den Bewegungsapparat schonen.

Muskuläre Dysbalancen haben unterschiedliche Ursachen: schlechte Haltung, Überbeanspruchung von Muskeln, Gelenkprobleme, schlechte sportliche Technik, Verletzungen und psychischen Stress. Um die Dysbalancen aus der Welt zu schaffen, müssen die Ursachen erkannt und abgestellt werden, am besten unter Anleitung eines Experten aus dem Bereich Physiotherapie und Rehabilitation. Ändert man nichts daran, treten die Symptome voraussichtlich immer wieder auf.

TRAININGSHILFSMITTEL

Einige einfache Hilfsmittel wie Kurzhanteln, Medizinbälle und Gymnastikbälle können den Trainingseffekt enorm steigern.

In den folgenden Übungen kommt ab und zu ein großer aufblasbarer Gymnastikball zur Anwendung. Es gibt ihn in Durchmessern von 45 bis 85 cm. Der Ball ist instabil, Sie müssen also ständig Ihr Gleichgewicht herstellen und erhalten. Dies verbessert nicht nur Ihre Balance, sondern auch Ihre Wahrnehmung und Beweglichkeit.

Gymnastikbälle wurden ursprünglich für die Physiotherapie und die chiropraktische Arbeit entwickelt. Mittlerweile sind sie aus den meisten Fitnessprogrammen nicht mehr wegzudenken. Bei der Anschaffung eines Exemplars sollten Sie darauf achten, dass es zu Ihrer Körpergröße und Ihrem Gewicht passt.

DIE JANDA-METHODE

OBERES KREUZSYNDROM

UNTERES KREUZSYNDROM

OBERES KREUZSYNDROM

UNTERES KREUZSYNDROM

GEHEMMT
- Longus capitis
- Longus colli

VERSTÄRKT
- Oberer Trapezius
- Levator scapulae

VERSTÄRKT
- Sternocleidomastoideus
- Pectoralis major
- Pectoralis minor

GEHEMMT
- Unterer Trapezius
- Levator scapulae

GEHEMMT
- Rectus abdominis
- Transversus abdominis
- Obliquus externus
- Obliquus internus

VERSTÄRKT
- Untere Rückenstrecker

VERSTÄRKT
- Rectus femoris
- Iliopsoas

GEHEMMT
- Gluteus maximus
- Gluteus medialis
- Gluteus minimus

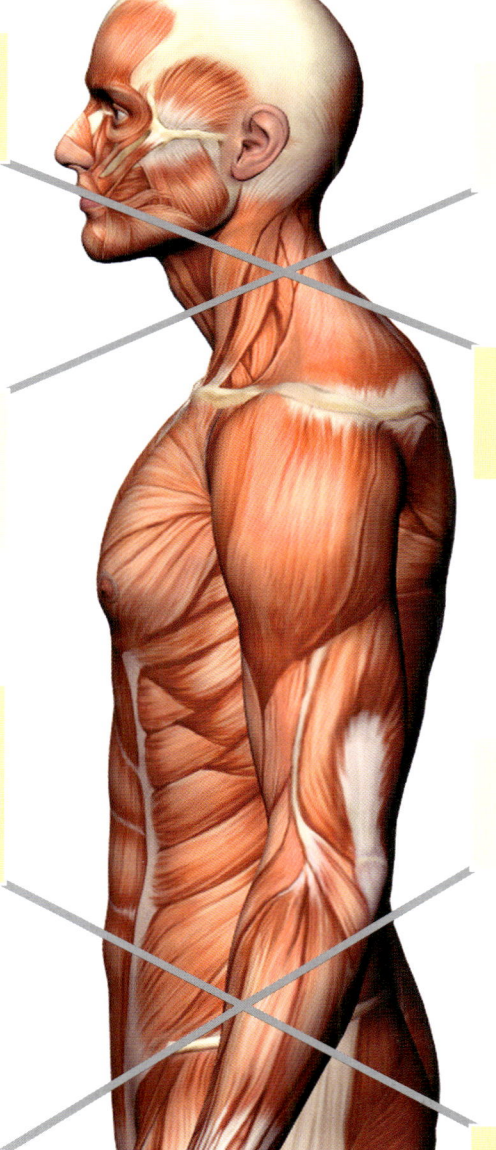

ÜBERBLICK ÜBER DIE MUSKULATUR

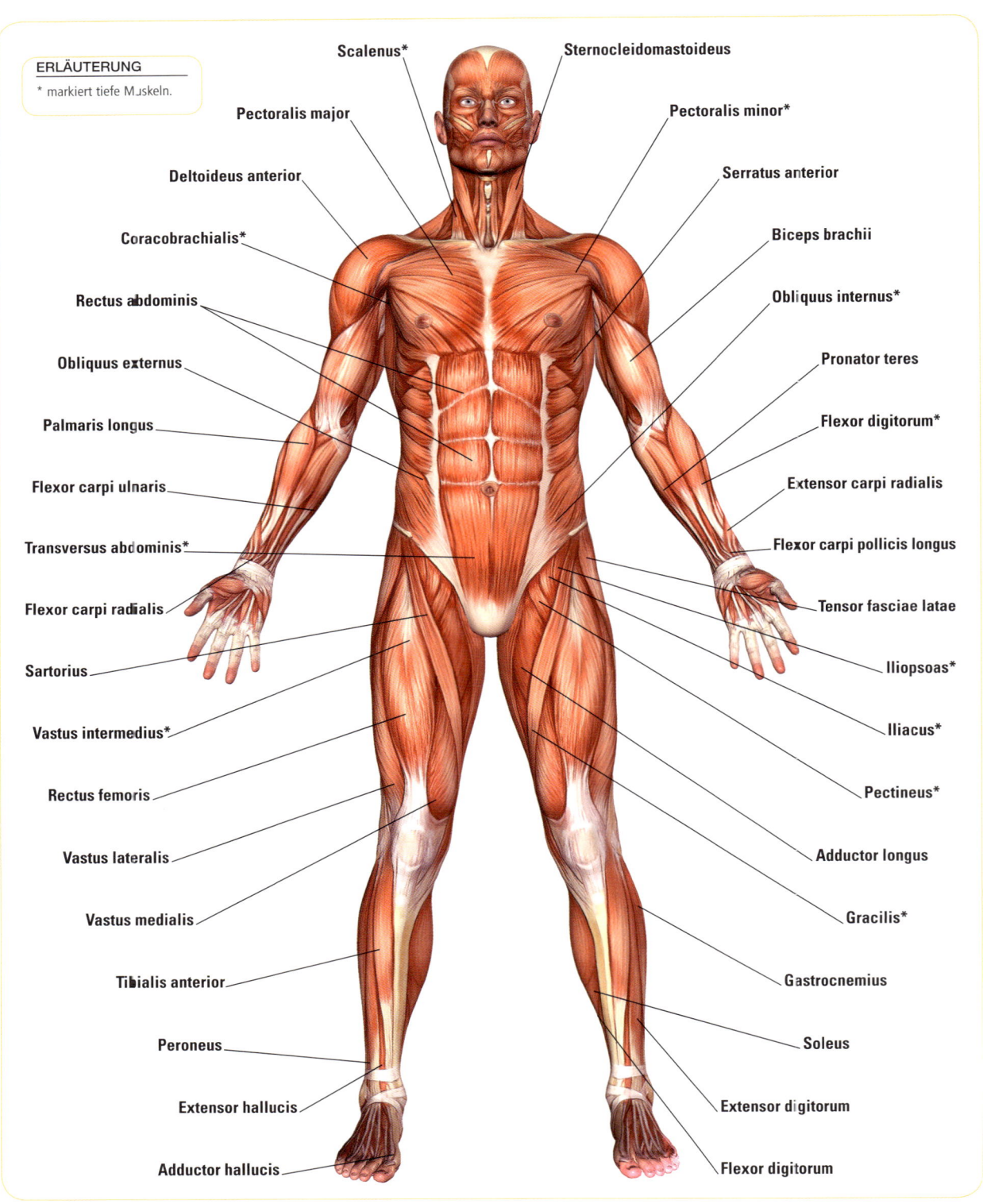

ERLÄUTERUNG
* markiert tiefe Muskeln.

Scalenus*

Sternocleidomastoideus

Pectoralis major

Pectoralis minor*

Deltoideus anterior

Serratus anterior

Coracobrachialis*

Biceps brachii

Rectus abdominis

Obliquus internus*

Obliquus externus

Pronator teres

Palmaris longus

Flexor digitorum*

Flexor carpi ulnaris

Extensor carpi radialis

Transversus abdominis*

Flexor carpi pollicis longus

Flexor carpi radialis

Tensor fasciae latae

Sartorius

Iliopsoas*

Vastus intermedius*

Iliacus*

Rectus femoris

Pectineus*

Vastus lateralis

Adductor longus

Vastus medialis

Gracilis*

Tibialis anterior

Gastrocnemius

Peroneus

Soleus

Extensor hallucis

Extensor digitorum

Adductor hallucis

Flexor digitorum

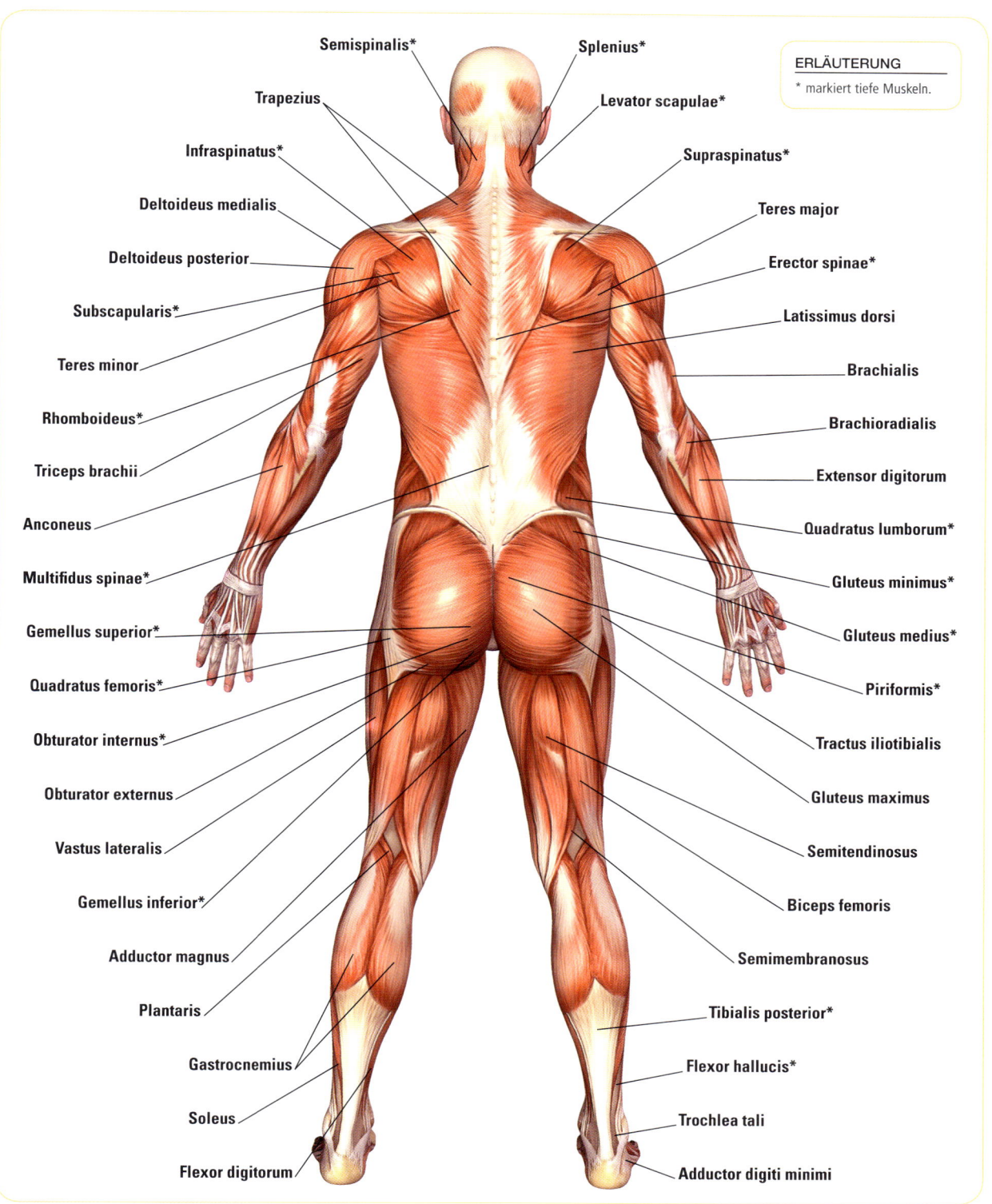

Semispinalis*

Splenius*

ERLÄUTERUNG

* markiert tiefe Muskeln.

Trapezius

Levator scapulae*

Infraspinatus*

Supraspinatus*

Deltoideus medialis

Teres major

Deltoideus posterior

Erector spinae*

Subscapularis*

Latissimus dorsi

Teres minor

Brachialis

Rhomboideus*

Brachioradialis

Triceps brachii

Extensor digitorum

Anconeus

Quadratus lumborum*

Multifidus spinae*

Gluteus minimus*

Gemellus superior*

Gluteus medius*

Quadratus femoris*

Piriformis*

Obturator internus*

Tractus iliotibialis

Obturator externus

Gluteus maximus

Vastus lateralis

Semitendinosus

Gemellus inferior*

Biceps femoris

Adductor magnus

Semimembranosus

Plantaris

Tibialis posterior*

Gastrocnemius

Flexor hallucis*

Soleus

Trochlea tali

Flexor digitorum

Adductor digiti minimi

HALS UND NACKEN

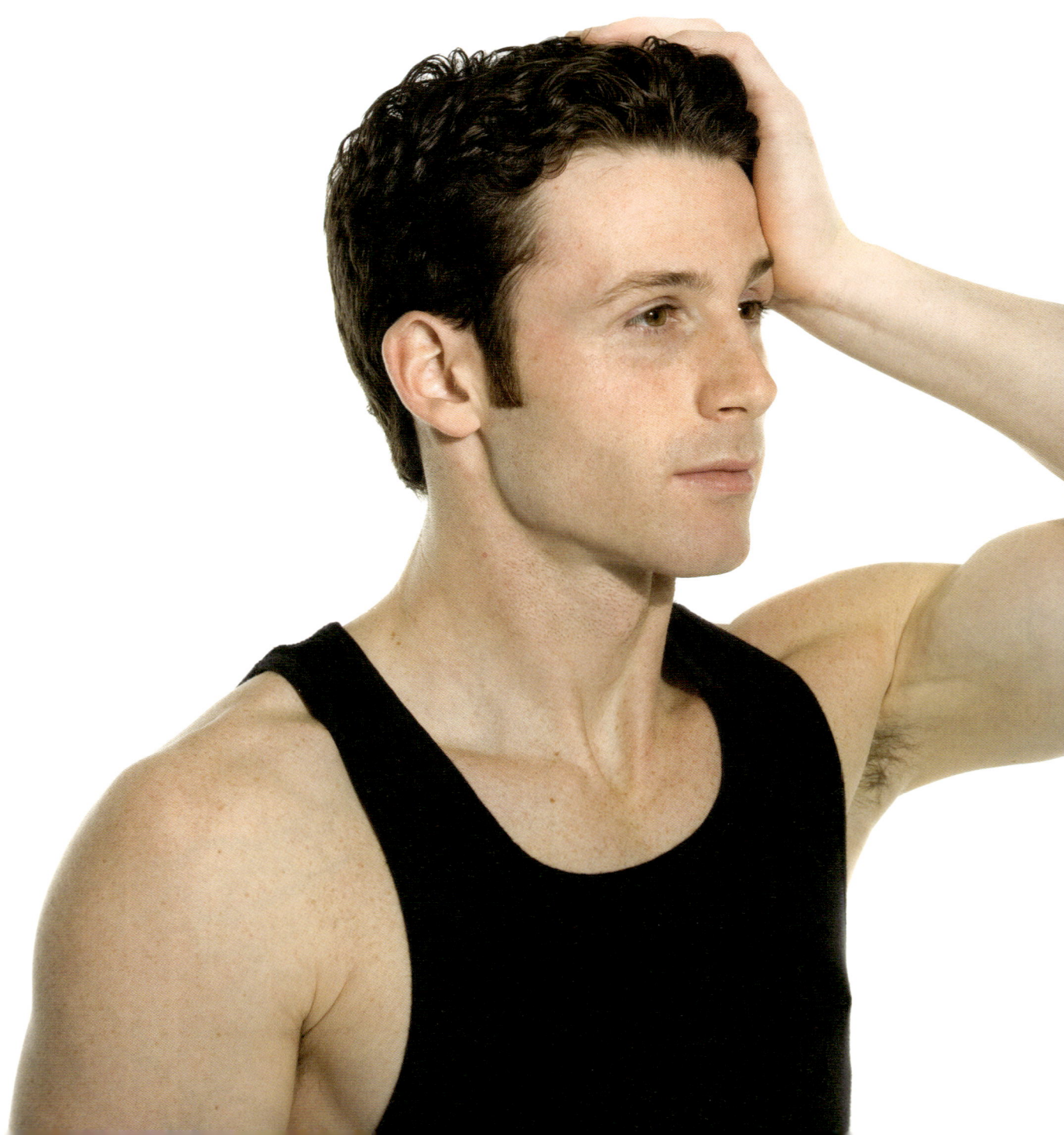

Zwar haben die meisten Nackenschmerzen keine ernsten Ursachen, dennoch gibt es viele Erwachsene, die darüber klagen. Es ist aber auch kein Wunder, dass wir unter den Folgen schlechter Haltung leiden, denn viele von uns verbringen Stunde um Stunde zusammengekauert vor dem Computer oder sitzen allabendlich auf dem Sofa und schauen Fernsehen. Dazu kommen die möglichen organischen und funktionellen Ursachen für Nackenschmerzen, wie sie auf Seite 14 bereits beschrieben wurden.

Ein gesunder Rücken beginnt mit Hals und Nacken. Betrachten Sie deshalb die folgenden Übungen als Schlüsselelemente dafür. Viele von ihnen scheinen auf den ersten Blick sehr einfach zu sein. Doch lassen Sie sich bitte nicht zu einer schlampigen oder eiligen Ausführung verleiten. Es kommt auf die Qualität des Work-outs an, wenn Sie den gewünschten Trainingseffekt – Kräftigung der Muskulatur und damit Stabilisation des Nackens sowie eine Verbesserung der Mobilität und Flexibilität – erreichen wollen. Absolvieren Sie die Übungen aus diesen Gründen langsam und sorgfältig, um die bestmöglichen Ergebnisse zu erzielen.

NACKEN DEHNEN

❶ Legen Sie die verschränkten Hände im Stehen oder Sitzen an den Hinterkopf. Rücken und Hals sind gerade.

❷ Drücken Sie sanft den Kopf so nach unten, dass sich das Kinn dem Brustkorb nähert und Sie die Dehnung im Nacken spüren.

❸ Halten Sie die Position zehn Sekunden und wiederholen Sie die Übung dreimal.

ERLÄUTERUNG

Kursiver Text steht für Bänder.
Schwarzer Text steht für aktive Muskeln.
Grauer Text steht für stabilisierende Muskeln.

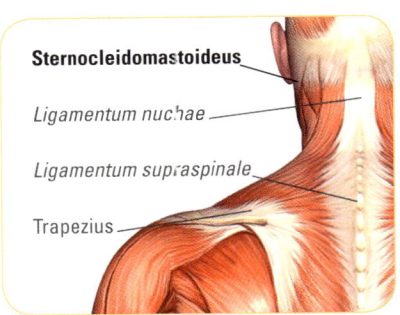

Sternocleidomastoideus
Ligamentum nuchae
Ligamentum supraspinale
Trapezius

TRAINING

- Sternocleidomastoideus
- Trapezius
- Ligamentum nuchae
- Ligamentum supraspinale

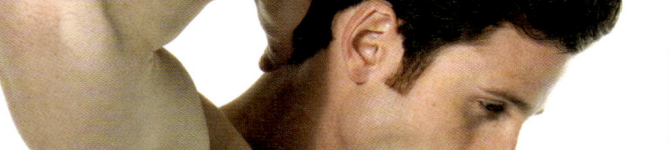

ÜBERBLICK

SCHWERPUNKT
- Hals und Nacken

TRAININGSZIEL
- Beweglichkeit

SCHWIERIGKEITSGRAD
- Einsteiger

TRAININGSVORTEIL
- verbessert den Bewegungsumfang
- lindert Nackenschmerzen

NICHT ANGERATEN BEI
- Taubheitsgefühlen in Arm und/ oder Hand

ÜBUNGSTIPPS

RICHTIG
- Schultermuskeln entspannen

FALSCH
- zu stark mit den Händen drücken – dies ist eine sanfte Dehnung

NACKEN BEUGEN

1 Beugen Sie im Stehen oder Sitzen bei aufrechtem Rumpf, Schultern und Hals leicht den Nacken.

2 Legen Sie die Handinnenfläche an der Stirn an und drücken Sie mit dem Kopf sanft gegen die Hand.

3 Halten Sie die Position zehn Sekunden und wiederholen Sie die Übung dreimal.

ERLÄUTERUNG

Schwarzer Text steht für aktive Muskeln.
Grauer Text steht für stabilisierende Muskeln.
* steht für tiefe Muskeln.

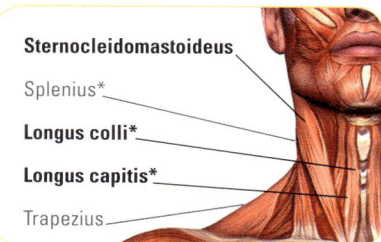

Sternocleidomastoideus
Splenius*
Longus colli*
Longus capitis*
Trapezius

TRAINING

- Sternocleidomastoideus
- Longus colli
- Longus capitis
- Splenius
- Trapezius

ÜBERBLICK

SCHWERPUNKT
- Nackenbeuger

TRAININGSZIEL
- Kräftigung

SCHWIERIGKEITSGRAD
- Einsteiger

TRAININGSVORTEIL
- kräftigt die Nackenbeuger, ohne Bänder, Sehnen oder Gelenke zu belasten

NICHT ANGERATEN BEI
- Taubheitsgefühlen in Arm und/oder Hand

ÜBUNGSTIPPS

RICHTIG
- sanften Druck anwenden – jede Übertreibung würde die Nackenmuskulatur nur unnötig verhärten

FALSCH
- jegliche Bewegung im Nacken

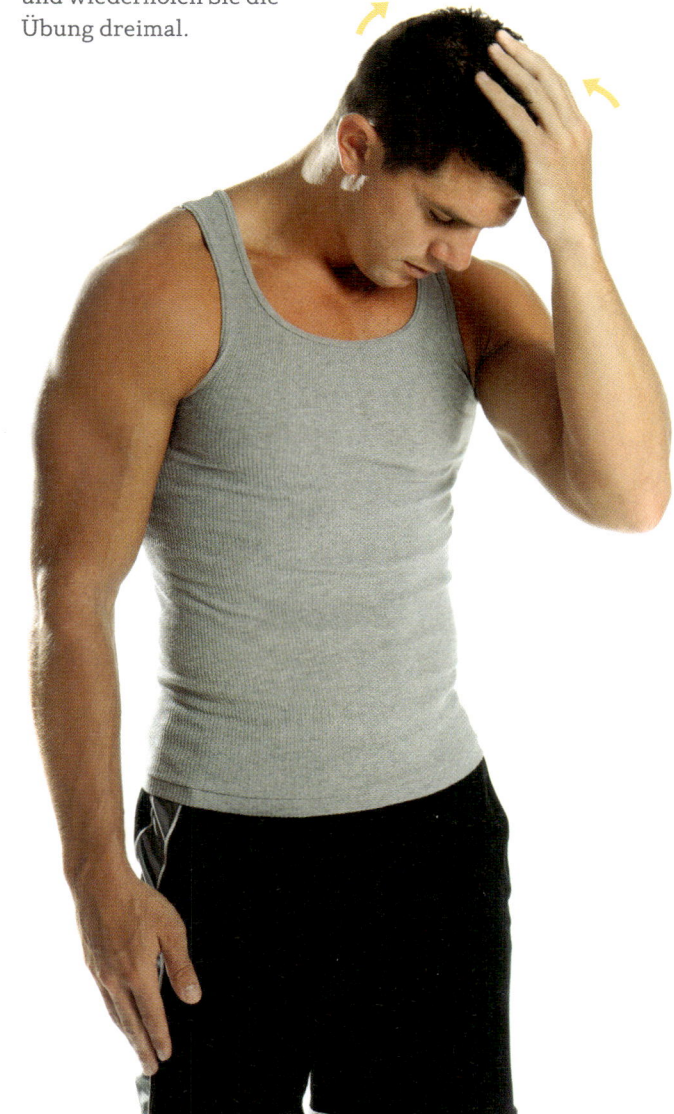

HALS DEHNEN

❶ Halten Sie im Stehen oder Sitzen Nacken, Schultern und Oberkörper aufrecht.

❷ Führen Sie Ihr Ohr so Richtung Schulter, dass Sie auf der gegenüberliegenden Seite eine Dehnung spüren.

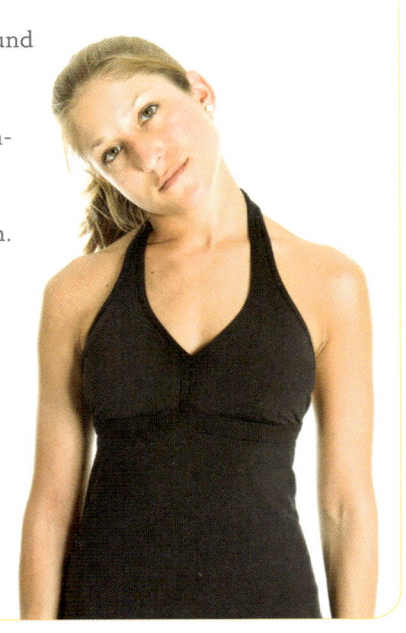

ÜBUNGSTIPPS

RICHTIG
• die Schultermuskeln entspannen

FALSCH
• den Kopf während des Neigens drehen

❸ Halten Sie die Position zehn Sekunden und wiederholen Sie die Übung dreimal zu jeder Seite.

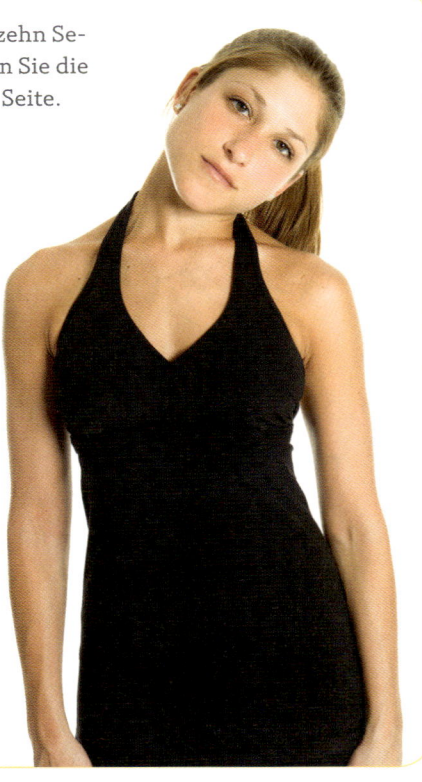

TRAINING

• Scalenus
• Sternocleidomastoideus
• Trapezius
• Rectus capitis lateralis
• Ligamentum transversum
• Ligamentum interspinalis
• Ligamentum capsular facet

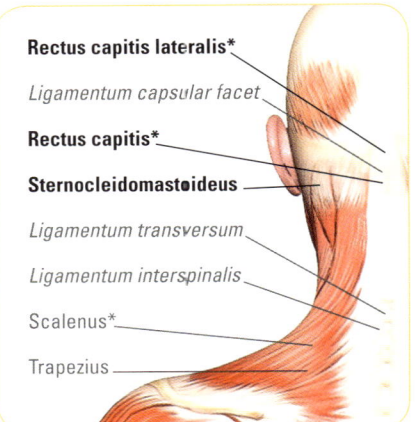

Rectus capitis lateralis*
Ligamentum capsular facet
Rectus capitis*
Sternocleidomastoideus
Ligamentum transversum
Ligamentum interspinalis
Scalenus*
Trapezius

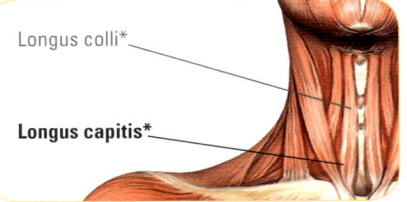

Longus colli*

Longus capitis*

ERLÄUTERUNG
Kursiver Text steht für Bänder.
Schwarzer Text steht für aktive Muskeln.
Grauer Text steht für stabilisierende Muskeln.
* steht für tiefe Muskeln.

ÜBERBLICK

SCHWERPUNKT
• seitliche Nackenbeuger

TRAININGSZIEL
• Beweglichkeit

SCHWIERIGKEITSGRAD
• Einsteiger

TRAININGSVORTEIL
• verbessert die Beweglichkeit
• lindert den Nackenschmerz

NICHT ANGERATEN BEI
• Taubheitsgefühlen in Arm und/oder Hand

HALS KRÄFTIGEN

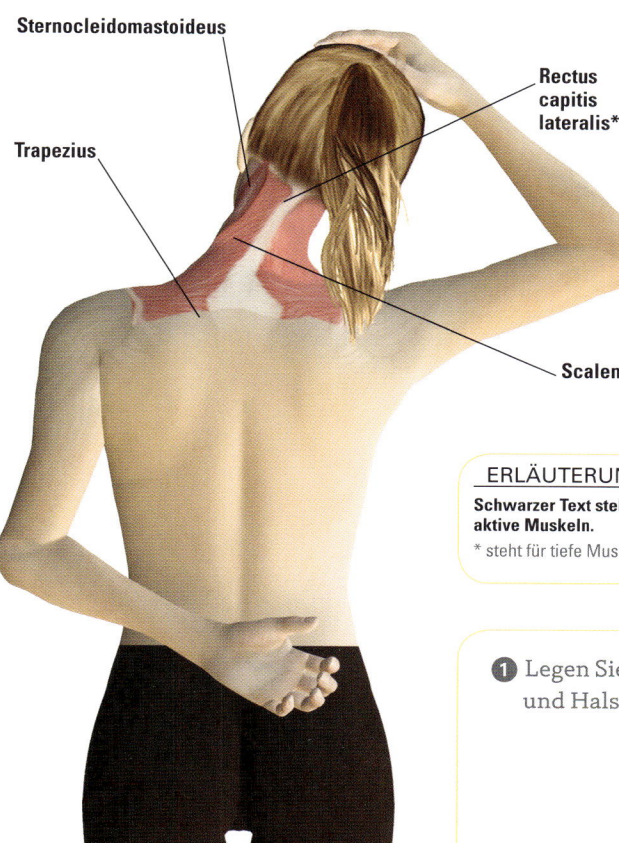

Sternocleidomastoideus

Trapezius

Rectus capitis lateralis*

Scalenus*

ÜBUNGSTIPPS

RICHTIG

- sanften Druck anwenden – jede Übertreibung würde die Nackenmuskulatur verhärten

FALSCH

- jegliche Bewegung im Nacken

TRAINING

- Scalenus
- Sternocleidomastoideus
- Trapezius
- Rectus capitis lateralis

ÜBERBLICK

SCHWERPUNKT

- seitliche Nackenbeuger

TRAININGSZIEL

- Kräftigung

SCHWIERIGKEITSGRAD

- Einsteiger

TRAININGSVORTEIL

- kräftigt die Nackenbeuger, ohne Bänder, Sehnen oder Gelenke zu belasten

NICHT ANGERATEN BEI

- Taubheitsgefühlen in Arm und/ oder Hand

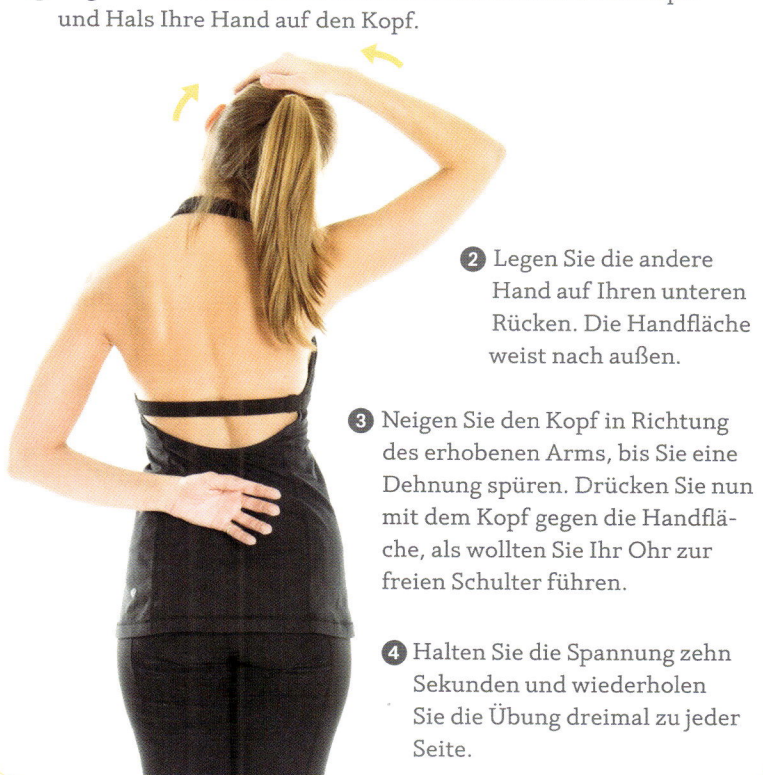

1 Legen Sie im Stehen oder Sitzen bei aufrechtem Oberkörper und Hals Ihre Hand auf den Kopf.

2 Legen Sie die andere Hand auf Ihren unteren Rücken. Die Handfläche weist nach außen.

3 Neigen Sie den Kopf in Richtung des erhobenen Arms, bis Sie eine Dehnung spüren. Drücken Sie nun mit dem Kopf gegen die Handfläche, als wollten Sie Ihr Ohr zur freien Schulter führen.

4 Halten Sie die Spannung zehn Sekunden und wiederholen Sie die Übung dreimal zu jeder Seite.

KOPF DREHEN

1 Halten Sie im Stehen oder Sitzen Hals, Schultern und Oberkörper aufrecht und legen Sie Ihre rechte Hand an die Stirn.

2 Drehen Sie den Kopf langsam nach rechts, bis Sie auf der linken Seite des Halses eine Dehnung spüren. Halten Sie die Position zehn Sekunden.

3 Führen Sie den Kopf zurück in die Ausgangsposition und entspannen Sie sich.

ERLÄUTERUNG

Kursiver Text steht für Bänder.

Schwarzer Text steht für aktive Muskeln.

Grauer Text steht für stabilisierende Muskeln.

* steht für tiefe Muskeln.

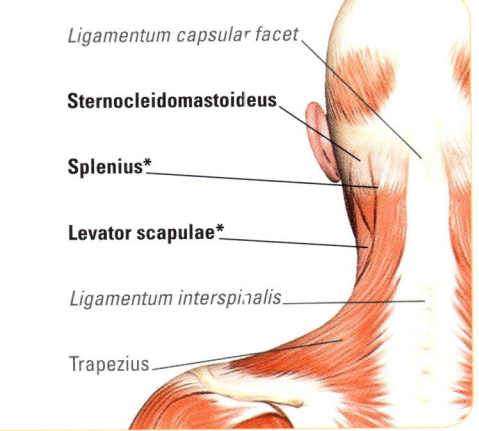

Ligamentum capsular facet

Sternocleidomastoideus

Splenius*

Levator scapulae*

Ligamentum interspinalis

Trapezius

TRAINING

- Splenius
- Sternocleidomastoideus
- Levator scapulae
- Trapezius
- Ligamentum interspinalis
- Ligamentum capsular facet

4 Legen Sie die linke Hand an die Stirn und drehen Sie den Kopf nach links, bis Sie auf der rechten Seite des Halses die Dehnung spüren. Halten Sie die Position zehn Sekunden.

5 Führen Sie den Kopf zurück in die Ausgangsposition. Entspannen Sie sich. Wiederholen Sie den Ablauf fünfmal.

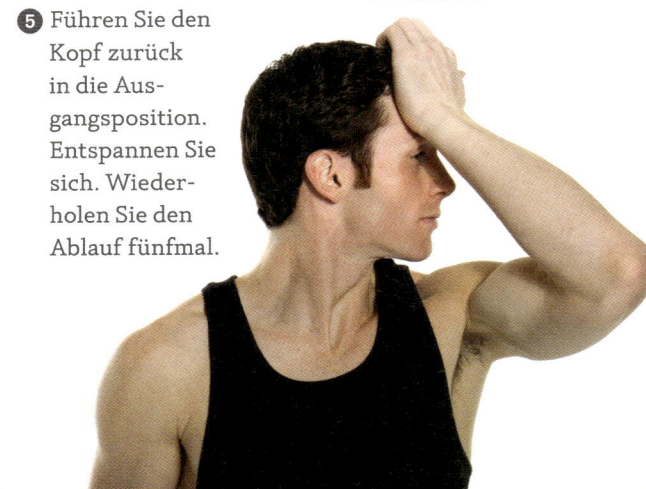

ÜBERBLICK

SCHWERPUNKT
- Halsrotatoren

TRAININGSZIEL
- Beweglichkeit

SCHWIERIGKEITSGRAD
- Einsteiger

TRAININGSVORTEIL
- verbessert die Beweglichkeit
- lindert Nackenschmerzen

NICHT ANGERATEN BEI
- Taubheitsgefühlen in Arm und/oder Hand

ÜBUNGSTIPPS

RICHTIG
- die Schultermuskeln entspannen
- den Kopf in neutraler Position halten

FALSCH
- zu stark mit den Händen drücken – dies ist eine sanfte Dehnung
- den Kopf nach vorne oder hinten neigen

KOPF ISOMETRISCH DREHEN

ÜBUNGSTIPPS

RICHTIG
• sanften Druck anwenden –
jede Übertreibung würde die
Nackenmuskulatur unnötig
verhärten

FALSCH
• jegliche Bewegung im Nacken

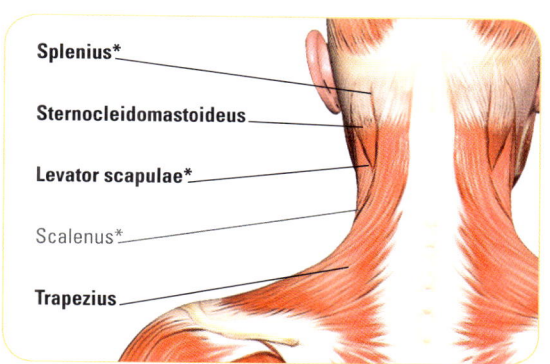

Splenius*
Sternocleidomastoideus
Levator scapulae*
Scalenus*
Trapezius

❶ Halten Sie im Stehen oder Sitzen Hals, Schultern und Oberkörper
aufrecht und das Kinn gerade. Schauen Sie geradeaus.

❷ Legen Sie die Handfläche der linken Hand an die Schläfe und drücken
Sie so mit dem Kopf dagegen, als wollten Sie ihn drehen.

❸ Halten Sie die Position zehn Sekunden und wiederholen Sie den Ablauf
dreimal zu jeder Seite.

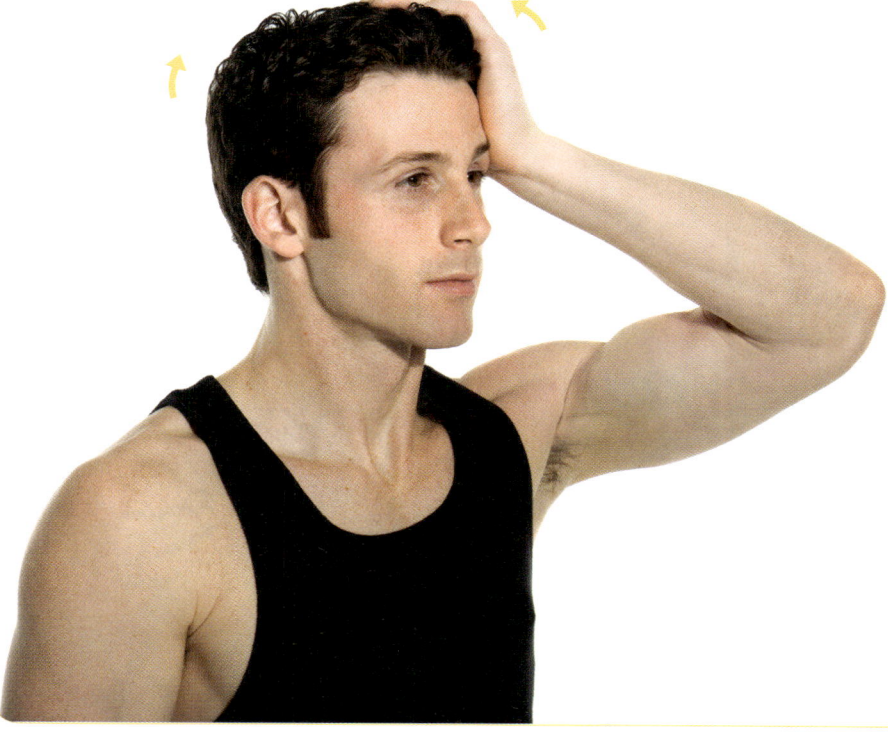

ERLÄUTERUNG
**Schwarzer Text steht für
aktive Muskeln.**
Grauer Text steht für
stabilisierende Muskeln.
* steht für tiefe Muskeln.

TRAINING

• Splenius
• Sternocleidomastoideus
• Levator scapulae
• Trapezius

ÜBERBLICK

SCHWERPUNKT
• Halsrotatoren

TRAININGSZIEL
• Kräftigung

SCHWIERIGKEITSGRAD
• Einsteiger

TRAININGSVORTEIL
• kräftigt effektiv die Halsrotatoren, ohne Bänder,
Sehnen oder Gelenke zu
belasten

NICHT ANGERATEN BEI
• Taubheitsgefühlen in
Arm und/oder Hand

HALS STRECKEN

HALS UND NACKEN

1. Halten Sie im Stehen oder Sitzen Hals, Schultern und Oberkörper aufrecht und das Kinn gerade. Schauen Sie geradeaus.

2. Neigen Sie den Kopf langsam so nach hinten, dass Ihre Augen zur Decke schauen. Halten Sie inne, wenn Sie die Dehnung an der Vorderseite des Halses spüren.

3. Halten Sie die Position zehn Sekunden und wiederholen Sie die Streckbewegung dreimal.

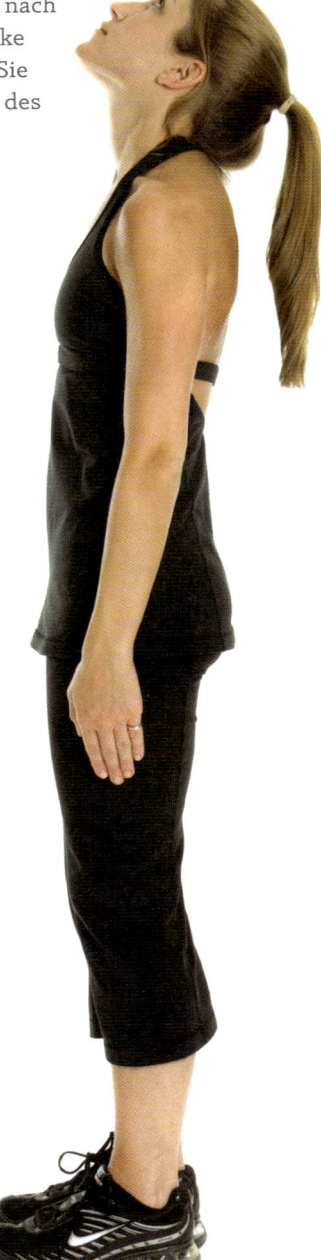

Sternocleidomastoideus

Longus colli*

Scalenus*

Longus capitis*

ERLÄUTERUNG

Schwarzer Text steht für aktive Muskeln.

* steht für tiefe Muskeln.

TRAINING

- Scalenus
- Sternocleidomastoideus
- Longus colli
- Longus capitis

ÜBERBLICK

SCHWERPUNKT
- Halsstrecker

TRAININGSZIEL
- Beweglichkeit

SCHWIERIGKEITSGRAD
- Einsteiger

TRAININGSVORTEIL
- verbessert die Beweglichkeit
- lindert Nackenschmerzen

NICHT ANGERATEN BEI
- Taubheitsgefühlen in Arm und/oder Hand

ÜBUNGSTIPPS

RICHTIG
- die Schultermuskeln entspannen

FALSCH
- den Kopf während des Neigens drehen

NACKEN KRÄFTIGEN

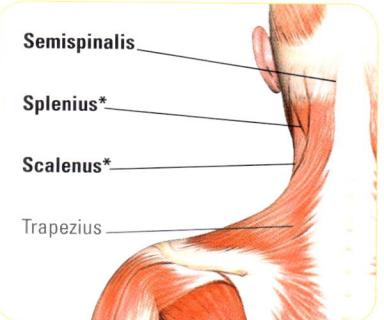

- Semispinalis
- Splenius*
- Scalenus*
- Trapezius

❶ Halten Sie im Stehen oder Sitzen Hals, Schultern und Oberkörper aufrecht und das Kinn gerade. Schauen Sie geradeaus.

❷ Verschränken Sie die Hände und legen Sie sie an den Hinterkopf.

❸ Drücken Sie mit dem Kopf gegen die Hände. Halten Sie die Position zehn Sekunden. Entspannen Sie sich. Wiederholen Sie die Übung dreimal.

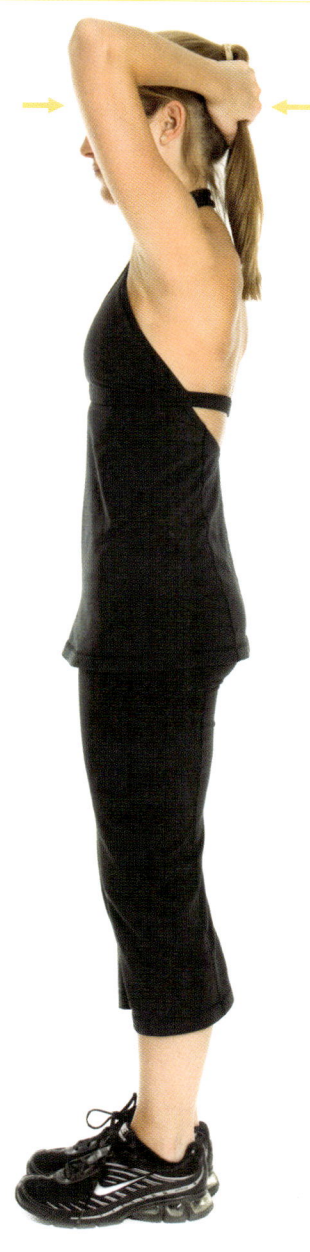

TRAINING

- Splenius
- Semispinalis
- Trapezius

ÜBERBLICK

SCHWERPUNKT
- Nackenstrecker

TRAININGSZIEL
- Kräftigung

SCHWIERIGKEITSGRAD
- Einsteiger

TRAININGSVORTEIL
- kräftigt effektiv die Nackenstrecker, ohne Bänder, Sehnen oder Gelenke zu belasten

NICHT ANGERATEN BEI
- Taubheitsgefühlen in Arm und/oder Hand

ÜBUNGSTIPPS

RICHTIG
- sanften Druck anwenden – jede Übertreibung würde die Nackenmuskulatur unnötig verhärten

FALSCH
- jegliche Bewegung im Nacken

OBEREN TRAPEZIUS DEHNEN

HALS UND NACKEN

❶ Setzen Sie sich auf einen Gymnastikball, die Füße stehen schulterbreit auseinander.

❷ Legen Sie Ihre linke Hand so tief wie möglich an den Ball. Ihr Oberkörper bleibt aufrecht.

❸ Fassen Sie mit der rechten Hand die linke Seite Ihres Kopfes und neigen Sie ihn zur rechten Seite, so als wollten Sie mit dem rechten Ohr die rechte Schulter berühren.

❹ Halten Sie die Position zehn Sekunden. Kehren Sie in die Ausgangstellung zurück. Wiederholen Sie den Ablauf zur anderen Seite.

ERLÄUTERUNG
Schwarzer Text steht für aktive Muskeln.
Grauer Text steht für stabilisierende Muskeln.
* steht für tiefe Muskeln.

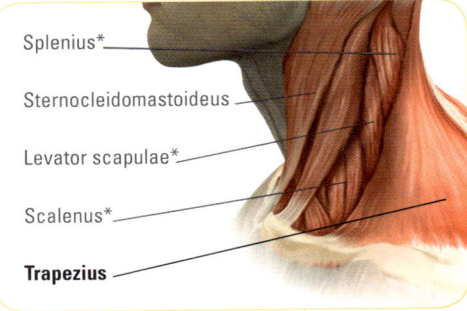

Splenius*
Sternocleidomastoideus
Levator scapulae*
Scalenus*
Trapezius

TRAINING

• Trapezius

ÜBERBLICK

SCHWERPUNKT
• oberer Trapezius

TRAININGSZIELE
• Beweglichkeit

SCHWIERIGKEITSGRAD
• Einsteiger

TRAININGSVORTEIL
• verbessert die Beweglichkeit

NICHT ANGERATEN BEI
• Nackenproblemen

ÜBUNGSTIPPS

RICHTIG
• fest mit der Hand gegen den Ball drücken, um das Schulterblatt zu senken

FALSCH
• den Kopf nach vorne oder hinten neigen – er sollte sich exakt zur Seite bewegen

SCHULTERBLATTHEBER DEHNEN

1 Setzen Sie sich auf einen Gymnastikball, die Füße stehen schulterbreit auseinander.

2 Legen Sie Ihre rechte Hand – Oberkörper aufrecht – mit der Innenfläche so tief wie möglich an den Ball.

3 Fassen Sie mit der linken Hand die hintere rechte Seite des Kopfes und ziehen Sie Ihr Kinn in Richtung der Oberseite des Brustkorbs, bis Sie die Spannung vom Schulterblatt bis zur rechten Seite des Nackens spüren.

> **ERLÄUTERUNG**
> **Schwarzer Text steht für aktive Muskeln.**
> Grauer Text steht für stabilisierende Muskeln.
> * steht für tiefe Muskeln.

4 Halten Sie die Position zehn Sekunden. Kehren Sie in die Ausgangsstellung zurück und wiederholen Sie den Ablauf dreimal zu jeder Seite.

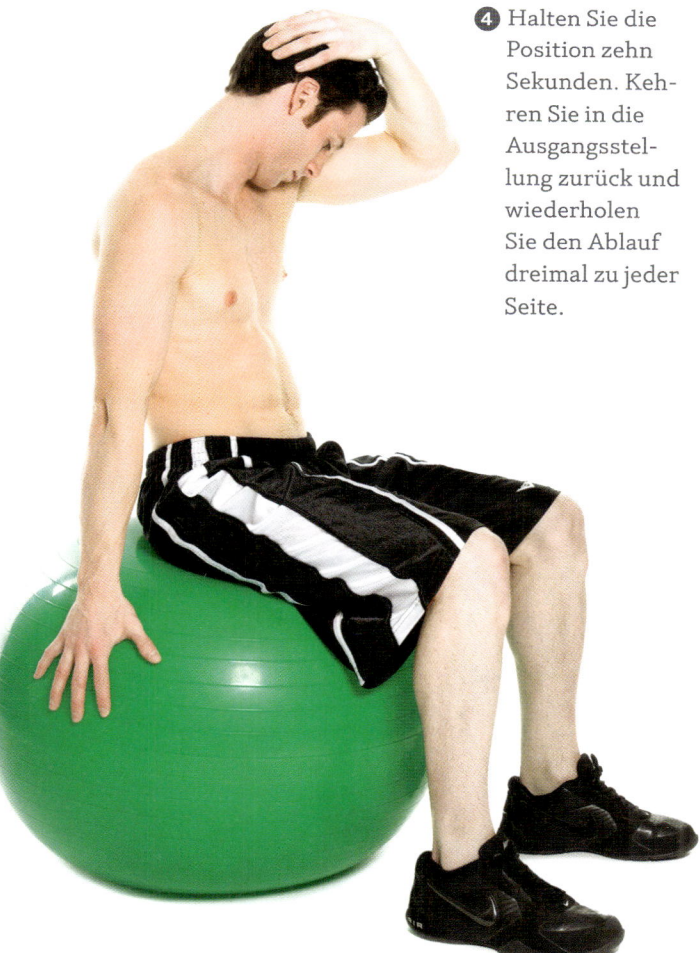

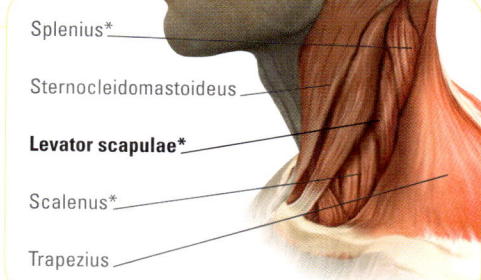

Splenius*
Sternocleidomastoideus
Levator scapulae*
Scalenus*
Trapezius

TRAINING

• Levator scapulae

ÜBERBLICK

SCHWERPUNKT
• Levator scapulae

TRAININGSZIEL
• Beweglichkeit

SCHWIERIGKEITSGRAD
• Einsteiger

TRAININGSVORTEIL
• verbessert die Beweglichkeit

NICHT ANGERATEN BEI
• Nackenproblemen

ÜBUNGSTIPPS

RICHTIG
• fest mit der Hand gegen den Ball drücken, um das Schulterblatt zu senken
• die Hand in verschiedenen Winkeln gegen den Ball drücken, um möglichst viele Muskelfasern zu trainieren

FALSCH
• zu große Beugung zur Seite

SCHULTERN HEBEN

HALS UND NACKEN

❶ Setzen Sie sich mit geradem Rücken auf einen Gymnastikball oder Stuhl. Ihr Kopf und Ihr Nacken befinden sich exakt über der Wirbelsäule.

❷ Halten Sie die Arme mit leicht gebeugten Ellenbogen an der Körperseite. Die Handinnenflächen zeigen nach oben.

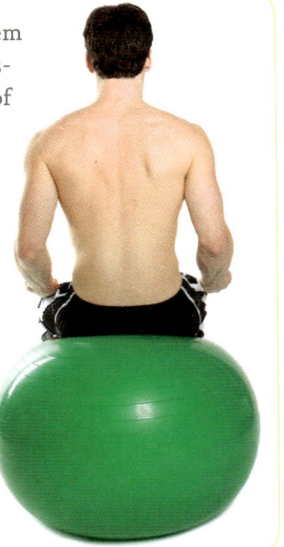

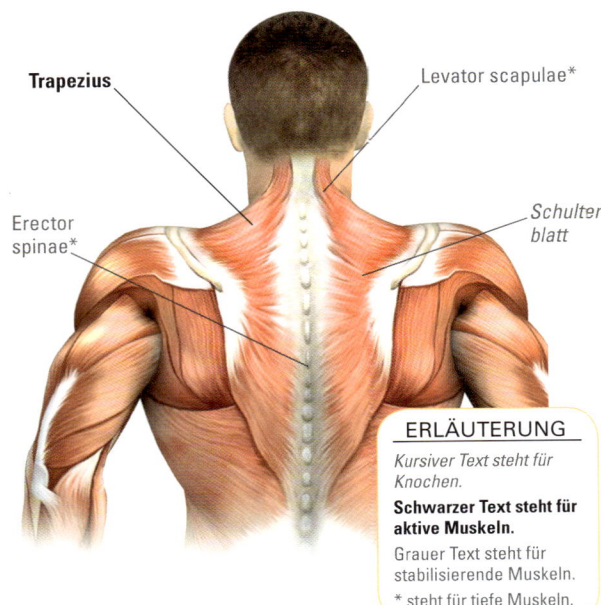

Trapezius

Levator scapulae*

Erector spinae*

Schulterblatt

ERLÄUTERUNG

Kursiver Text steht für Knochen.

Schwarzer Text steht für aktive Muskeln.

Grauer Text steht für stabilisierende Muskeln.

* steht für tiefe Muskeln.

ÜBUNGSTIPPS

RICHTIG
• sanft und kontrolliert bewegen

FALSCH
• die Schultern rollen – heben Sie sie stattdessen an und senken Sie sie wieder

TRAINING

• Trapezius
• Levator scapulae
• Schulterblatt
• Erector spinae

❸ Heben Sie die Schultern so hoch Sie können und führen Sie sie im Gegenzug weit nach unten.

❹ Wiederholen Sie den Ablauf fünfmal.

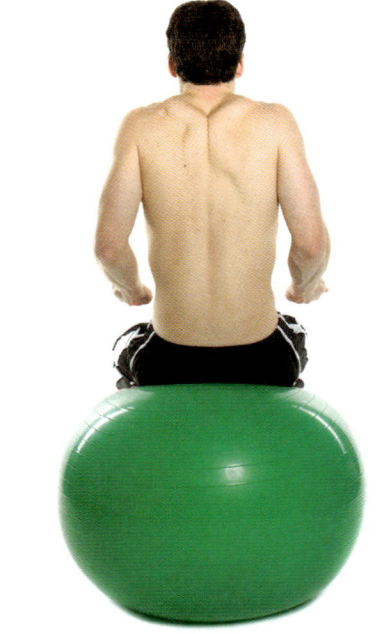

ÜBERBLICK

SCHWERPUNKT
• Nacken
• Schultern
• Schulterblatt

TRAININGSZIEL
• Beweglichkeit

SCHWIERIGKEITSGRAD
• Einsteiger

TRAININGSVORTEIL
• verbessert die Beweglichkeit
• lockert verspannte Nacken-, Schulter-, Brust- und Rückenmuskeln
• stabilisiert die Schulterblätter

NICHT ANGERATEN BEI
• Schmerzen oder Taubheitsgefühlen in Arm und/oder Hand

SCHILDKRÖTE

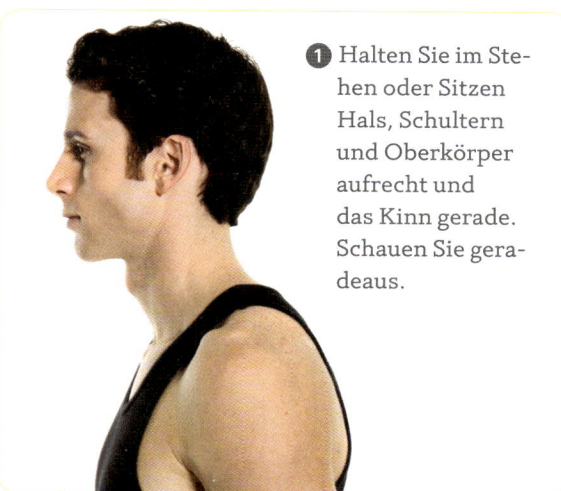

❶ Halten Sie im Stehen oder Sitzen Hals, Schultern und Oberkörper aufrecht und das Kinn gerade. Schauen Sie geradeaus.

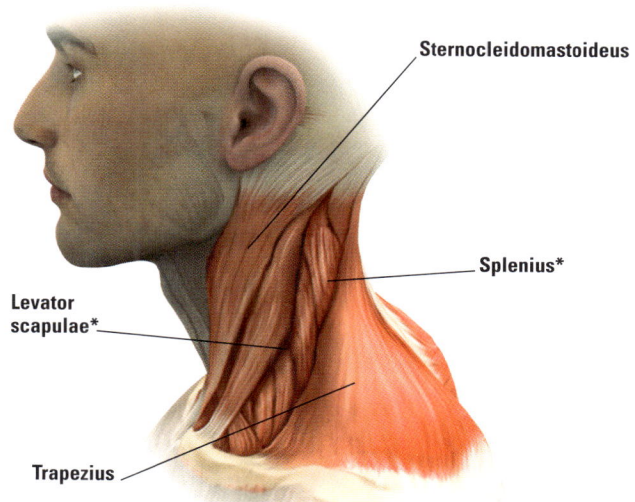

Sternocleidomastoideus

Splenius*

Levator scapulae*

Trapezius

ÜBERBLICK

SCHWERPUNKT
• Hals

TRAININGSZIEL
• Beweglichkeit

SCHWIERIGKEITSGRAD
• Einsteiger

TRAININGSVORTEIL
• verbessert die Beweglichkeit
• korrigiert den Überstand des Kopfes nach vorne

NICHT ANGERATEN BEI
• Taubheitsgefühlen in Arm und/oder Hand

ÜBUNGSTIPPS

RICHTIG
• kontrolliert bewegen

FALSCH
• das Kinn während der Rückwärtsbewegung heben

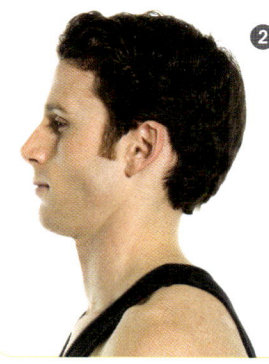

❷ Bewegen Sie Ihr Kinn wie eine Schildkröte, die ihren Kopf zurückzieht, bis Sie eine Dehnung im Nacken spüren. Halten Sie die Position zehn Sekunden.

ERLÄUTERUNG
Schwarzer Text steht für aktive Muskeln.
* steht für tiefe Muskeln.

TRAINING
• Trapezius
• Levator scapulae
• Schulterblatt
• Erector spinae

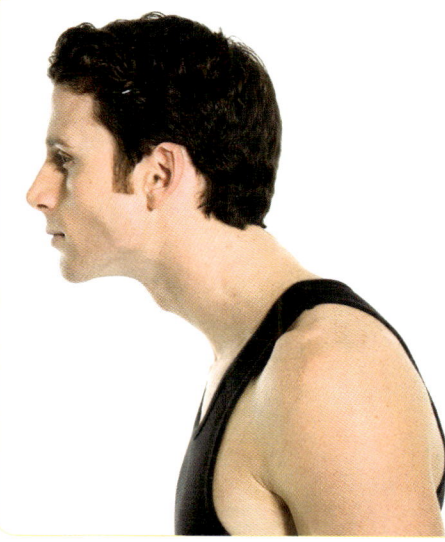

❸ Führen Sie Ihren Kopf nach vorne wie eine Schildkröte, die ihren Kopf aus dem Panzer vorstreckt. Halten Sie die Position 15 Sekunden.

❹ Kehren Sie zurück in die Ausgangsstellung und wiederholen Sie den Ablauf fünfmal.

STERNBILD

HAL UND NACKEN

1 Halten Sie im Stehen oder Sitzen Hals, Schultern und Oberkörper aufrecht und das Kinn gerade. Schauen Sie geradeaus.

2 Stellen Sie sich ein Sternbild vor, das aus einer vertikalen, einer horizontalen und zwei diagonalen Linien besteht. Zeichnen Sie die Form des Sternbilds mit Kopf und Hals nach, indem Sie der vertikalen Linie dreimal auf und ab folgen.

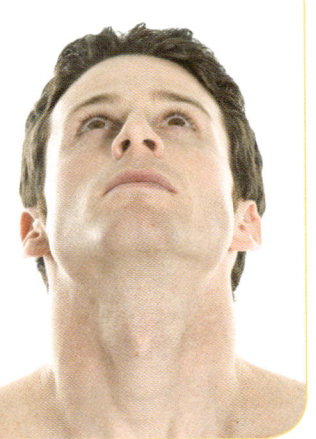

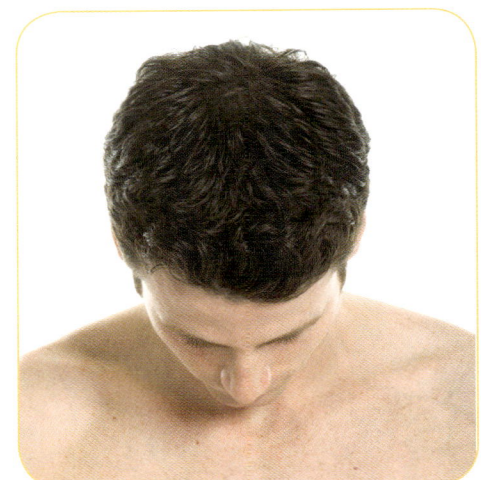

3 Folgen Sie im nächsten Schritt der horizontalen Linie einmal nach rechts und einmal nach links.

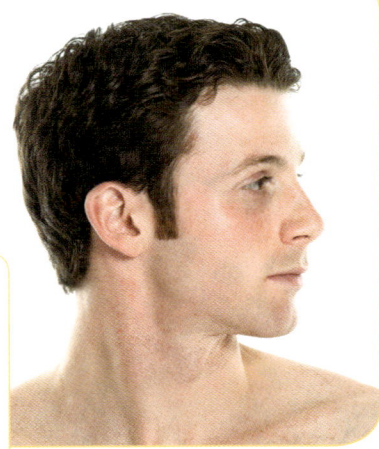

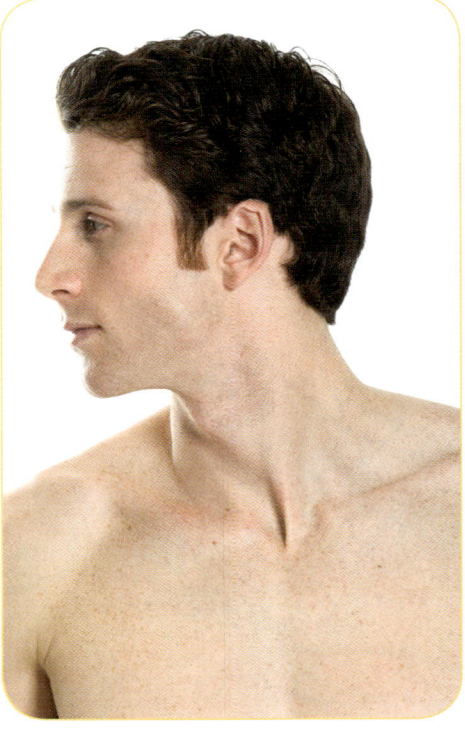

ÜBERBLICK

SCHWERPUNKT
- Halsrotatoren
- Nacken- und Halsbeuger
- Nacken- und Halsstrecker
- seitliche Halsbeuger

TRAININGSZIEL
- Beweglichkeit

SCHWIERIGKEITSGRAD
- Einsteiger

TRAININGSVORTEIL
- verbessert die Beweglichkeit
- lindert Nackenschmerzen

NICHT ANGERATEN BEI
- Taubheitsgefühlen in Arm und/oder Hand

TRAINING
- Splenius
- Sternocleido-mastoideus
- Levator scapulae
- Scalenus
- Semispinalis

4 Folgen Sie den beiden diagonalen Linien.

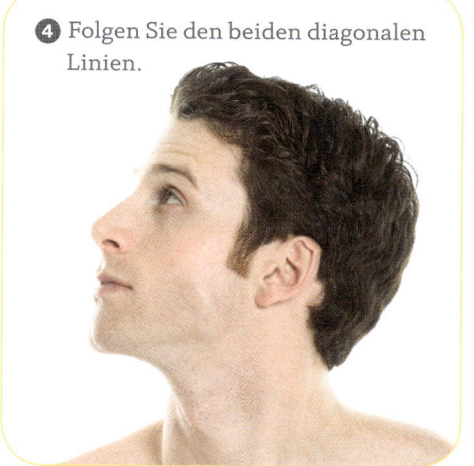

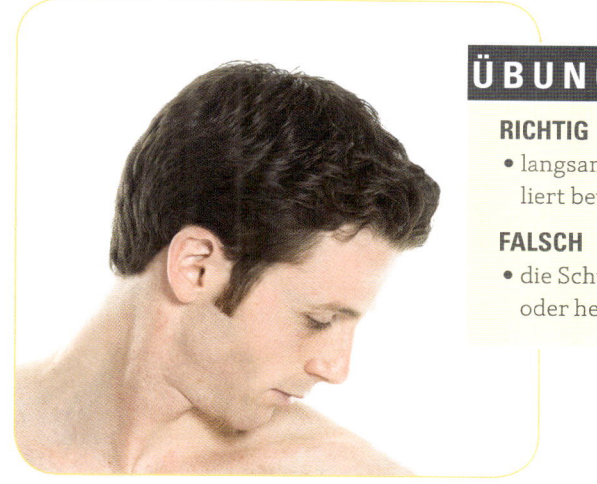

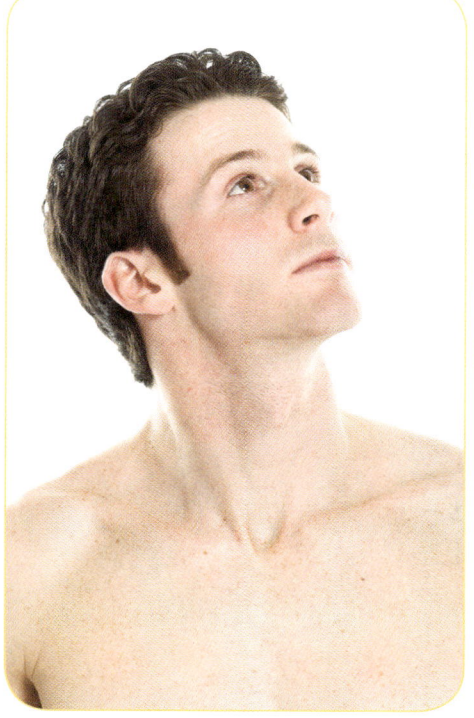

5 Kehren Sie in die Ausgangsposition zurück und wiederholen Sie den Ablauf fünfmal.

ERLÄUTERUNG
Schwarzer Text steht für aktive Muskeln.
* steht für tiefe Muskeln.

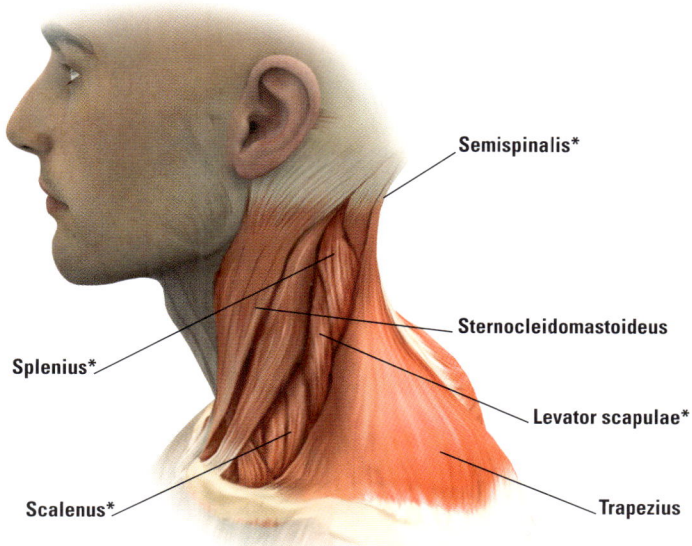

Semispinalis*

Sternocleidomastoideus

Splenius*

Levator scapulae*

Scalenus*

Trapezius

OBERER RÜCKEN

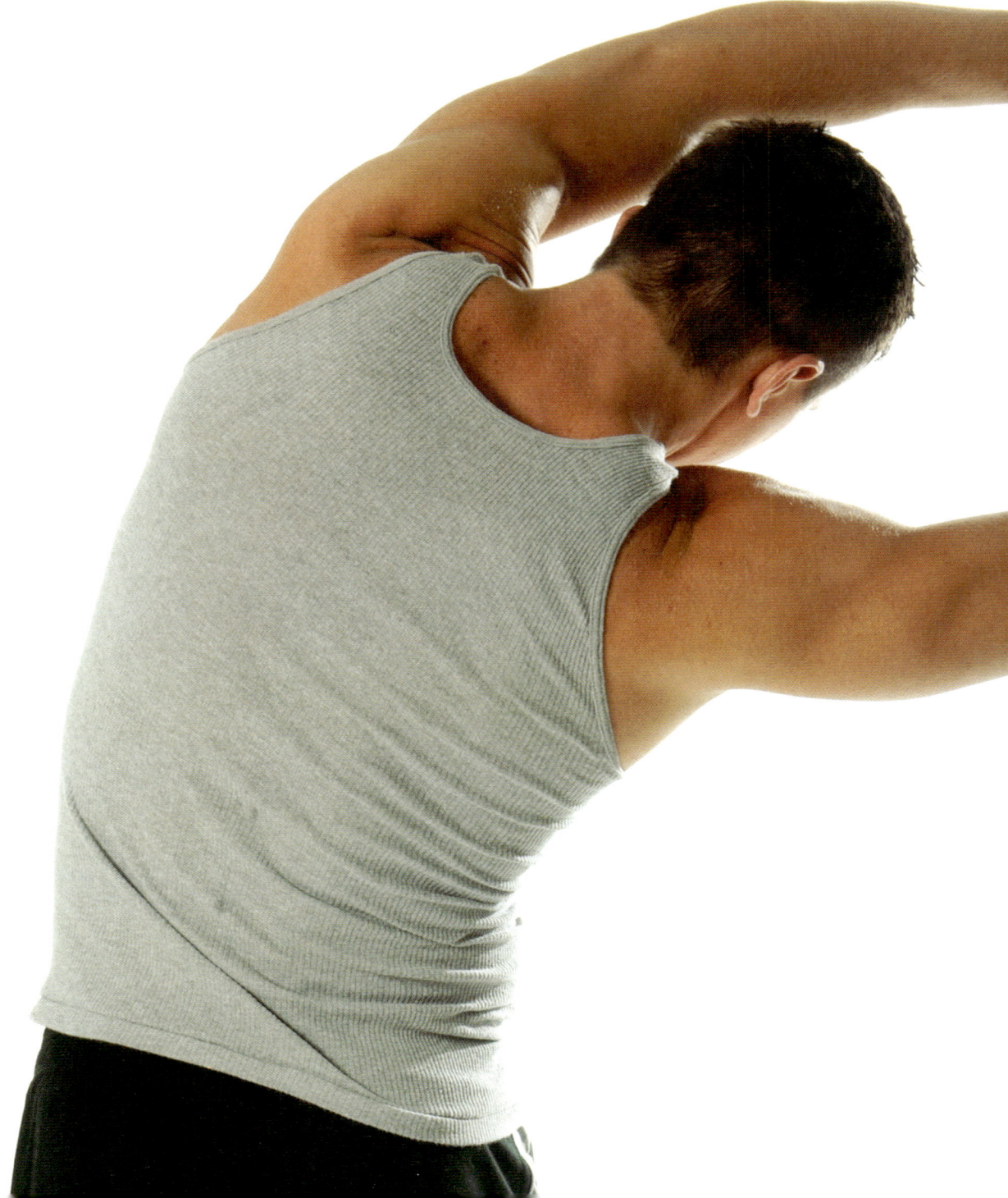

Wie bei vielen anderen Rückenbeschwerden ist eine schlechte Körperhaltung die Ursache für Schmerzen im Oberkörper und Brustwirbelbereich. Viele von uns verbringen ganze Tage – und Nächte – geneigt über den Eingabetasten eines Rechners, sei es, um zu arbeiten oder um sich zu „entspannen". Auch Menschen, die oft schwer heben, kennen Schmerzen im oberen Rücken – von Verkaufspersonal, das Regale ein- und ausräumt, bis zu Müttern, die ihre Kinder tragen. Unter Sportlern sind Einhandathleten besonders anfällig für Oberkörperschmerzen. Handballer, Speerwerfer, aber auch Tennisspieler, egal, welcher Leistungsklasse, können ein Lied davon singen. Neben dem üblichen Schmerz zwischen den Schulterblättern sind obendrein Atemprobleme oder Brustschmerzen leider keine Seltenheit. Im Alltag helfen Mittel wie eine verbesserte Haltung sowohl beim Heben schwerer Lasten als auch beim Sitzen. Nichts jedoch ist wertvoller als ein kenntnisreich zusammengestelltes Übungsprogramm, das gezielt Oberkörper und Schultern anspricht.

SCHULTERBLÄTTER BEWEGEN

OBERER RÜCKEN

❶ Halten Sie im Stehen oder Sitzen Hals, Schultern und Oberkörper aufrecht und das Kinn gerade. Schauen Sie geradeaus.

❷ Halten Sie die Arme mit leicht gebeugten Ellenbogen. Die Handflächen zeigen zum Körper.

❸ Führen Sie die Schultern nach vorne, „lösen" Sie dabei die Schulterblätter von der Wirbelsäule.

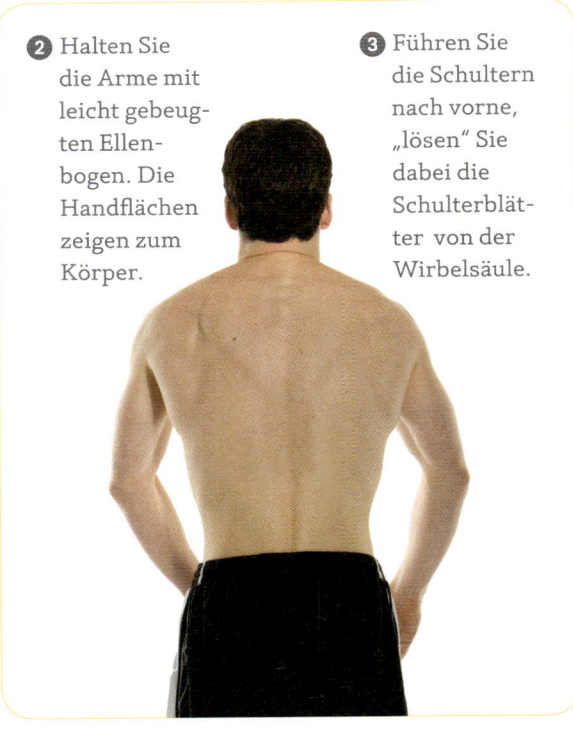

❹ Führen Sie die Schultern nach hinten-oben und drücken Sie die Schulterblätter zusammen.

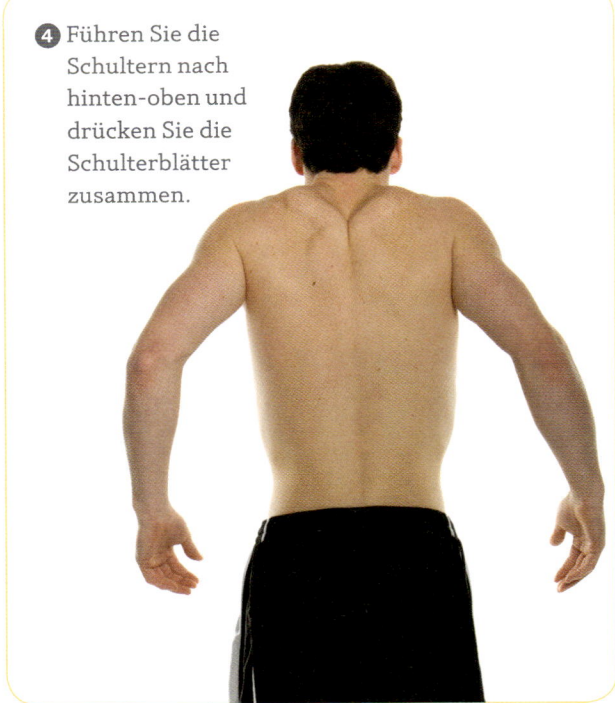

❺ Führen Sie die Schultern nach hinten-unten.

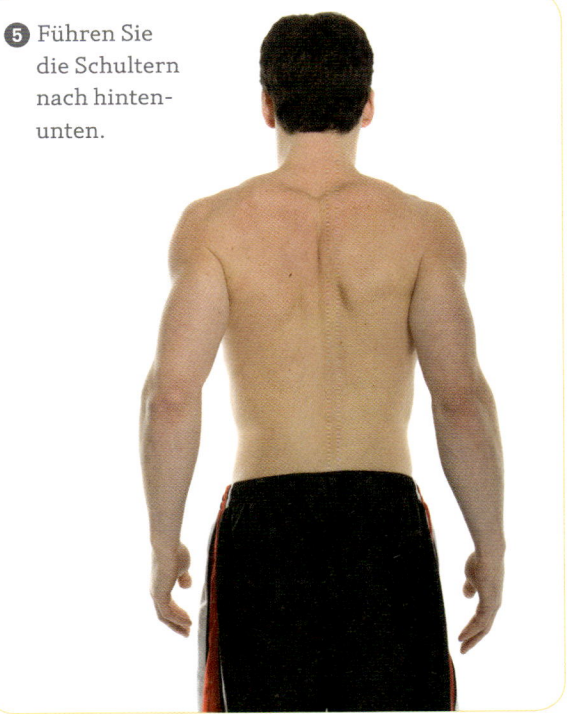

ÜBUNGSTIPPS

RICHTIG
- die Schultern sanft und kontrolliert bewegen

FALSCH
- den Oberkörper bewegen

ERLÄUTERUNG

Kursiver Text steht für Knochen.

Schwarzer Text steht für aktive Muskeln.

Grauer Text steht für stabilisierende Muskeln.

* steht für tiefe Muskeln.

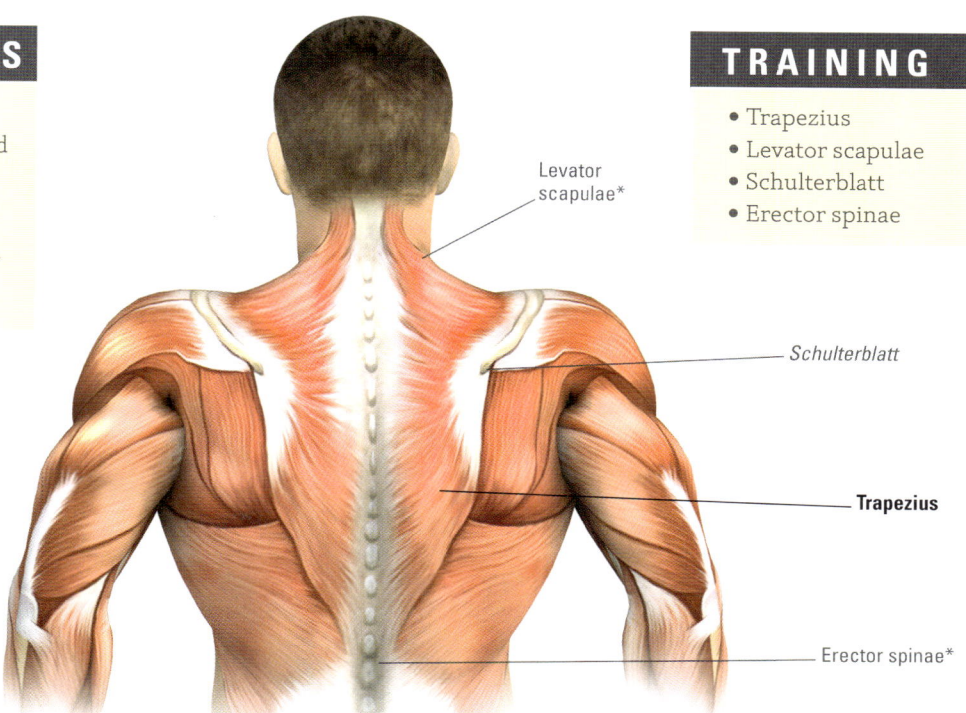

Levator scapulae*

Schulterblatt

Trapezius

Erector spinae*

TRAINING

- Trapezius
- Levator scapulae
- Schulterblatt
- Erector spinae

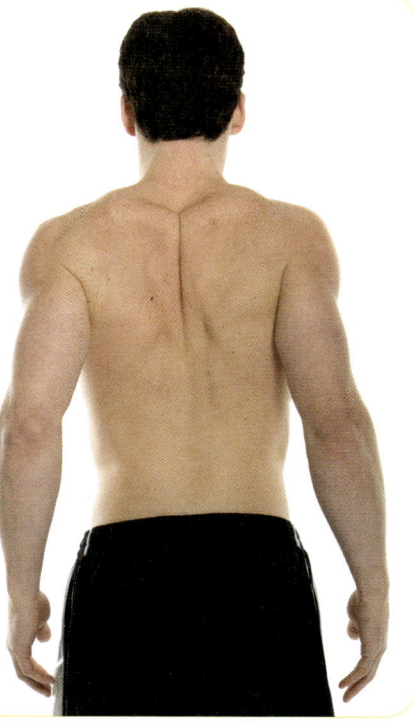

❻ Senken Sie die Schultern: Die Schulterblätter bleiben eng aneinander.

❼ Führen Sie die Schultern langsam zurück in die Ausgangsstellung.

❽ Wiederholen Sie den Ablauf dreimal.

ÜBERBLICK

SCHWERPUNKT
- Schultern
- Schulterblatt
- Nacken

TRAININGSZIEL
- Beweglichkeit

SCHWIERIGKEITSGRAD
- Einsteiger

TRAININGSVORTEIL
- verbessert die Beweglichkeit
- lockert verspannte Nacken-, Schulter- und Rückenmuskeln
- stabilisiert die Schulterblätter

NICHT ANGERATEN BEI
- Schulterverletzung

SCHULTER DEHNEN (I)

OBERER RÜCKEN

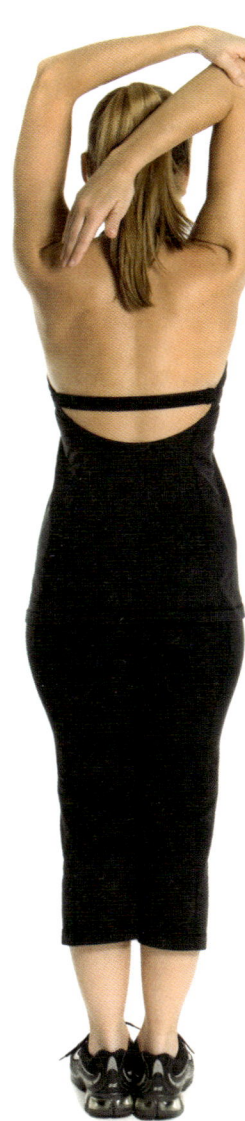

❶ Halten Sie im Stehen oder Sitzen Nacken, Schultern und Oberkörper aufrecht.

❷ Heben Sie den rechten Arm und beugen Sie ihn so, dass sich die Hand hinter dem Kopf befindet.

❸ Fassen Sie den erhobenen Ellenbogen mit der linken Hand und ziehen Sie ihn sanft nach hinten-unten.

❹ Ziehen Sie, bis Sie eine Dehnung an der Unterseite des Arms spüren. Halten Sie die Position 15 Sekunden.

❺ Wiederholen Sie den Ablauf dreimal mit jedem Arm.

TRAINING

- Triceps brachii
- Infraspinatus
- Teres major
- Teres minor
- Latissimus dorsi

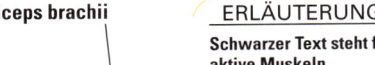

Triceps brachii

Deltoideus posterior

Subscapularis*

Teres minor

Infraspinatus*

Latissimus dorsi

Teres major

ERLÄUTERUNG

Schwarzer Text steht für aktive Muskeln.

Grauer Text steht für stabilisierende Muskeln.

* steht für tiefe Muskeln.

ÜBERBLICK

SCHWERPUNKT
- Schultern
- Trizeps

TRAININGSZIEL
- Beweglicheit

SCHWIERIGKEITSGRAD
- Einsteiger

TRAININGSVORTEIL
- verbessert die Beweglichkeit

NICHT ANGERATEN BEI
- Schulterinstabilität

ÜBUNGSTIPPS

RICHTIG
- den Ellenbogen nahe am Kopf halten

FALSCH
- zurücklehnen

SCHULTER DEHNEN (II)

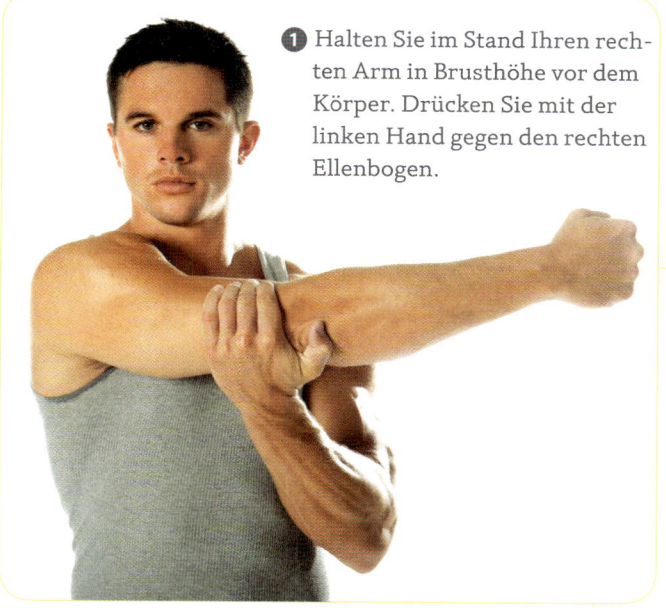

1 Halten Sie im Stand Ihren rechten Arm in Brusthöhe vor dem Körper. Drücken Sie mit der linken Hand gegen den rechten Ellenbogen.

TRAINING

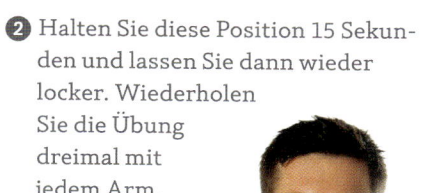

- Deltoideus posterior
- Triceps brachii
- Teres minor
- Obliquus externus
- Infraspinatus

2 Halten Sie diese Position 15 Sekunden und lassen Sie dann wieder locker. Wiederholen Sie die Übung dreimal mit jedem Arm.

ÜBUNGSTIPPS

RICHTIG
- während des Drückens den Ellenbogen fast gerade halten

FALSCH
- die Schultern heben

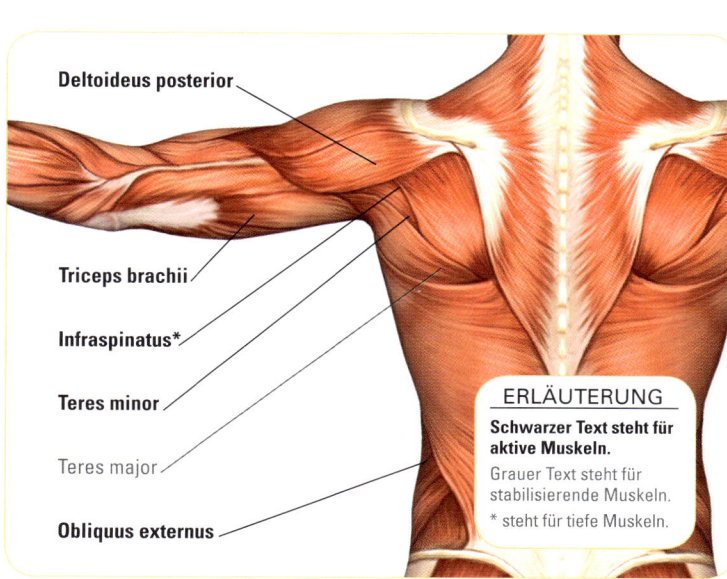

Deltoideus posterior

Triceps brachii

Infraspinatus*

Teres minor

Teres major

Obliquus externus

ERLÄUTERUNG
Schwarzer Text steht für aktive Muskeln.
Grauer Text steht für stabilisierende Muskeln.
* steht für tiefe Muskeln.

ÜBERBLICK

SCHWERPUNKT
- Schultern

TRAININGSZIEL
- Dehnung/Beweglichkeit

SCHWIERIGKEITSGRAD
- Einsteiger

TRAININGSVORTEIL
- dehnt den Deltoideus posterior

NICHT ANGERATEN BEI
- Verletzungen der Rotatorenmanschette

SEITNEIGEN

OBERER RÜCKEN

❶ Halten Sie im
Stand Nacken,
Schultern und
Oberkörper
aufrecht.

❷ Heben Sie die
Arme über den
Kopf und ver-
schränken Sie
die Hände. Die
Handflächen zei-
gen nach oben.

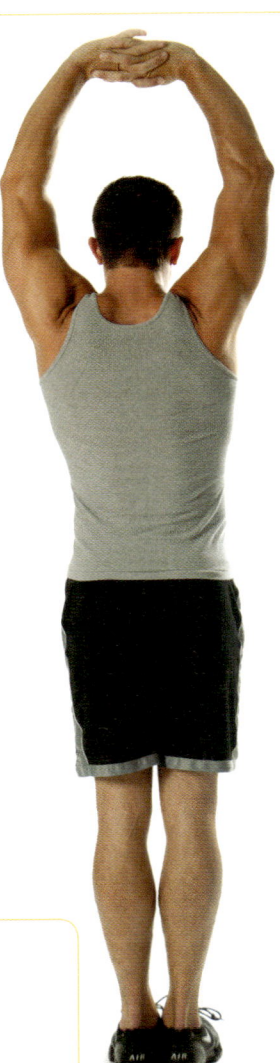

ÜBUNGSTIPPS

RICHTIG
• Arme und Schultern so weit wie
möglich nach oben strecken

FALSCH
• zu rasch zur Seite neigen

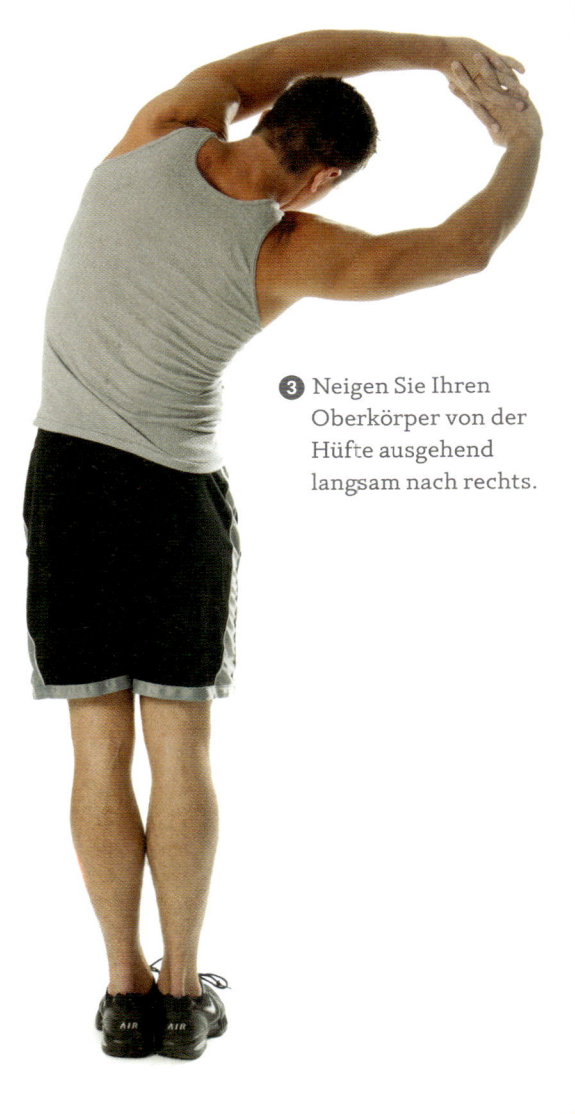

❸ Neigen Sie Ihren
Oberkörper von der
Hüfte ausgehend
langsam nach rechts.

ÜBERBLICK

SCHWERPUNKT
• oberer Rücken
• schräge Bauchmuskeln

TRAININGSZIEL
• Beweglichkeit

SCHWIERIGKEITSGRAD
• Einsteiger

TRAININGSVORTEIL
• verbessert die Haltung

NICHT ANGERATEN BEI
• Schmerzen im unteren
Rücken

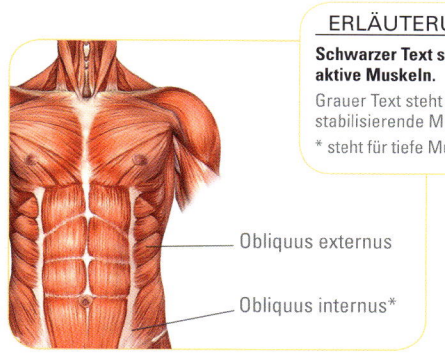

ERLÄUTERUNG

Schwarzer Text steht für aktive Muskeln.

Grauer Text steht für stabilisierende Muskeln.

* steht für tiefe Muskeln.

Obliquus externus

Obliquus internus*

Deltoideus posterior

Trapezius

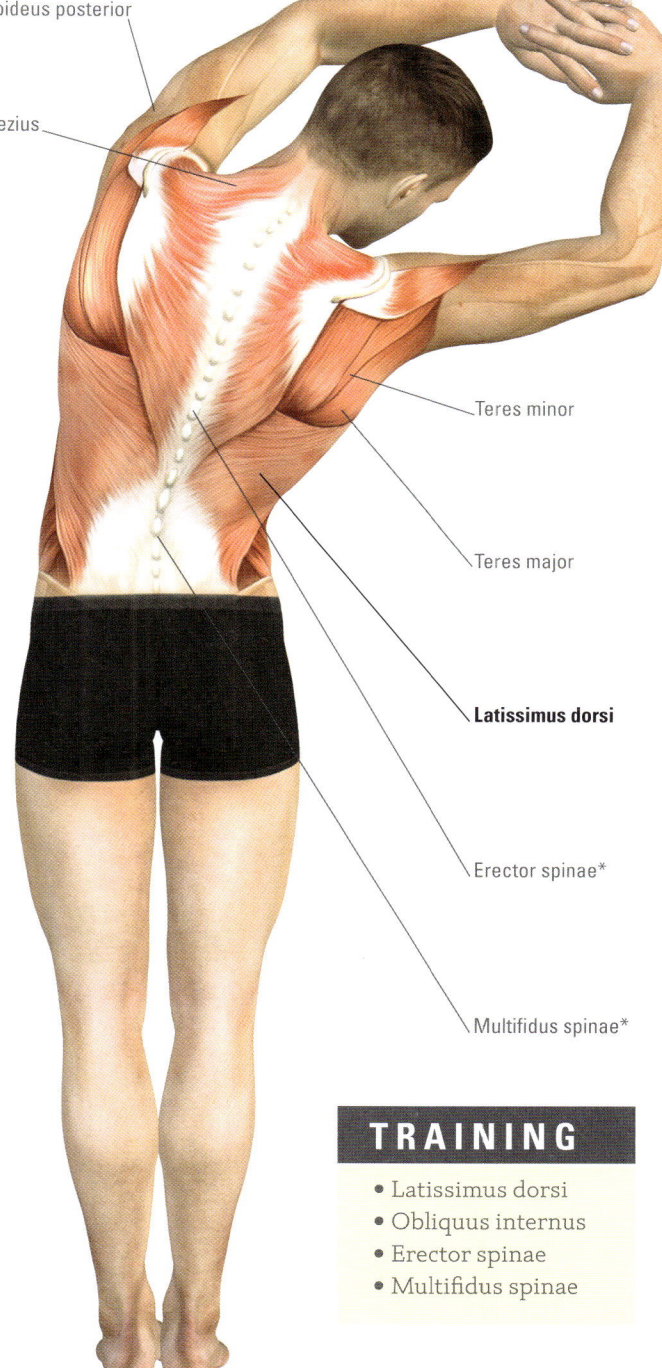

Teres minor

Teres major

Latissimus dorsi

Erector spinae*

Multifidus spinae*

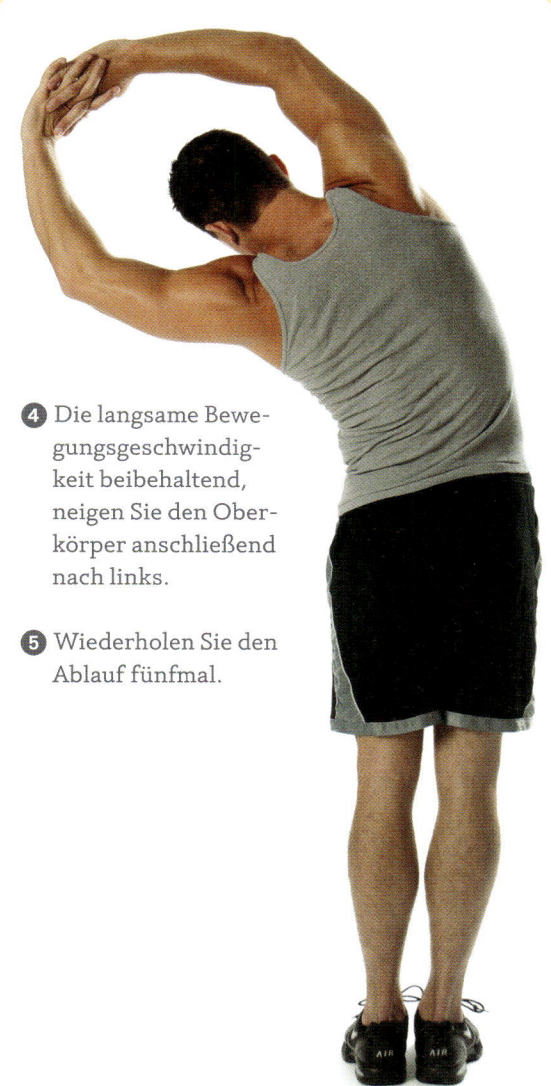

❹ Die langsame Bewegungsgeschwindigkeit beibehaltend, neigen Sie den Oberkörper anschließend nach links.

❺ Wiederholen Sie den Ablauf fünfmal.

TRAINING

- Latissimus dorsi
- Obliquus internus
- Erector spinae
- Multifidus spinae

LATISSIMUS DEHNEN

OBERER RÜCKEN

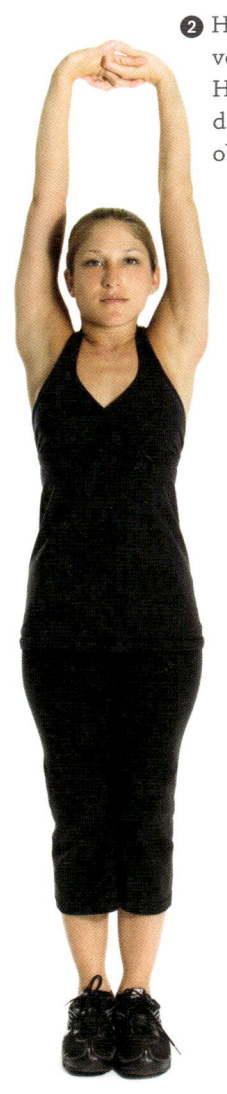

❶ Halten Sie im Stand Nacken, Schultern und Oberkörper aufrecht.

❷ Heben Sie die Arme, verschränken Sie die Hände und drehen Sie die Handflächen nach oben.

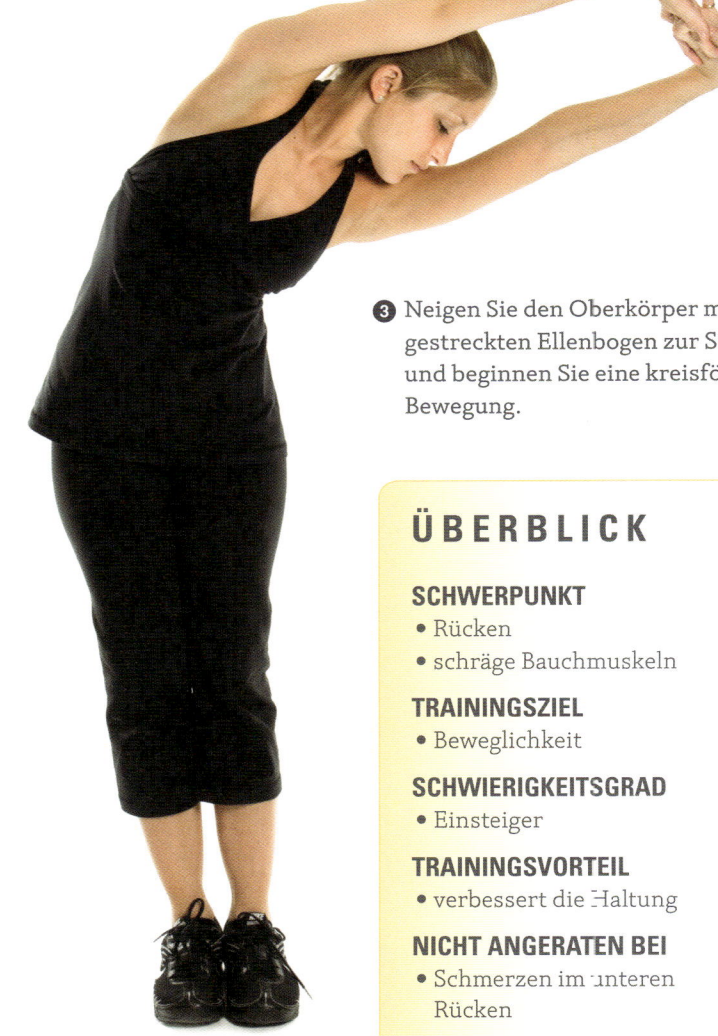

❸ Neigen Sie den Oberkörper mit gestreckten Ellenbogen zur Seite und beginnen Sie eine kreisförmige Bewegung.

ÜBUNGSTIPPS

RICHTIG
• Arme und Schultern so weit wie möglich recken

FALSCH
• am höchsten Punkt des Kreises nach hinten lehnen

ÜBERBLICK

SCHWERPUNKT
• Rücken
• schräge Bauchmuskeln

TRAININGSZIEL
• Beweglichkeit

SCHWIERIGKEITSGRAD
• Einsteiger

TRAININGSVORTEIL
• verbessert die Haltung

NICHT ANGERATEN BEI
• Schmerzen im unteren Rücken

④ Die Kreisbewegung führt an der Körpervorderseite vorbei zur Gegenseite.

⑤ Kehren Sie zurück in die Ausgangsposition und wiederholen Sie die Übung dreimal zu jeder Seite.

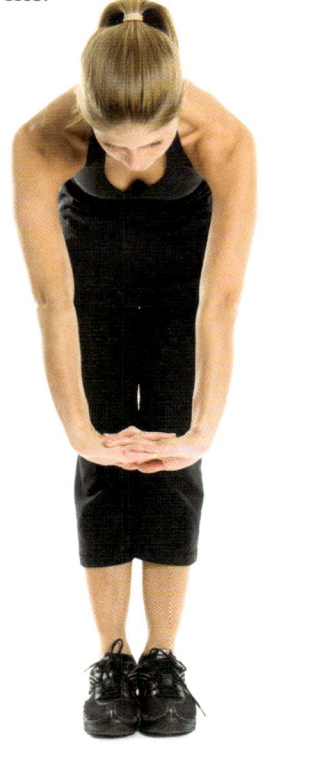

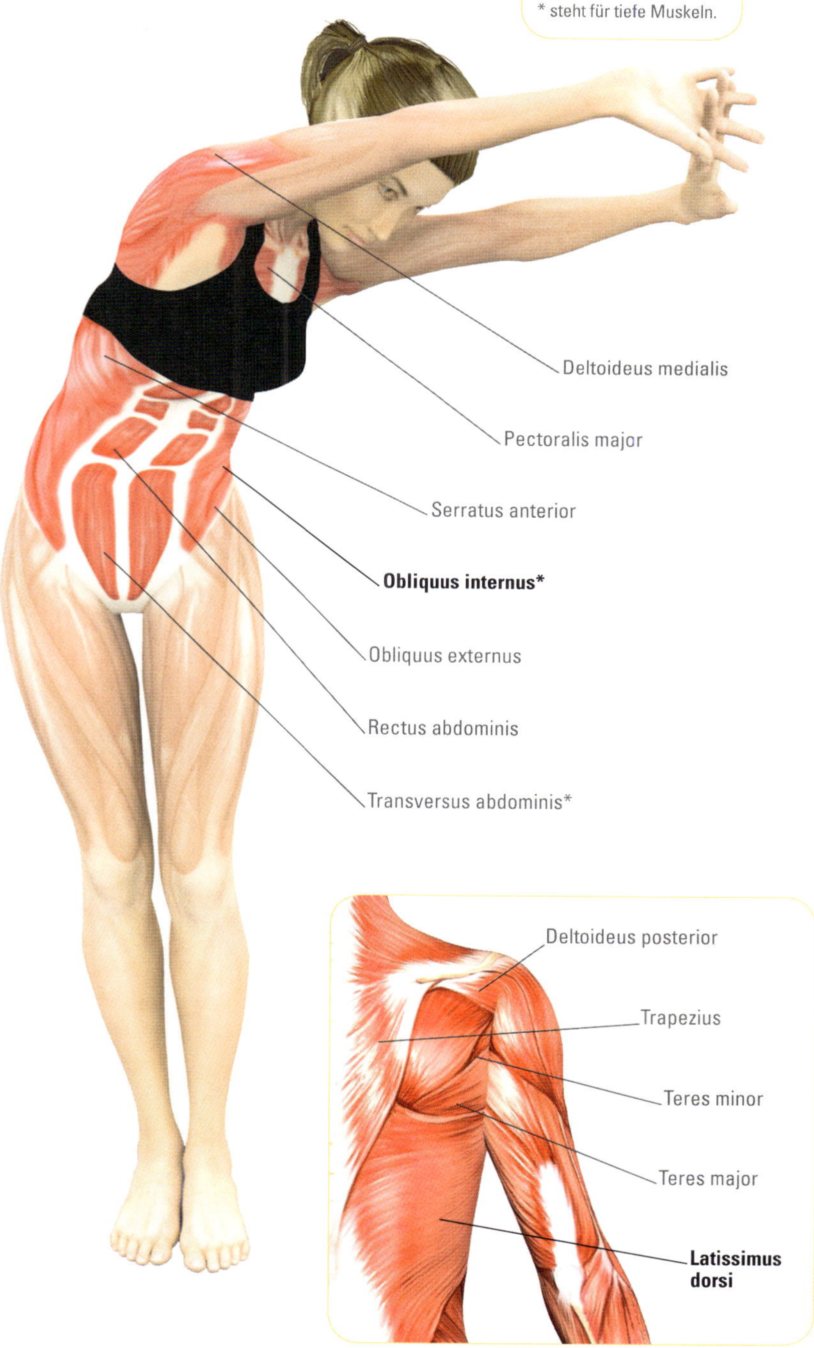

TRAINING

- Latissimus dorsi
- Obliquus internus

Deltoideus medialis

Pectoralis major

Serratus anterior

Obliquus internus*

Obliquus externus

Rectus abdominis

Transversus abdominis*

Deltoideus posterior

Trapezius

Teres minor

Teres major

Latissimus dorsi

BRUSTMUSKELN DEHNEN

OBERER RÜCKEN

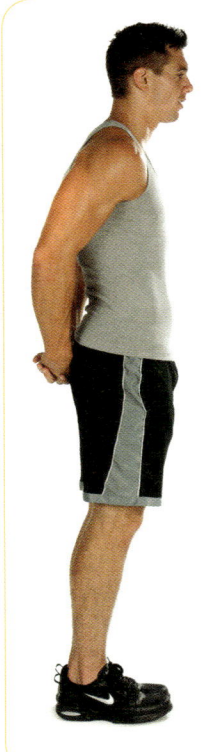

1 Halten Sie im Stand Nacken, Schultern und Oberkörper aufrecht.

ERLÄUTERUNG

Schwarzer Text steht für aktive Muskeln.

Grauer Text steht für stabilisierende Muskeln.

* steht für tiefe Muskeln.

2 Führen Sie Ihre Schulterblätter zusammen, während Sie Ihre Arme mit gestreckten Ellenbogen nach hinten-oben heben.

3 Halten Sie diese Position 15 Sekunden, bevor Sie in die Ausgangsstellung zurückkehren. Wiederholen Sie die Übung dreimal.

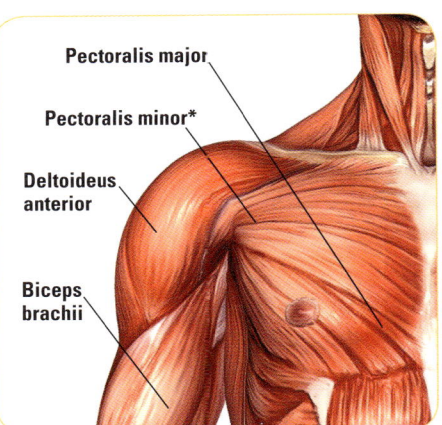

Pectoralis major
Pectoralis minor*
Deltoideus anterior
Biceps brachii

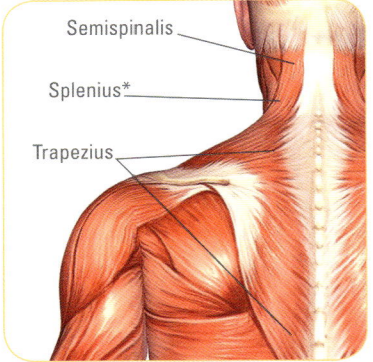

Semispinalis
Splenius*
Trapezius

ÜBERBLICK

SCHWERPUNKT
- oberer Rücken
- Brustkorb

TRAININGSZIEL
- Beweglichkeit

SCHWIERIGKEITSGRAD
- Einsteiger

TRAININGSVORTEIL
- stabilisiert die Körpermitte
- dehnt die Brustmuskeln

NICHT ANGERATEN BEI
- Nackenproblemen
- Schmerzen im unteren Rücken

TRAINING

- Pectoralis major
- Pectoralis minor
- Deltoideus anterior
- Biceps brachii

ÜBUNGSTIPPS

RICHTIG
- die Ellenbogen annähernd gestreckt halten

FALSCH
- den Oberkörper während des Dehnens zu weit nach vorne lehnen – dies birgt ein Risiko für den Rücken!

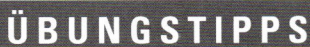

KÖRPER VERWRINGEN

1 Führen Sie in Rückenlage Ihr rechtes Bein gebeugt über das linke.

2 Legen Sie Ihre linke Hand auf das rechte Knie, um es zu stabilisieren. Die rechte Hand legen Sie auf den Brustkorb.

ERLÄUTERUNG

Schwarzer Text steht für aktive Muskeln.

* steht für tiefe Muskeln.

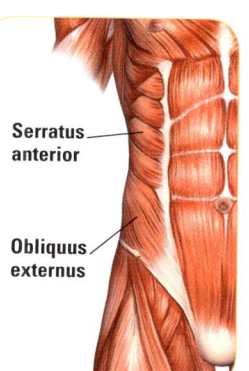

Serratus anterior

Obliquus externus

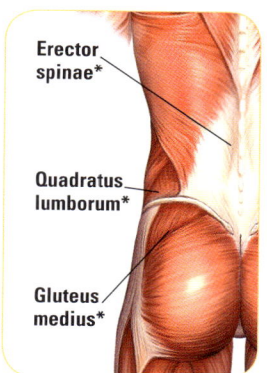

Erector spinae*

Quadratus lumborum*

Gluteus medius*

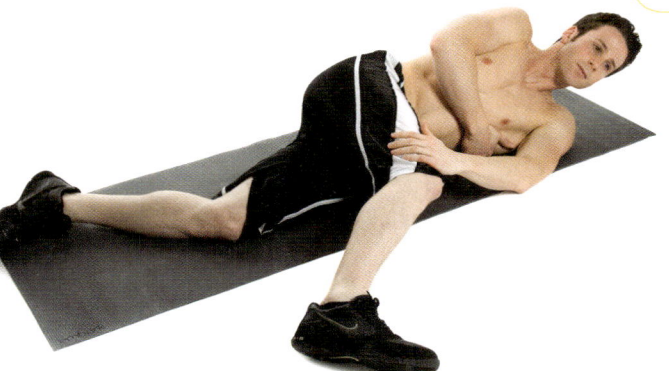

TRAINING

- Quadratus lumborum
- Erector spinae
- Obliquus externus
- Gluteus medius
- Serratus anterior

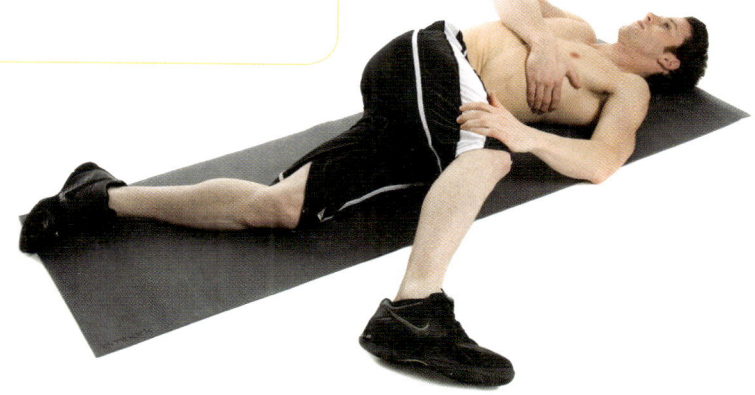

ÜBERBLICK

SCHWERPUNKT
- mittlerer Rücken
- Brustkorb
- Gesäßmuskeln

TRAININGSZIEL
- Beweglichkeit

SCHWIERIGKEITSGRAD
- Einsteiger

TRAININGSVORTEIL
- verbessert die Beweglichkeit der Brustwirbelsäule

NICHT ANGERATEN BEI
- starken Rückenschmerzen

3 Drehen Sie Ihren Oberkörper nach rechts. Halten Sie die Position 15 Sekunden.

4 Wiederholen Sie die Abfolge zur anderen Seite.

ÜBUNGSTIPPS

RICHTIG
- unteres Bein komplett auflegen
- mit beiden Schultern den Boden berühren

FALSCH
- federn während des Dehnens

RUMPFTWIST AUF DEM STUHL

OBERER RÜCKEN

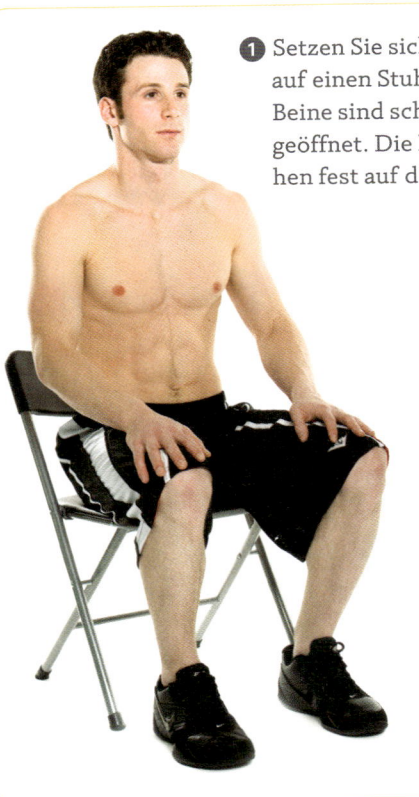

① Setzen Sie sich aufrecht auf einen Stuhl. Die Beine sind schulterbreit geöffnet. Die Füße stehen fest auf dem Boden.

ÜBUNGSTIPPS

RICHTIG
- vorsichtig bewegen – fassen Sie nur so weit nach unten, dass Sie eine angenehme Dehnung spüren

FALSCH
- das Gesäß vom Stuhl heben

② Neigen Sie sich langsam nach vorne und drehen Sie dabei den Oberkörper so nach links, dass Sie mit der rechten Hand das linke Stuhlbein berühren können.

④ Kehren Sie langsam in die Ausgangsstellung zurück. Wiederholen Sie den Ablauf fünfmal zu jeder Seite.

③ Heben Sie den Oberkörper wieder etwas und drehen Sie ihn dadurch, während Sie das Stuhlbein weiter festhalten.

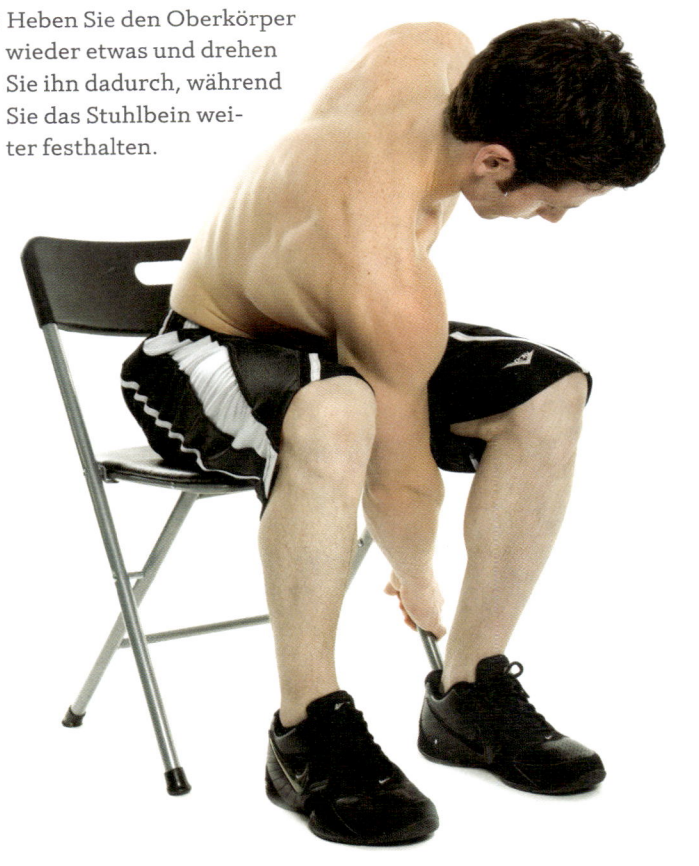

ÜBERBLICK

SCHWERPUNKT
- oberer Rücken
- Rückenstrecker
- schräge Bauchmuskeln

TRAININGSZIEL
- Beweglichkeit

SCHWIERIGKEITSGRAD
- Einsteiger

TRAININGSVORTEIL
- steigert die Rotationsfähigkeit

NICHT ANGERATEN BEI
- Problemen mit der Rotatorenmanschette
- Schulterinstabilität

TRAINING

- Iliocostalis thoracis
- Multifidus spinae
- Obliquus externus
- Obliquus internus

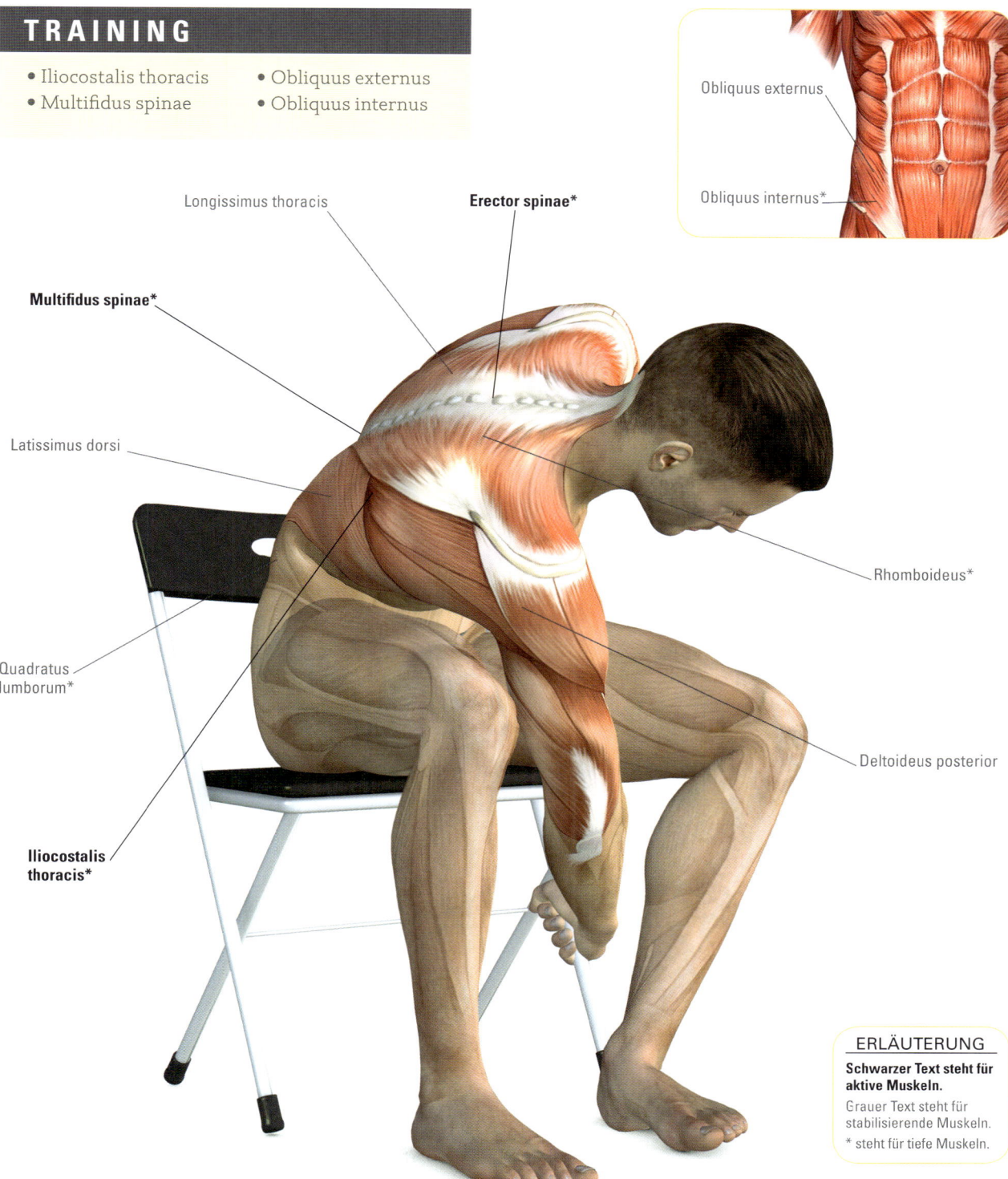

Obliquus externus

Obliquus internus*

Longissimus thoracis

Erector spinae*

Multifidus spinae*

Latissimus dorsi

Rhomboideus*

Quadratus
lumborum*

Deltoideus posterior

**Iliocostalis
thoracis***

ERLÄUTERUNG

**Schwarzer Text steht für
aktive Muskeln.**

Grauer Text steht für
stabilisierende Muskeln.

* steht für tiefe Muskeln.

HÄNDE HINTER DEM RÜCKEN FASSEN

OBERER RÜCKEN

❶ Halten Sie im Stand Nacken, Schultern und Oberkörper aufrecht. Ihre Arme hängen locker an den Körperseiten.

❷ Strecken Sie den rechten Arm zur Seite aus.

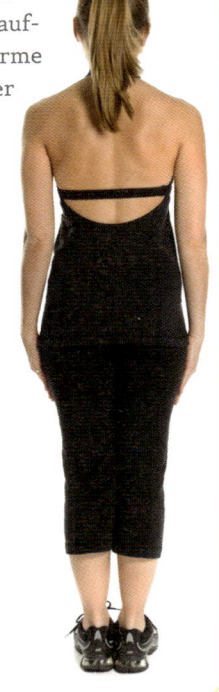

❸ Beugen Sie den Arm und drehen Sie die Schulter so nach unten, dass der Handrücken auf dem Gesäß liegt. Führen Sie die Hand entlang der Wirbelsäule nach oben. Der Ellenbogen liegt eng am Körper an.

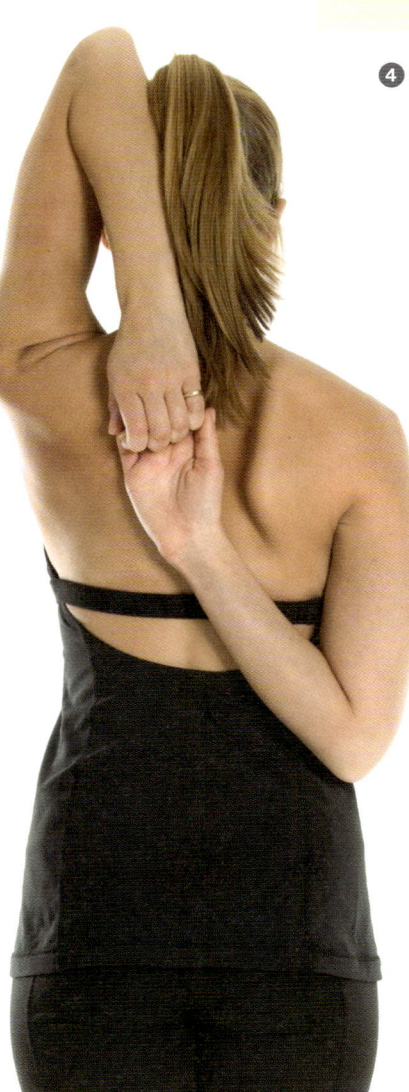

ÜBUNGSTIPPS

RICHTIG
• den unteren Ellenbogen nahe am Körper halten

FALSCH
• Übereifer – wenn Sie die Hände nicht fassen können, verwenden Sie zum Ausgleich ein Handtuch oder ein elastisches Band

❹ Setzen Sie die Aufwärtsbewegung der Hand fort, bis Ihr Unterarm fast parallel zur Wirbelsäule ist und Ihre rechte Hand sich zwischen den Schulterblättern befindet.

❺ Führen Sie den linken Arm nach oben und beugen Sie den Ellenbogen so, dass Ihre Hand zwischen die Schulterblätter gleitet.

❻ Verschränken Sie die Hände hinter dem Rücken. Heben Sie den Brustkorb und spannen Sie den Bauch etwas an.

❼ Halten Sie diese Position 30 bis 60 Sekunden. Lockern Sie die Arme und wiederholen Sie die Übung zur anderen Seite.

ÜBERBLICK

SCHWERPUNKT
• oberer Rücken
• Oberarme

TRAININGSZIEL
• Beweglichkeit

SCHWIERIGKEITSGRAD
• Fortgeschrittene

TRAININGSVORTEIL
• dehnt Schultern, Brust und Oberarme

NICHT ANGERATEN BEI
• Schulterverletzung

TRAINING

- Rhomboideus
- Teres minor
- Subscapularis
- Latissimus dorsi
- Deltoideus anterior
- Deltoideus medialis
- Deltoideus posterior
- Triceps brachii
- Pectoralis major
- Pectoralis minor

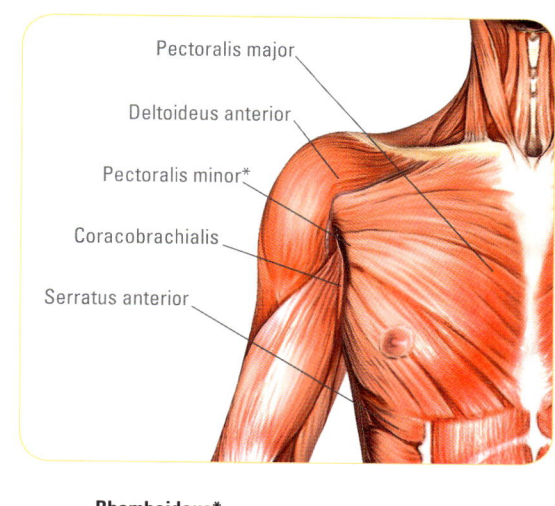

Pectoralis major
Deltoideus anterior
Pectoralis minor*
Coracobrachialis
Serratus anterior

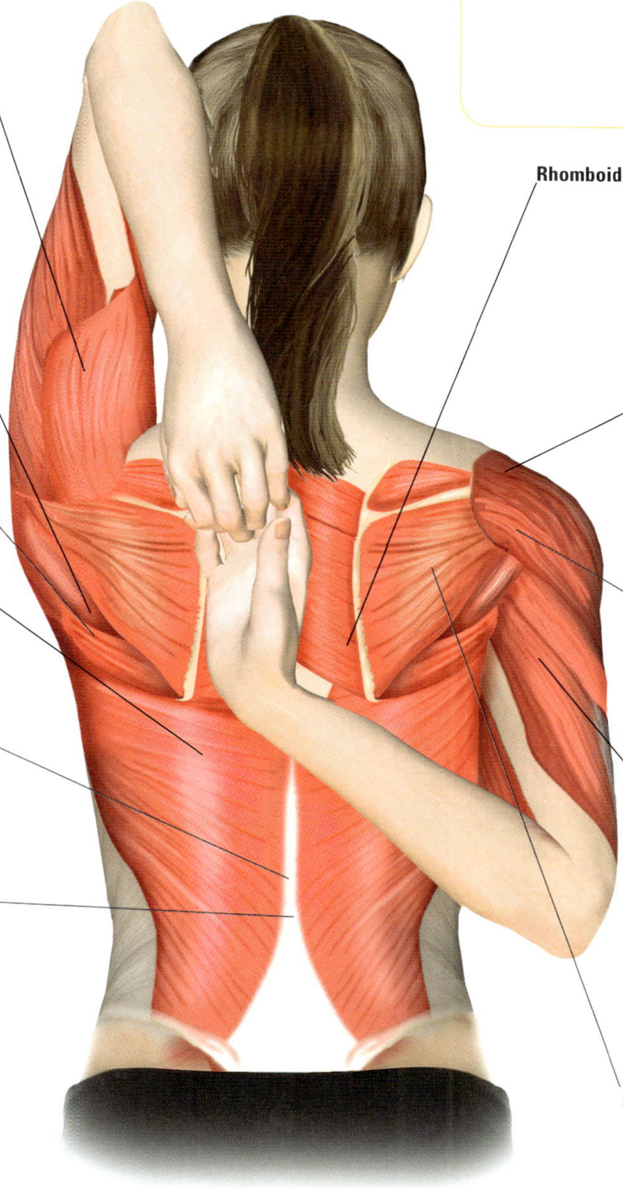

Deltoideus medialis

Teres minor

Teres major

Latissimus dorsi

Multifidus spinae*

Erector spinae*

Rhomboideus*

Subscapularis

Deltoideus posterior

Triceps brachii

Infraspinatus*

ERLÄUTERUNG

Schwarzer Text steht für aktive Muskeln.

Grauer Text steht für stabilisierende Muskeln.

* steht für tiefe Muskeln.

AUF HÄNDEN VOR- UND ZURÜCKGEHEN

OBERER RÜCKEN

❶ Legen Sie sich mit den Hüften auf einen Gymnastikball und stützen Sie sich mit den Händen, die sich direkt unter Ihren Schultern befinden, am Boden ab. Die Beine sind waagerecht ausgestreckt, die Ellbogen ganz leicht gebeugt.

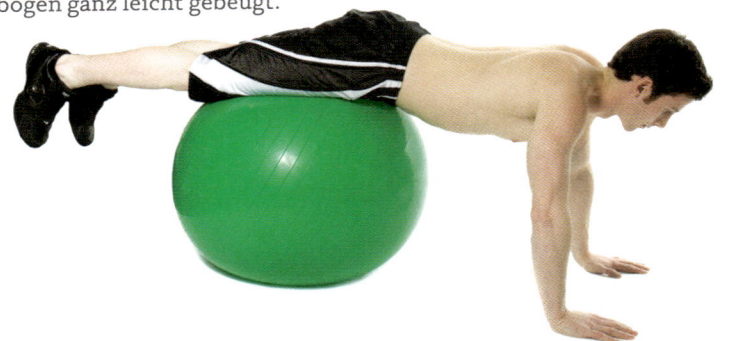

TRAINING

- Deltoideus anterior
- Deltoideus medialis
- Deltoideus posterior
- Transversus abdominis
- Triceps brachii
- Pectoralis major
- Pectoralis minor

❷ Heben Sie Ihre linke Hand und machen Sie einen „Schritt" nach vorne, sodass der Ball in Richtung Ihrer Füße rollt.

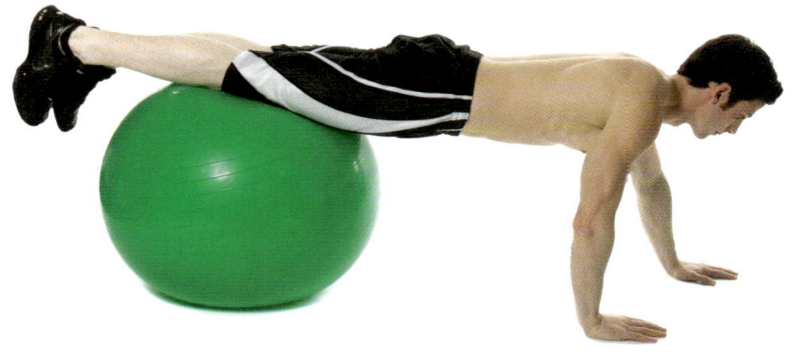

ÜBERBLICK

SCHWERPUNKT
- Schultern
- oberer Rücken
- Körpermitte

TRAININGSZIEL
- Stabilisation/Kräftigung

SCHWIERIGKEITSGRAD
- Fortgeschrittene

TRAININGSVORTEIL
- kräftigt die Schultermuskeln
- stabilisiert die Körpermitte
- kräftigt die Bauchmuskeln

NICHT ANGERATEN BEI
- Handgelenksschmerzen
- Schmerzen im unteren Rücken
- Schulterinstabilität

❸ Folgen Sie mit der rechten Hand und halten Sie die Position fünf Sekunden. Gehen Sie auf Händen zurück in die Ausgangsposition und wiederholen Sie den Ablauf fünfmal.

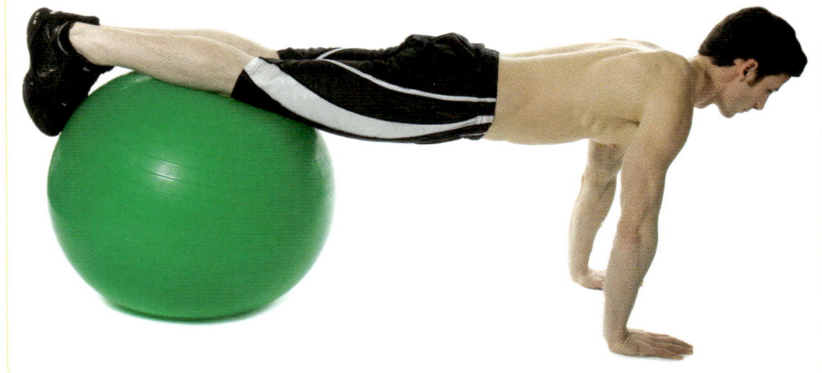

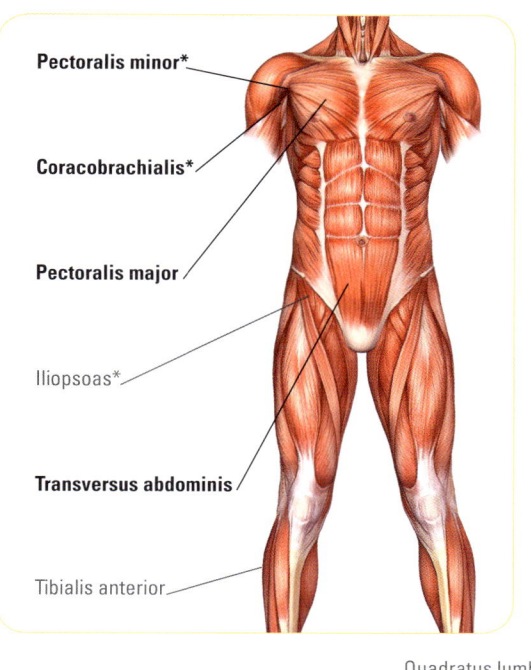

Pectoralis minor*

Coracobrachialis*

Pectoralis major

Iliopsoas*

Transversus abdominis

Tibialis anterior

ÜBUNGSTIPPS

RICHTIG
- der Körper bildet eine gerade Linie vom Nacken bis zu den Füßen
- mit dem Strecken des Rückens auch die Bauchmuskeln anspannen

FALSCH
- Hohlkreuz während der Übung
- Rotation in der Hüfte
- Ellenbogen komplett durchstrecken
- zu weit „gehen" – beginnen Sie lieber mit kleinen „Schritten", die Sie vergrößern können, wenn Sie die Stabilisierung der Körpermitte ausreichend beherrschen

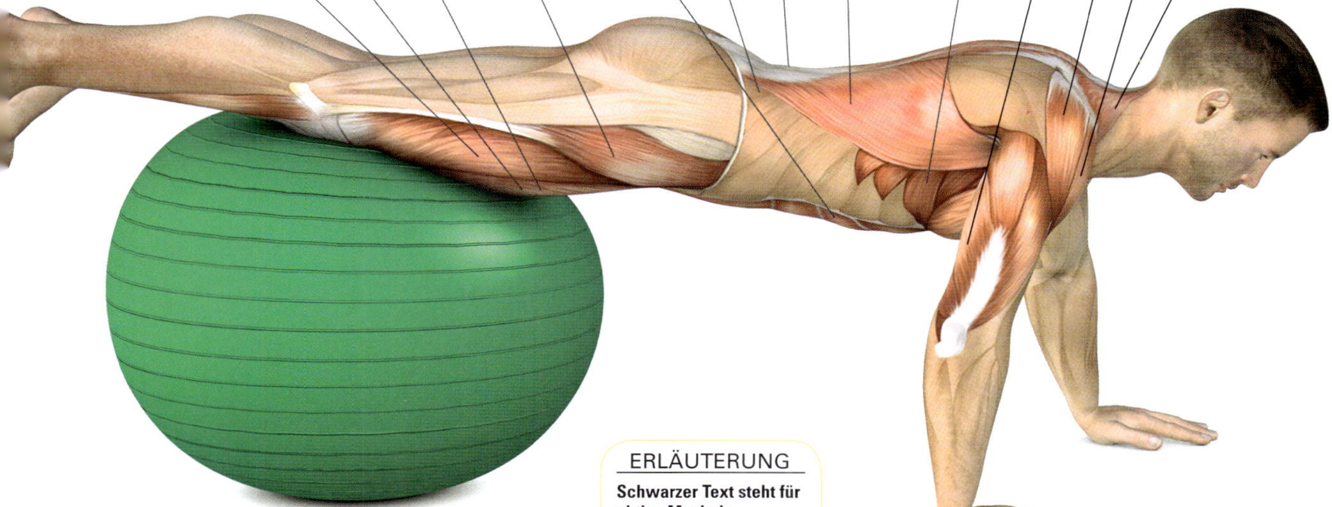

Erector spinae*

Latissimus dorsi

Quadratus lumborum*

Serratus anterior

Rectus abdominis

Triceps brachii

Tensor fasciae latae

Deltoideus posterior

Vastus intermedius*

Deltoideus medialis

Rectus femoris

Trapezius

Vastus lateralis

ERLÄUTERUNG
Schwarzer Text steht für aktive Muskeln.
Grauer Text steht für stabilisierende Muskeln.
* steht für tiefe Muskeln.

AUF HÄNDEN UMHERGEHEN

OBERER RÜCKEN

❶ Legen Sie Schienbeine und Füße auf einen Gymnastikball. Bilden Sie eine Brücke, indem Sie Ihren Oberkörper mit den Händen stützen. Diese befinden sich direkt unter Ihren Schultern. Die Ellbogen sind ganz leicht gebeugt.

TRAINING

- Deltoideus anterior
- Deltoideus medialis
- Deltoideus posterior
- Triceps brachii
- Transversus abdominis
- Pectoralis major
- Pectoralis minor

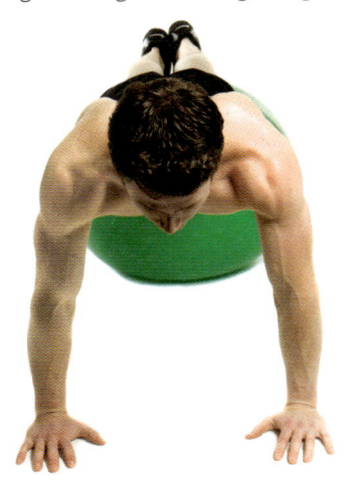

❷ Heben Sie zuerst die linke Hand und setzen Sie sie ein Stück weiter links wieder auf. Heben Sie danach die rechte Hand, die der linken Hand zur Seite folgt.

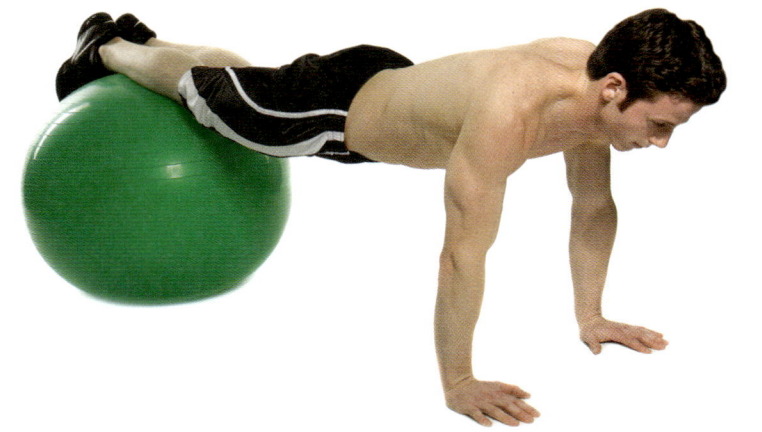

ÜBERBLICK

SCHWERPUNKT
- Schultern
- oberer Rücken
- Körpermitte

TRAININGSZIEL
- Stabilisation/Kräftigung

SCHWIERIGKEITSGRAD
- Fortgeschrittene

TRAININGSVORTEIL
- kräftigt die Schultermuskeln
- stabilisiert die Körpermitte
- kräftigt die Bauchmuskeln

NICHT ANGERATEN BEI
- Handgelenksschmerzen
- Schmerzen im unteren Rücken
- Schulterinstabilität

❸ Beschreiben Sie, auf diese Weise auf den Händen gehend, einen Viertelkreis nach links. Kehren Sie in die Ausgangsposition zurück.

❹ Wiederholen Sie den Ablauf zur rechten Seite.

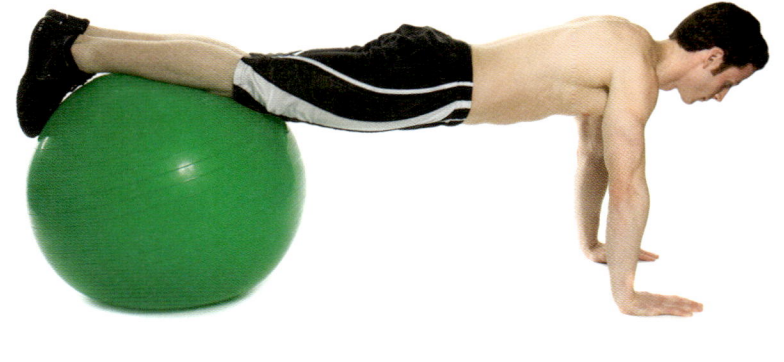

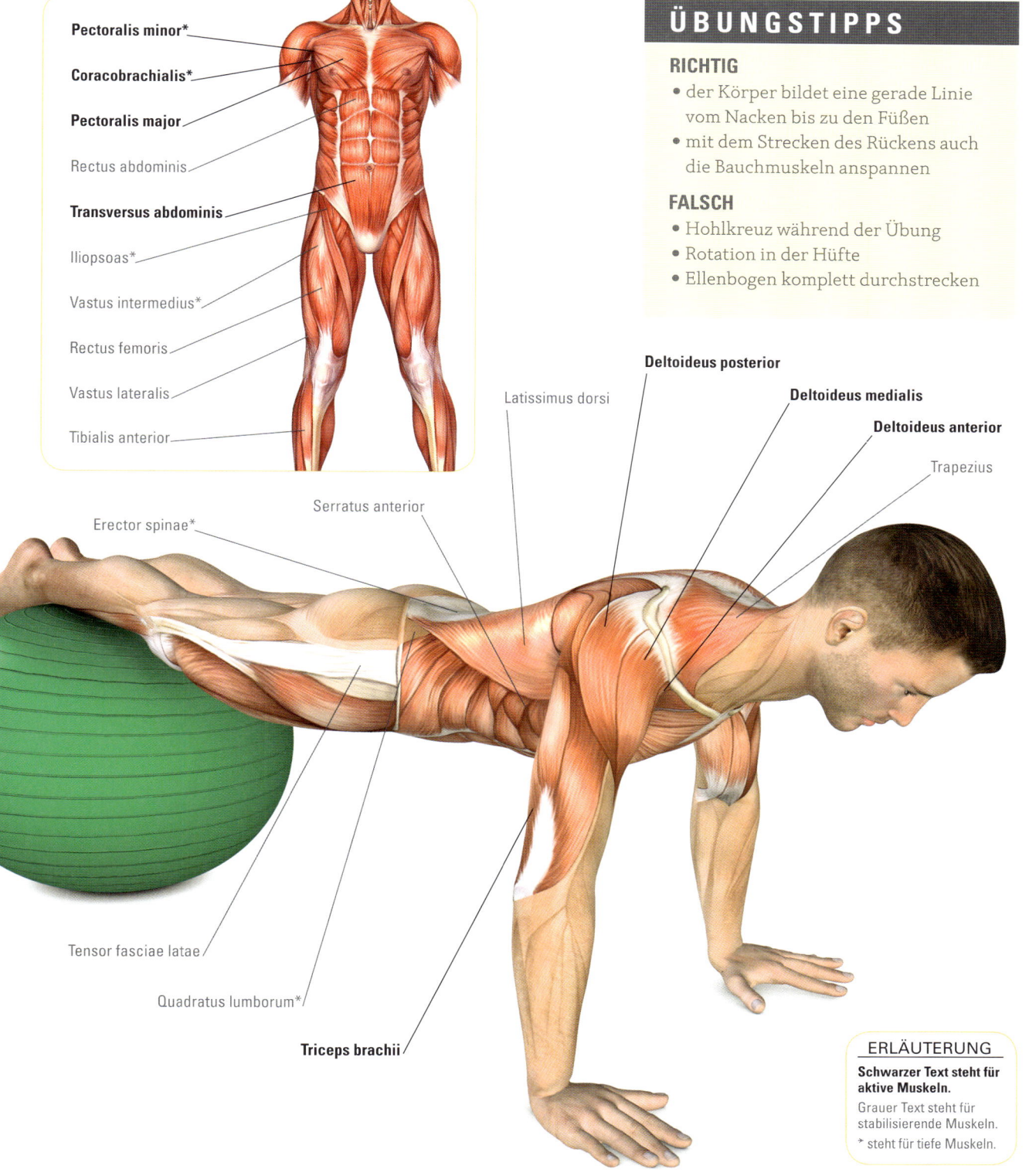

Pectoralis minor*

Coracobrachialis*

Pectoralis major

Rectus abdominis

Transversus abdominis

Iliopsoas*

Vastus intermedius*

Rectus femoris

Vastus lateralis

Tibialis anterior

ÜBUNGSTIPPS

RICHTIG
- der Körper bildet eine gerade Linie vom Nacken bis zu den Füßen
- mit dem Strecken des Rückens auch die Bauchmuskeln anspannen

FALSCH
- Hohlkreuz während der Übung
- Rotation in der Hüfte
- Ellenbogen komplett durchstrecken

Deltoideus posterior

Deltoideus medialis

Deltoideus anterior

Trapezius

Latissimus dorsi

Serratus anterior

Erector spinae*

Tensor fasciae latae

Quadratus lumborum*

Triceps brachii

ERLÄUTERUNG
Schwarzer Text steht für aktive Muskeln.
Grauer Text steht für stabilisierende Muskeln.
* steht für tiefe Muskeln.

KURZHANTELFLIEGER RÜCKWÄRTS

OBERER RÜCKEN

❶ Legen Sie sich auf einen Gymnastik-ball und stützen Sie sich mit den Fußspitzen der gestreckten Beine am Boden ab. Halten Sie Kurzhanteln mit nach unten gestreckten Armen so, dass die Ellenbogen leicht gebeugt sind.

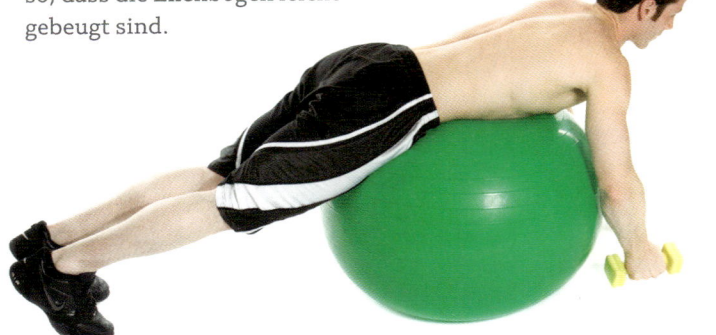

ÜBUNGSTIPPS

RICHTIG
- die Ellenbogen während der Übung stets leicht gebeugt halten
- die Ellenbogen auf beiden Seiten auf dasselbe Niveau heben

FALSCH
- während der Übung den Oberkörper bewegen
- mit den Gewichten den Boden berühren

❷ Heben Sie Ihre Ellenbogen mit fixierten Armen etwas über Schulterniveau.

❸ Halten Sie die Position fünf Sekunden. Danach führen Sie die Gewichte bis fast auf den Boden zurück. Wiederholen Sie die Übung zehnmal.

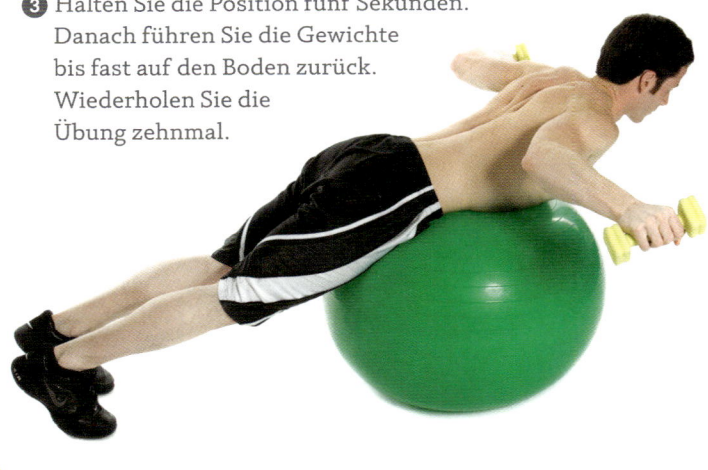

ÜBERBLICK

SCHWERPUNKT
- Rückenmuskeln
- Brustmuskeln

TRAININGSZIELE
- Kräftigung/Dehnen

SCHWIERIGKEITSGRAD
- Fortgeschrittene

TRAININGSVORTEIL
- stärkt den oberen Rücken und die Schultern
- dehnt die Brustmuskeln

NICHT ANGERATEN BEI
- Nackenproblemen
- Schmerzen im unteren Rücken

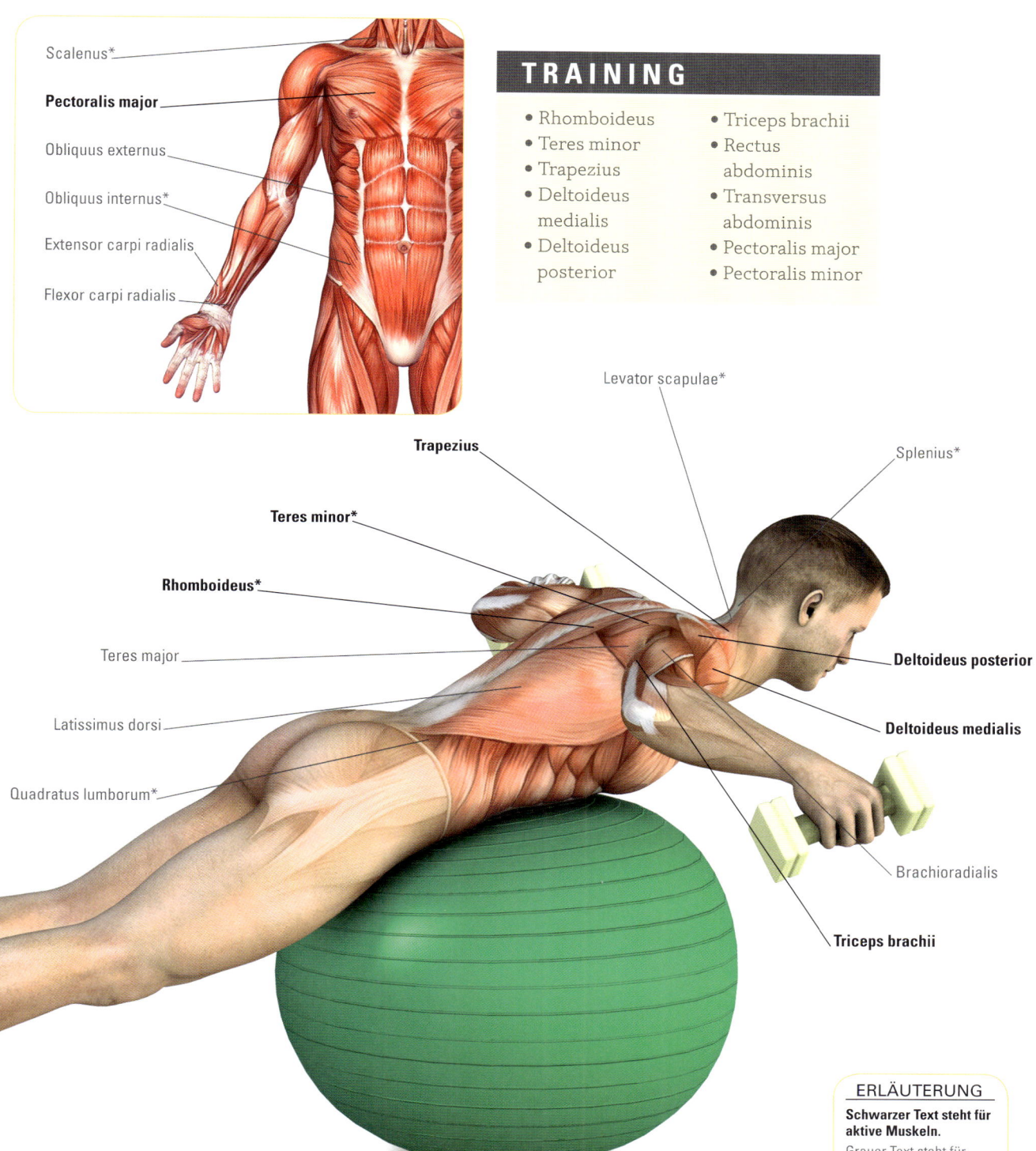

Scalenus*

Pectoralis major

Obliquus externus

Obliquus internus*

Extensor carpi radialis

Flexor carpi radialis

TRAINING

- Rhomboideus
- Teres minor
- Trapezius
- Deltoideus medialis
- Deltoideus posterior
- Triceps brachii
- Rectus abdominis
- Transversus abdominis
- Pectoralis major
- Pectoralis minor

Levator scapulae*

Splenius*

Trapezius

Teres minor*

Rhomboideus*

Teres major

Latissimus dorsi

Quadratus lumborum*

Deltoideus posterior

Deltoideus medialis

Brachioradialis

Triceps brachii

ERLÄUTERUNG

Schwarzer Text steht für aktive Muskeln.
Grauer Text steht für stabilisierende Muskeln.
* steht für tiefe Muskeln.

KURZHANTELRUDERN

OBERER RÜCKEN

❶ Legen Sie sich auf einen Gymnastikball und stützen Sie sich mit den Fußspitzen der gestreckten Beine am Boden ab. Halten Sie Kurzhanteln mit nach unten gestreckten Armen so, dass die Ellenbogen leicht gebeugt sind.

❷ Fassen Sie jedes der Gewichte mit annähernd gestreckten Armen so, dass die Handflächen zueinander zeigen. Dies ist Ihre Ausgangsposition.

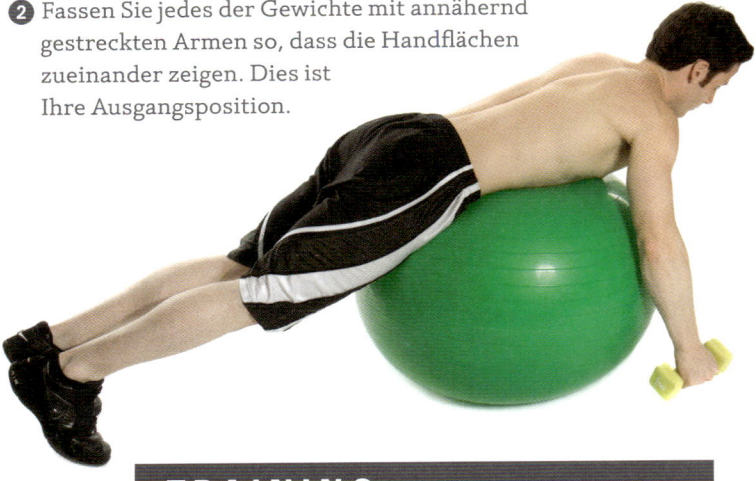

ÜBERBLICK

SCHWERPUNKT
• oberer Rücken
• Schultern
• Oberarme

TRAININGSZIEL
• Kräftigung

SCHWIERIGKEITSGRAD
• Fortgeschrittene

TRAININGSVORTEIL
• stärkt den oberen Rücken und die Schultern
• stärkt die Oberarme

NICHT ANGERATEN BEI
• Nackenschmerzen
• Schmerzen im unteren Rücken
• Schulterinstabilität

TRAINING

• Trapezius
• Rhomboideus
• Rectus femoris
• Deltoideus posterior
• Biceps brachii
• Latissimus dorsi
• Teres major
• Teres minor

❸ Heben Sie Ihre Ellenbogen über Schulterniveau, die Arme sind im 90-Grad-Winkel gebeugt.

❹ Halten Sie diese Position fünf Sekunden und drücken Sie die Schulterblätter zusammen. Kehren Sie in die Ausgangsstellung zurück.

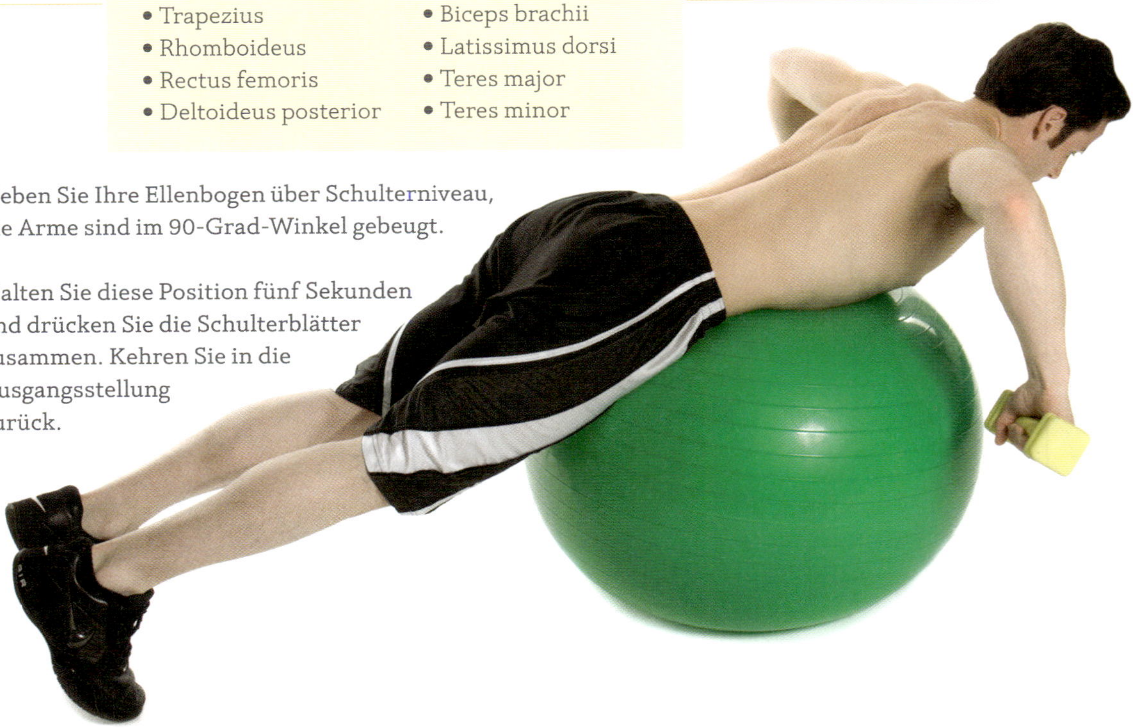

ÜBUNGSTIPPS

RICHTIG

- die Unterarme während der gesamten Übung senkrecht nach unten halten
- während des Beugens der Arme einatmen und während des Streckens ausatmen
- die Beine gestreckt halten

FALSCH

- mit den Gewichten den Boden berühren

ERLÄUTERUNG

Schwarzer Text steht für aktive Muskeln.

Grauer Text steht für stabilisierende Muskeln.

* steht für tiefe Muskeln.

Sternocleimastoideus

Scalenus*

Pectoralis major

Biceps brachii

Deltoideus posterior

Trapezius

Levator scapulae*

Infraspinatus*

Splenius*

Teres minor

Triceps brachii

Rhomboideus*

Subscapularis*

Teres major

Brachialis

Latissimus dorsi

Erector spinae*

Quadratus lumborum*

Gluteus maximus

Vastus lateralis

Vastus intermedius*

Tibialis anterior

Rectus femoris

Tibialis posterior*

Soleus

Vastus medialis*

Peroneus

Flexor hallucis*

Extensor hallucis

Extensor digitorum

RÜCKEN STRECKEN

OBERER RÜCKEN

❶ Legen Sie sich so auf einen Gymnastikball, dass Brust und Kopf frei sind.

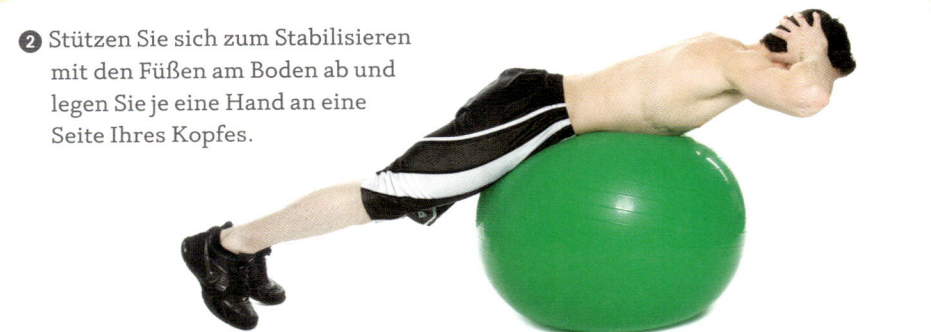

ÜBUNGSTIPPS

RICHTIG
- die Gesäßmuskeln und die Muskeln des Oberschenkels während der gesamten Übung aktivieren
- den Unterkörper anspannen
- den Kopf in der neutralen Position halten
- mit den Füßen ausbalancieren

FALSCH
- die Schultern heben
- die Hüfte vom Ball heben

❷ Stützen Sie sich zum Stabilisieren mit den Füßen am Boden ab und legen Sie je eine Hand an eine Seite Ihres Kopfes.

ÜBERBLICK

SCHWERPUNKT
- mittlerer Rücken
- unterer Rücken

TRAININGSZIEL
- Stabilisation/Kräftigung

SCHWIERIGKEITSGRAD
- Trainerte

TRAININGSVORTEIL
- stabilisiert die Körpermitte
- kräftigt den Rückenstrecker
- kräftigt die Bauchmuskeln

NICHT ANGERATEN BEI
- Nackenproblemem
- Schmerzen im unteren Rücken

❸ Strecken Sie den Rücken, sodass Ihr Körper eine gerade Linie vom Kopf bis zu den Fersen bildet. Die Arme sind gebeugt, die Ellenbogen zeigen nach außen.

❹ Kehren Sie langsam in die Ausgangsposition zurück. Wiederholen Sie die Übung zehnmal.

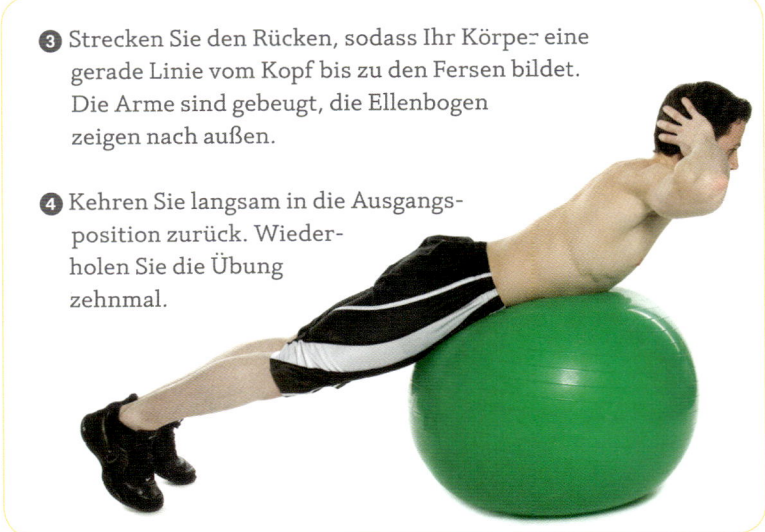

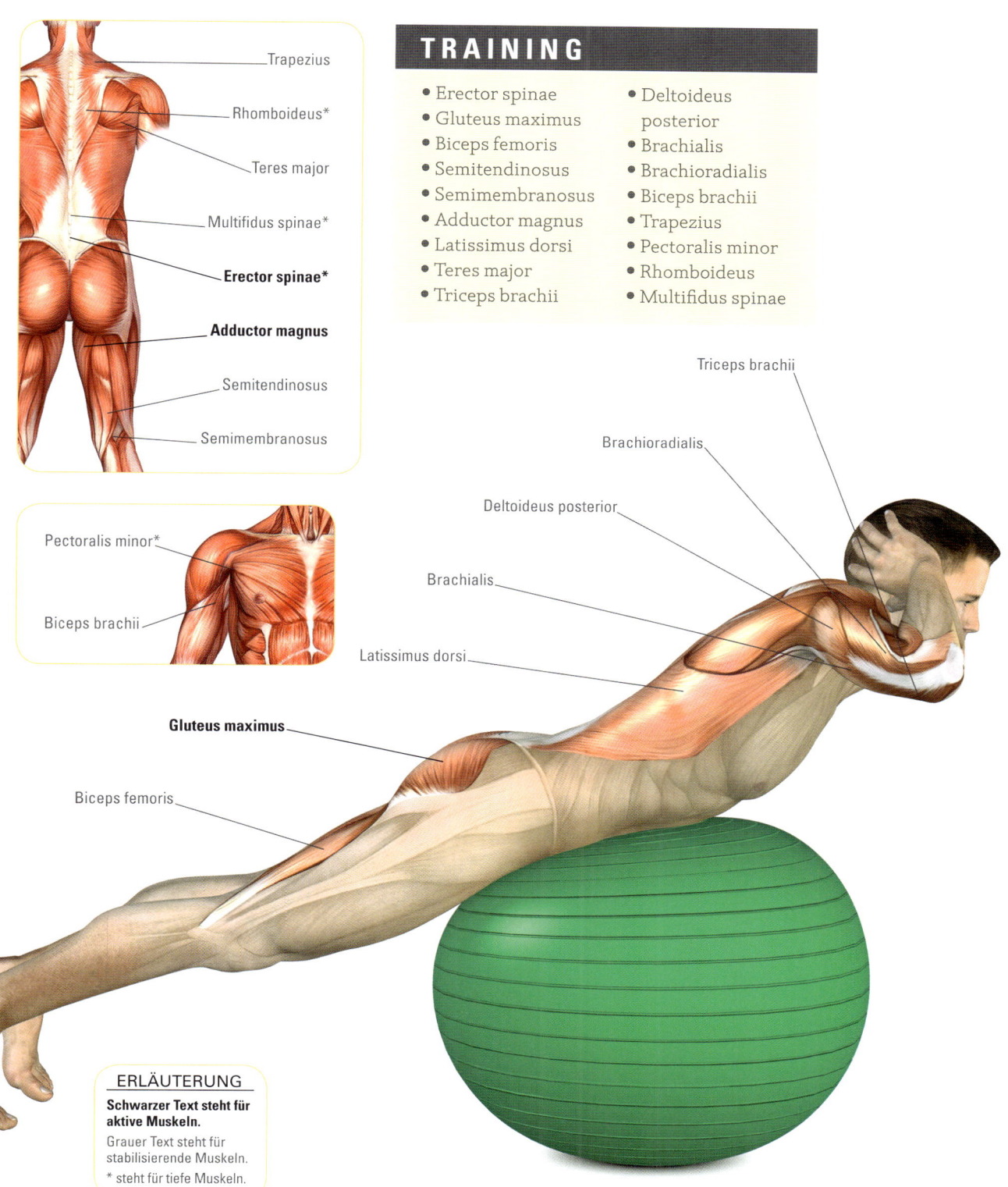

Trapezius

Rhomboideus*

Teres major

Multifidus spinae*

Erector spinae*

Adductor magnus

Semitendinosus

Semimembranosus

TRAINING

- Erector spinae
- Gluteus maximus
- Biceps femoris
- Semitendinosus
- Semimembranosus
- Adductor magnus
- Latissimus dorsi
- Teres major
- Triceps brachii

- Deltoideus posterior
- Brachialis
- Brachioradialis
- Biceps brachii
- Trapezius
- Pectoralis minor
- Rhomboideus
- Multifidus spinae

Pectoralis minor*

Biceps brachii

Triceps brachii

Brachioradialis

Deltoideus posterior

Brachialis

Latissimus dorsi

Gluteus maximus

Biceps femoris

ERLÄUTERUNG

Schwarzer Text steht für aktive Muskeln.

Grauer Text steht für stabilisierende Muskeln.

* steht für tiefe Muskeln.

BRÜCKE AUF DEM GYMNASTIKBALL

OBERER RÜCKEN

❶ Setzen Sie sich so auf einen Gymnastikball, dass sich Ihre Hüfte direkt über dem Zentrum des Balls befindet.

❷ Heben Sie Ihre Arme, halten Sie die Balance und führen Sie die Arme hinter sich.

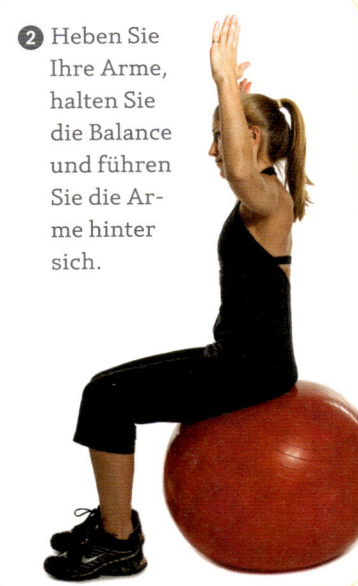

ÜBUNGSTIPPS

RICHTIG
- während des Dehnens in guter Balance bleiben
- langsam und kontrolliert bewegen
- während des Auflösens der Dehnung mit dem Kopf Kontakt zum Ball halten, bis die Hüfte den Boden berührt

FALSCH
- seitliche Ballbewegungen
- die Dehnung zu lange halten, beispielsweise bis sich Schwindelgefühle einstellen

❸ Gehen Sie mit den Füßen so vorwärts, dass der Ball Ihre Wirbelsäule entlangrollt. Beugen Sie den Oberkörper nach hinten.

❹ Wenn Ihre Hände den Boden berühren, führen Sie die Beine so weit vom Ball weg wie möglich. Halten Sie die Position zehn Sekunden.

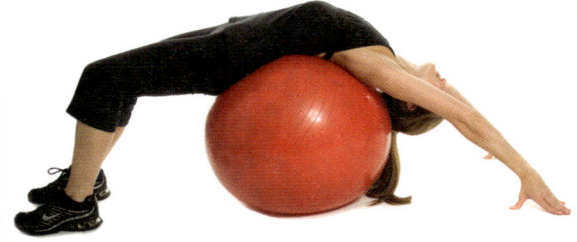

❺ Um die Dehnung zu vertiefen, nähern Sie Hände und Füße dem Ball an. Halten Sie die Position zehn Sekunden.

❻ Zum Auflösen der Dehnung beugen Sie die Knie. Gleiten Sie mit der Hüfte nach unten bis zum Boden und heben Sie den Kopf vom Ball.

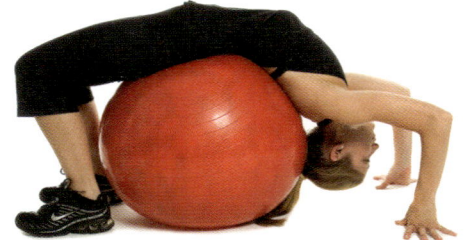

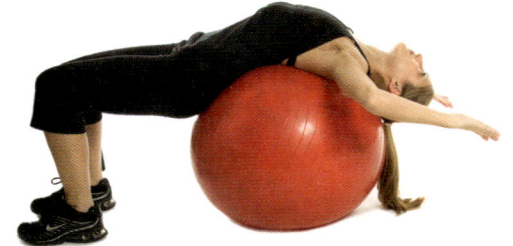

ÜBERBLICK

SCHWERPUNKT
- Brust- und obere Lenden-
  wirbelsäule
- Bauchmuskeln

TRAININGSZIEL
- Beweglichkeit

SCHWIERIGKEITSGRAD
- Trainierte

TRAININGSVORTEIL
- mobilisiert die Brustwirbelsäule
- dehnt die Bauchmuskeln und
  den Latissimus dorsi

NICHT ANGERATEN BEI
- Schmerzen im unteren Rücken
- Problemen mit der Balance
- Defiziten im Gleichgewichts-
  organ

VARIANTE
Leichter: Absolvieren Sie die Schritte
1 bis 3. Verschränken Sie danach Ihre
Hände hinter dem Kopf und halten Sie
die Position zehn Sekunden. Dann wieder
entspannen.

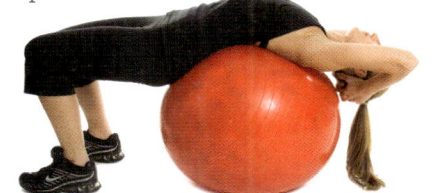

ERLÄUTERUNG
*Kursiver Text steht für
Bänder.*
**Schwarzer Text steht für
aktive Muskeln.**
Grauer Text steht für
stabilisierende Muskeln.
* steht für tiefe Muskeln.

TRAINING

- Deltoideus
  medialis
- Iliopsoas
- Latissimus dorsi
- Serratus anterior
- Pectoralis major
- Pectoralis minor
- Ligamentum
  longitudinale
  anterius

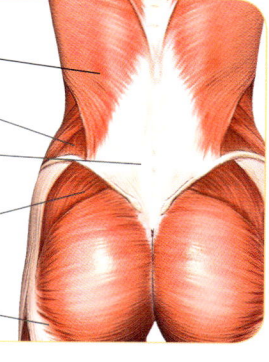

Latissimus dorsi

Quadratus lumborum*

*Ligamentum
longitudinale
anterius*

Gluteus medius*

Quadratus femoris*

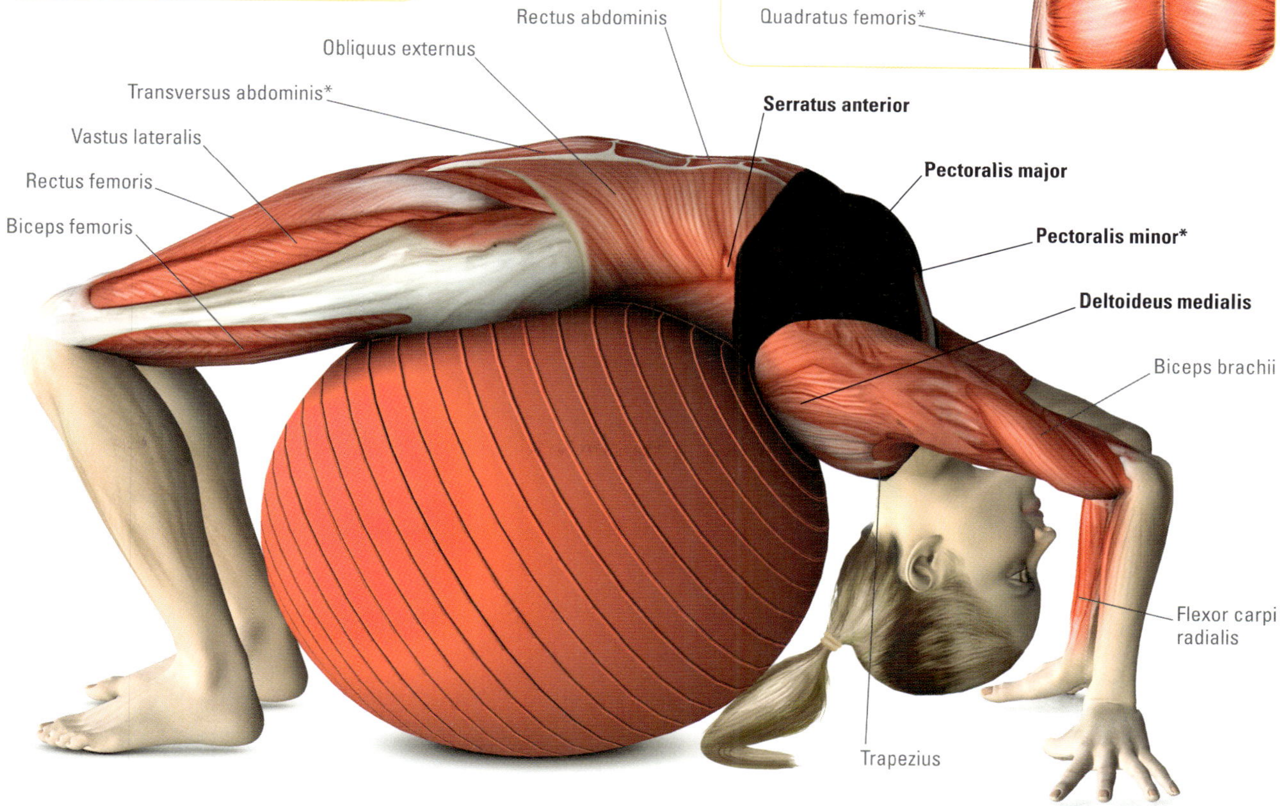

Rectus abdominis

Obliquus externus

Transversus abdominis*

Vastus lateralis

Rectus femoris

Biceps femoris

Serratus anterior

Pectoralis major

Pectoralis minor*

Deltoideus medialis

Biceps brachii

Flexor carpi
radialis

Trapezius

RUMPF UND HÜFTE

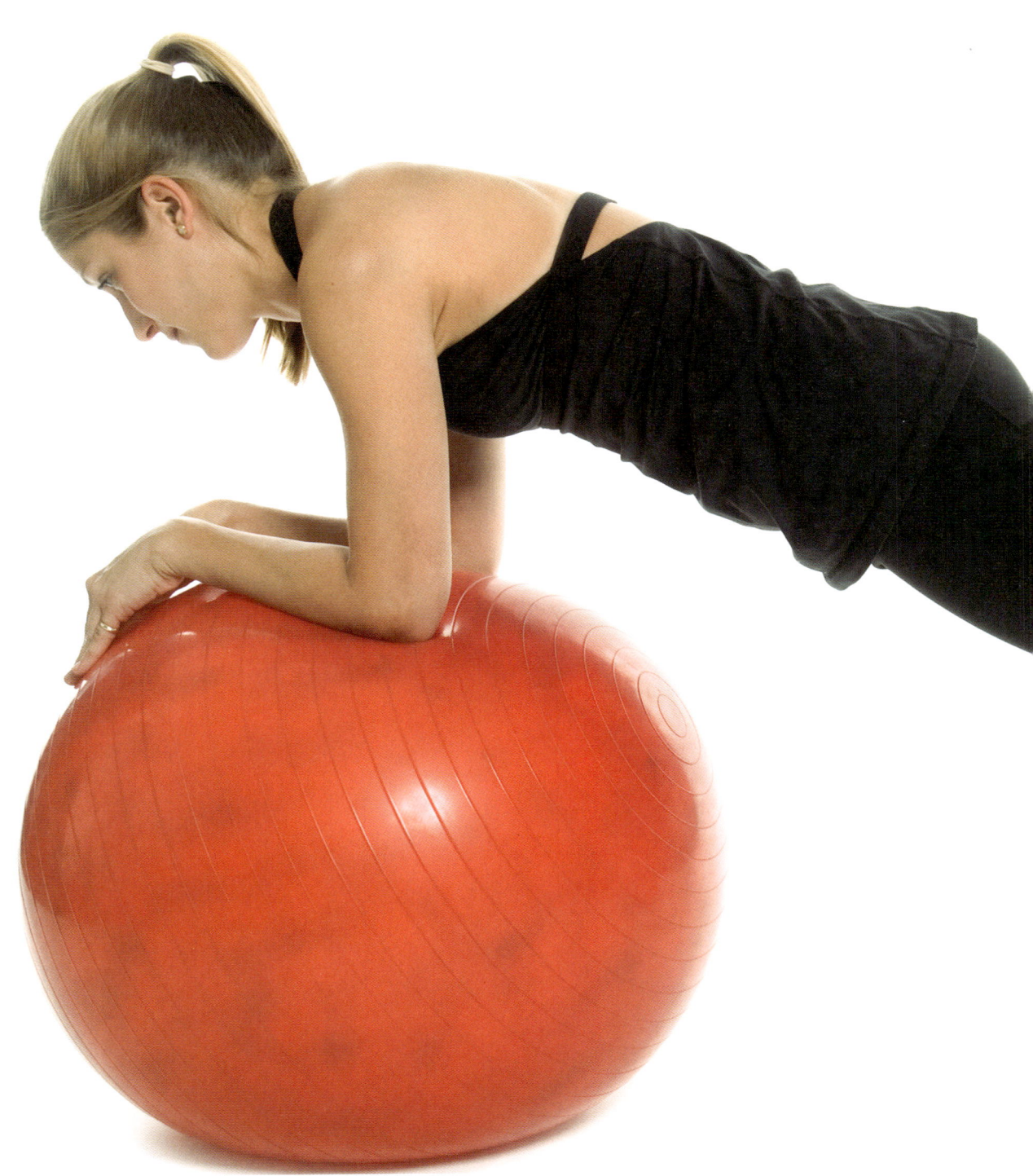

Weshalb sind die Muskeln der Körpermitte für einen gesunden Rücken von so großer Bedeutung? Die Körpermitte, oft auch mit dem englischen Begriff *core* bezeichnet, ist die Zone von der Lendenwirbelsäule über das Becken bis zur Hüfte. Als Bindeglied zwischen Ober- und Unterkörper ist sie verantwortlich für Stabilität und Koordination des gesamten Körperensembles, ohne das keine Alltagsbewegung möglich wäre – von komplexeren Bewegungsabläufen ganz zu schweigen. Ein funktionierendes Körperzentrum ist einerseits Voraussetzung für die Bewegung von Armen und Beinen, andererseits aber auch für einen gesunden Rücken. Die wichtigsten Muskeln der Körpermitte sind die der tiefen Muskelschicht nahe der Wirbelsäule, zusammen mit den Bauch- und den Beckenbodenmuskeln. Darüber hinaus spielen die Gesäß- sowie die Oberschenkelmuskeln eine wesentliche Rolle. Eine funktionierende Körpermitte gewährleistet eine bessere Haltung und macht den Körper leistungsfähiger.

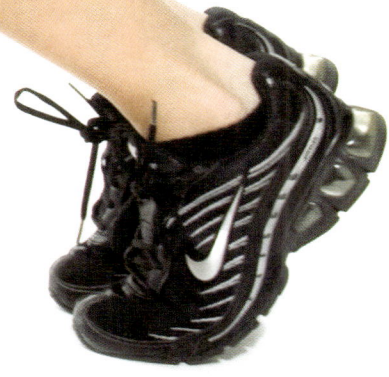

BALANCE IM SITZEN

RUMPF UND HÜFTE

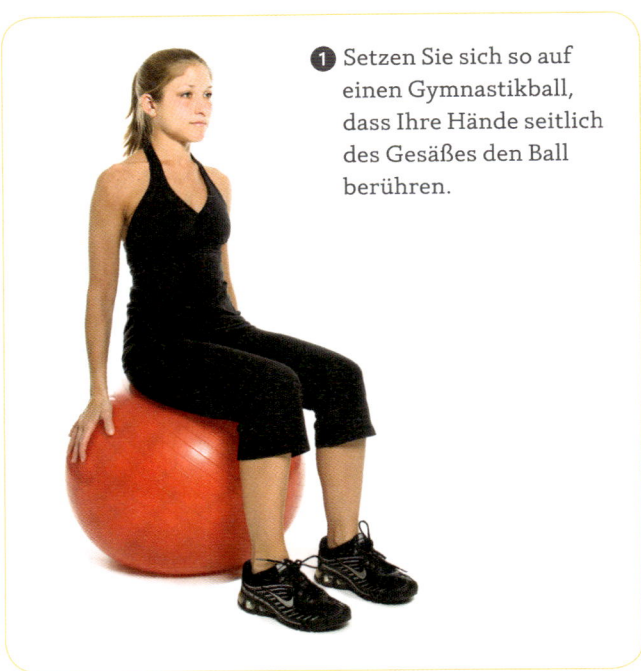

❶ Setzen Sie sich so auf einen Gymnastikball, dass Ihre Hände seitlich des Gesäßes den Ball berühren.

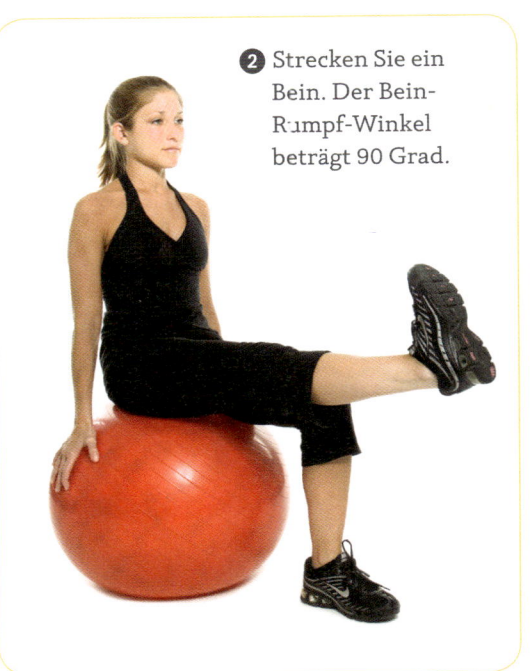

❷ Strecken Sie ein Bein. Der Bein-Rumpf-Winkel beträgt 90 Grad.

ÜBERBLICK

SCHWERPUNKT
• Bauchmuskeln
• Quadrizeps

TRAININGSZIEL
• Stabilisation/Kräftigung

SCHWIERIGKEITSGRAD
• Einsteiger

TRAININGSVORTEIL
• stabilisiert die Körpermitte
• kräftigt die Bauchmuskeln

NICHT ANGERATEN BEI
• Nackenproblemen
• Schmerzen im unteren Rücken

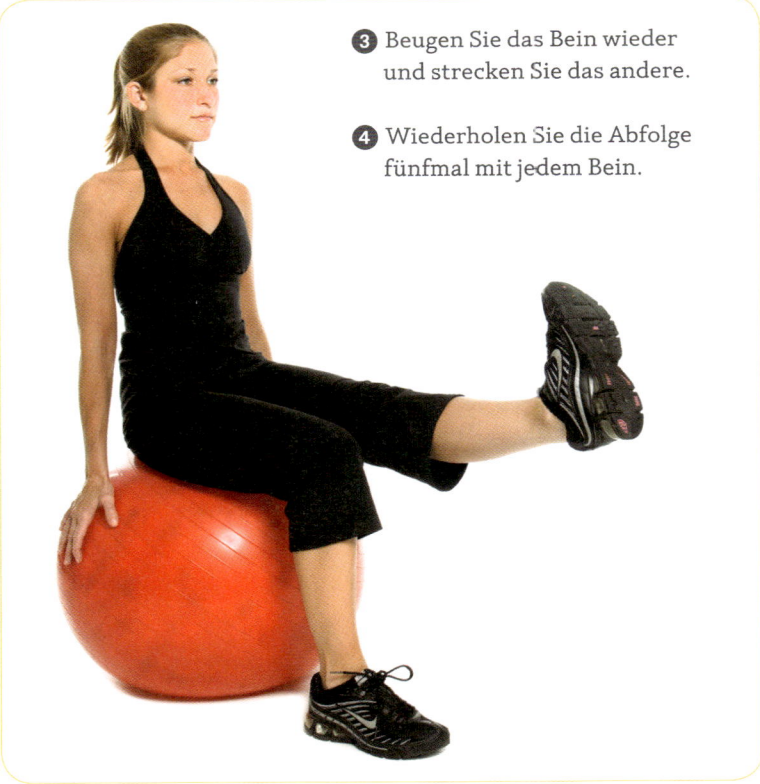

❸ Beugen Sie das Bein wieder und strecken Sie das andere.

❹ Wiederholen Sie die Abfolge fünfmal mit jedem Bein.

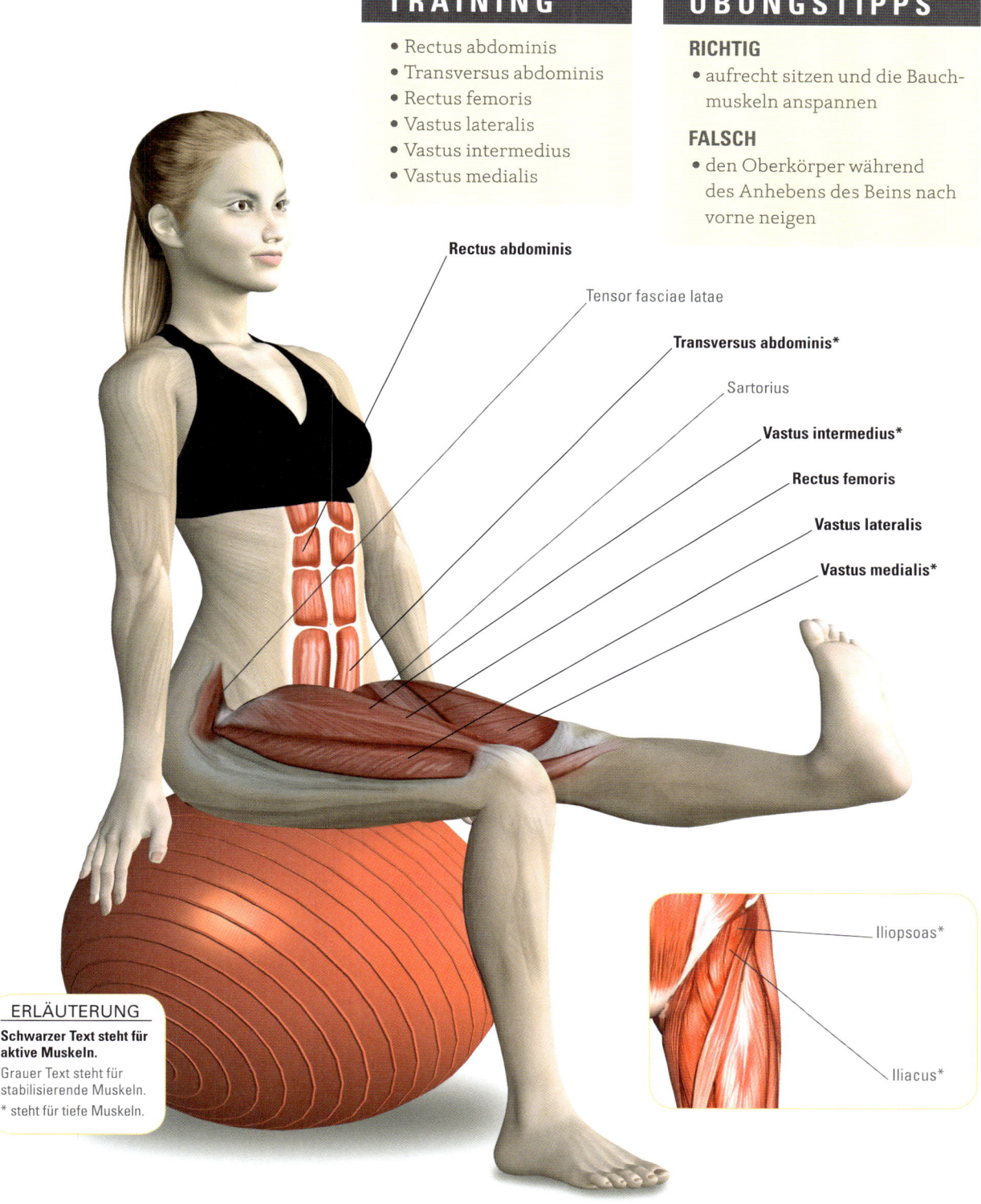

TRAINING

- Rectus abdominis
- Transversus abdominis
- Rectus femoris
- Vastus lateralis
- Vastus intermedius
- Vastus medialis

ÜBUNGSTIPPS

RICHTIG
- aufrecht sitzen und die Bauchmuskeln anspannen

FALSCH
- den Oberkörper während
  des Anhebens des Beins nach
  vorne neigen

Rectus abdominis

Tensor fasciae latae

Transversus abdominis*

Sartorius

Vastus intermedius*

Rectus femoris

Vastus lateralis

Vastus medialis*

Iliopsoas*

Iliacus*

ERLÄUTERUNG

**Schwarzer Text steht für
aktive Muskeln.**
Grauer Text steht für
stabilisierende Muskeln.
* steht für tiefe Muskeln.

STABILITÄT IM STAND

RUMPF UND HÜFTE

1 Stellen Sie sich auf dem linken Bein balancierend auf einen Schaumstoffklotz, das rechte Knie ist gebeugt. Halten Sie die Arme zur Seite ausgestreckt.

ERLÄUTERUNG

Schwarzer Text steht für aktive Muskeln.
* steht für tiefe Muskeln.

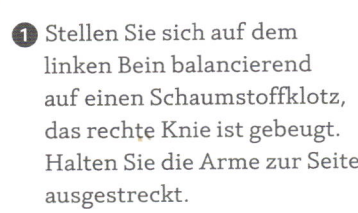

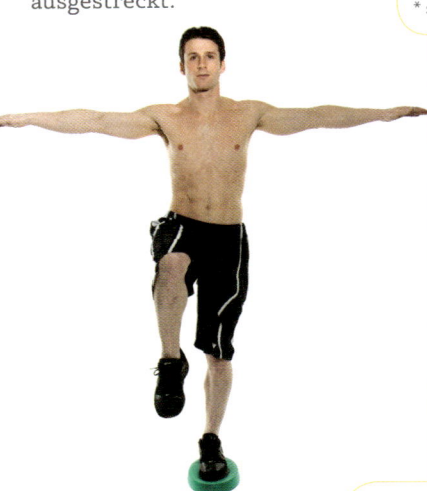

Gluteus medius*

Gastrocnemius

Soleus

ÜBERBLICK

SCHWERPUNKT
- Bauchmuskeln
- Gesäßmuskeln
- innere Hüftmuskeln

TRAININGSZIEL
- Stabilität/Balance

SCHWIERIGKEITSGRAD
- Einsteiger

TRAININGSVORTEIL
- stabilisiert die Körpermitte
- verbessert die Balance

NICHT ANGERATEN BEI
- Problemen mit dem Gleich-gewichtssinn

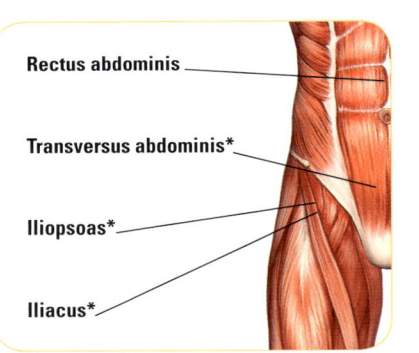

Rectus abdominis

Transversus abdominis*

Iliopsoas*

Iliacus*

2 Schließen Sie die Augen und halten Sie die Balance.

3 Öffnen Sie die Augen und wechseln Sie das Standbein.

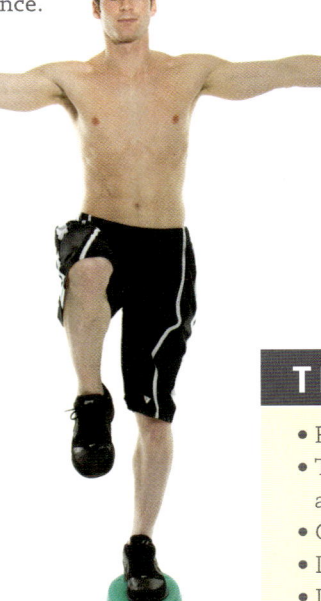

ÜBUNGSTIPPS

RICHTIG
- die Augen bei Ungleichgewicht öffnen
- den Oberschenkel des freien Beins parallel zum Boden halten

FALSCH
- die Arme schräg halten

TRAINING
- Rectus abdominis
- Transversus abdominis
- Gluteus medius
- Iliopsoas
- Iliacus
- Gastrocnemius
- Soleus

RUMPF STRECKEN

TRAINING

- Rectus abdominis
- Transversus abdominis
- Erector spinae
- Multifidus spinae
- Pectoralis major
- Pectoralis minor

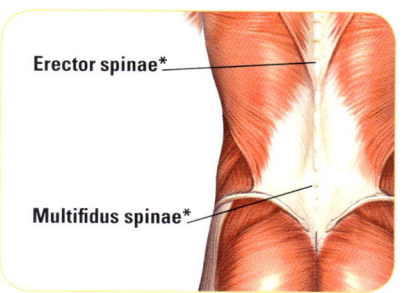

Erector spinae*

Multifidus spinae*

Pectoralis major

Pectoralis minor*

Rectus abdominis

Transversus abdominis*

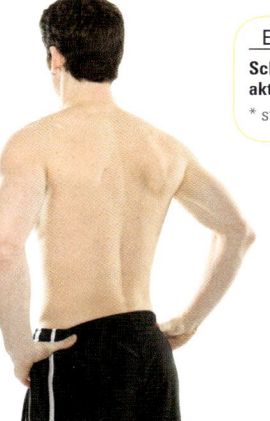

1 Verteilen Sie im Stand Ihr Körpergewicht gleichmäßig auf beide Beine. Stützen Sie die Hände in die Hüfte.

ERLÄUTERUNG
Schwarzer Text steht für aktive Muskeln.
* steht für tiefe Muskeln.

ÜBUNGSTIPPS

RICHTIG
- die Bauchmuskeln aktivieren

FALSCH
- die Schultern heben

ÜBERBLICK

SCHWERPUNKT
- Bauchmuskeln
- unterer Rücken

TRAININGSZIEL
- Stabilität

SCHWIERIGKEITSGRAD
- Einsteiger

TRAININGSVORTEIL
- stabilisiert die Körpermitte
- stärkt den unteren Rücken

NICHT ANGERATEN BEI
- Nackenproblemen
- Schmerzen im unteren Rücken

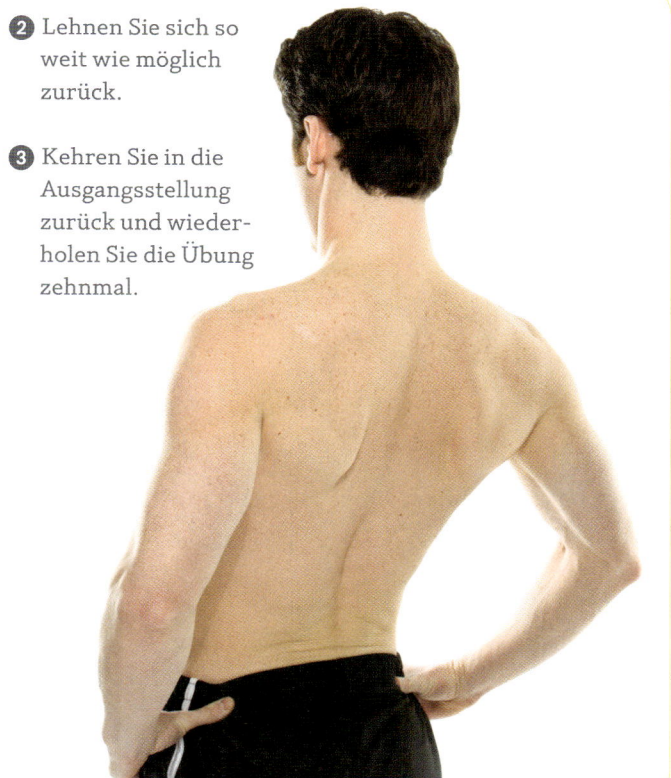

2 Lehnen Sie sich so weit wie möglich zurück.

3 Kehren Sie in die Ausgangsstellung zurück und wiederholen Sie die Übung zehnmal.

BAUCHPRESSE

RUMPF UND HÜFTE

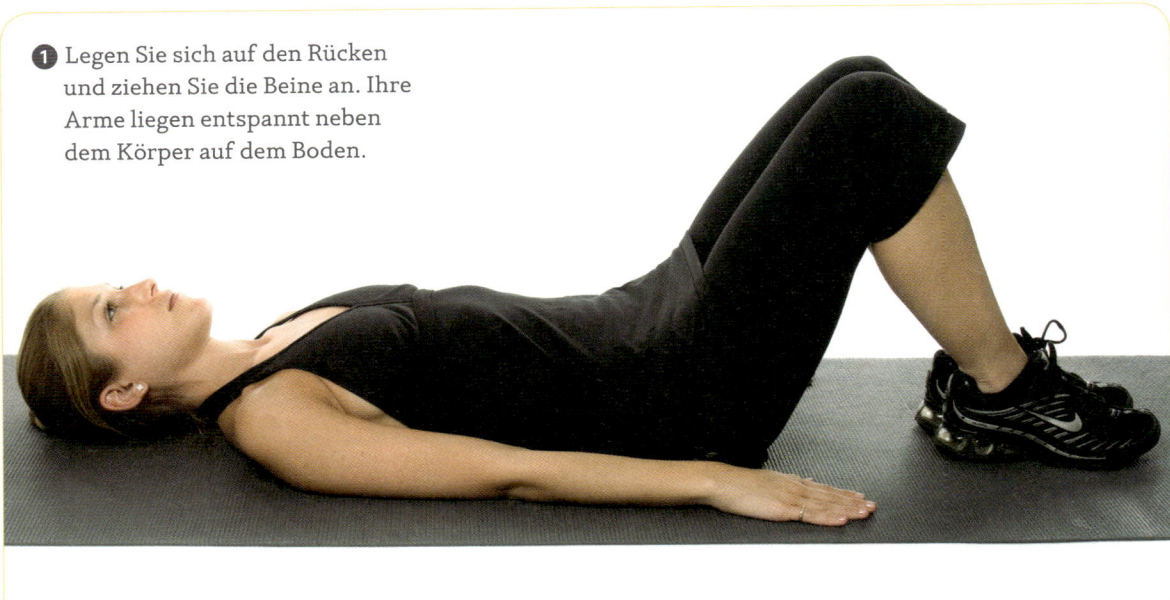

❶ Legen Sie sich auf den Rücken und ziehen Sie die Beine an. Ihre Arme liegen entspannt neben dem Körper auf dem Boden.

❷ Verschränken Sie die Hände hinter dem Kopf. Spannen Sie die Bauchmuskulatur an und heben Sie Kopf, Schultern und Brustkorb vom Boden ab.

❸ Kehren Sie langsam in die Ausgangsstellung zurück und wiederholen Sie die Abfolge 15-mal. Pausieren Sie, bevor Sie eine weitere Serie absolvieren.

TRAINING

- Rectus abdominis
- Obliquus internus
- Obliquus externus
- Transversus abdominis

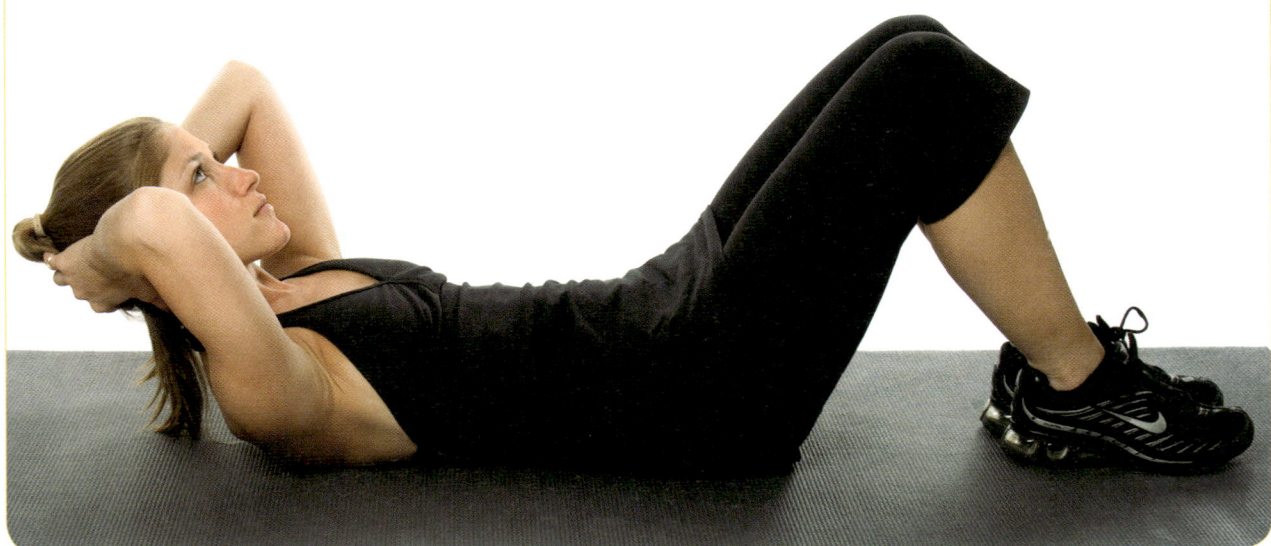

ÜBERBLICK

SCHWERPUNKT
- Bauchmuskeln

TRAININGSZIEL
- Kräftigung

SCHWIERIGKEITSGRAD
- Einsteiger

TRAININGSVORTEIL
- stärkt den Rumpf
- verbessert die Stabilität des Körperzentrums

NICHT ANGERATEN BEI
- Rückenschmerzen
- Nackenschmerzen

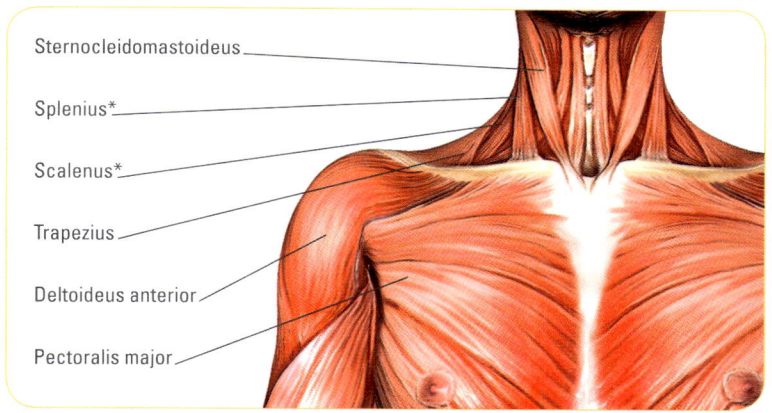

Sternocleidomastoideus

Splenius*

Scalenus*

Trapezius

Deltoideus anterior

Pectoralis major

ERLÄUTERUNG

Schwarzer Text steht für aktive Muskeln.
Grauer Text steht für stabilisierende Muskeln.
* steht für tiefe Muskeln.

ÜBUNGSTIPPS

RICHTIG
- die Bewegung mit den Bauchmuskeln einleiten und führen
- das Becken während des Einrollens in neutraler Position halten
- das Kinn etwas vorschieben, den Blick zur Decke richten

FALSCH
- am Nacken oder Hinterkopf ziehen
- mehr als 25 Grad aufrichten

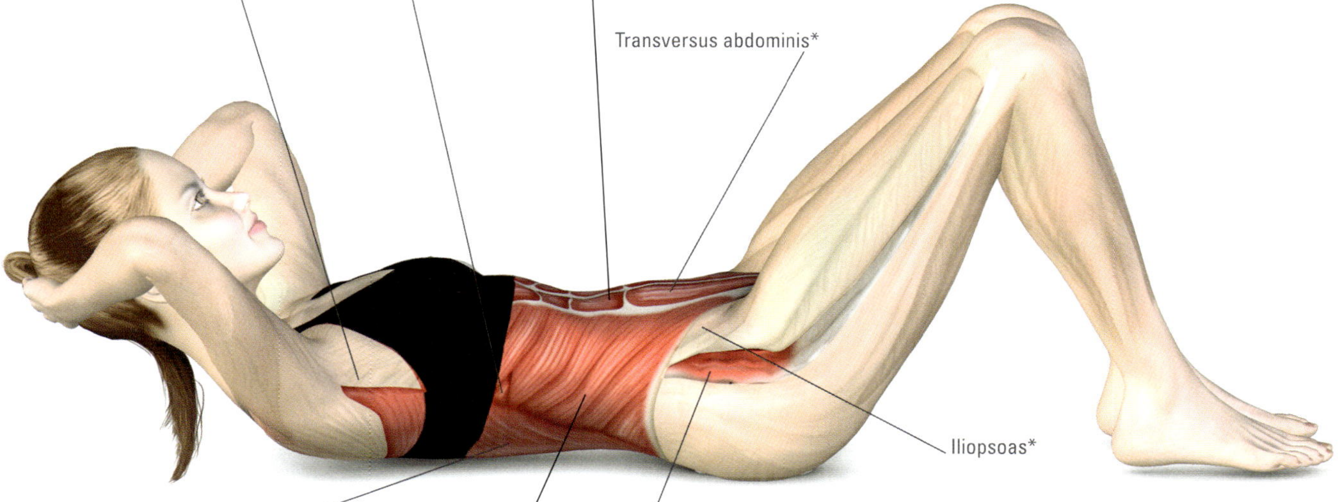

Coracobrachialis

Serratus anterior

Rectus abdominis

Transversus abdominis*

Iliopsoas*

Latissimus dorsi

Obliquus externus

Tensor fasciae latae

WECHSELNDER BEINKICK

RUMPF UND HÜFTE

❶ Führen Sie aus der Rückenlage mit gebeugten Beinen das rechte Knie in Richtung Brust. Strecken Sie das linke Bein und halten Sie es über dem Boden.

❷ Platzieren Sie zur Steuerung die rechte Hand am rechten Sprunggelenk und die linke Hand am rechten Knie.

❸ Wechseln Sie die Beine zweimal und verändern Sie dabei auch entsprechend Ihre Handhaltung.

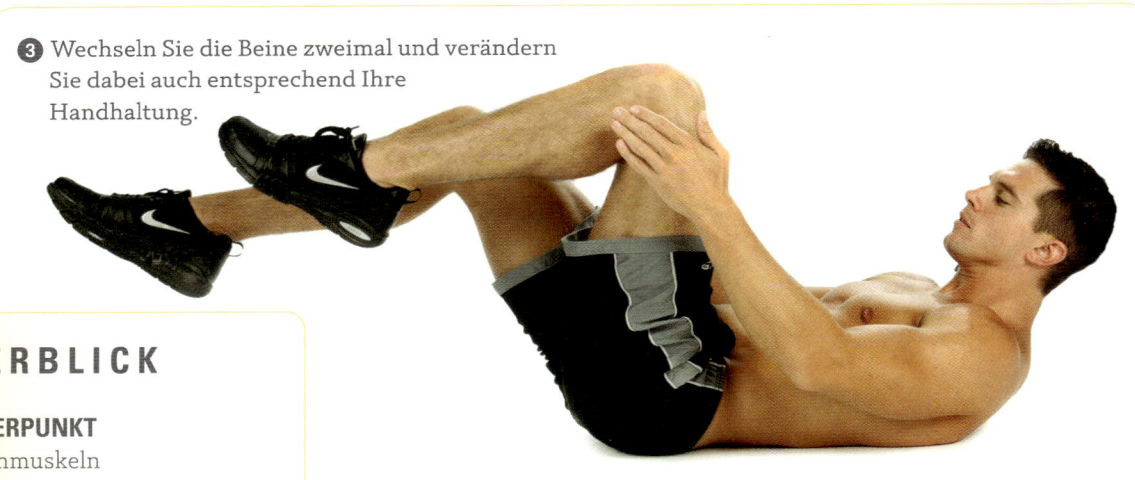

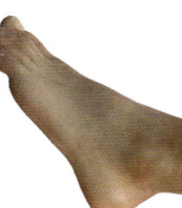

ÜBERBLICK

SCHWERPUNKT
• Bauchmuskeln

TRAININGSZIEL
• Kräftigung

SCHWIERIGKEITSGRAD
• Einsteiger

TRAININGSVORTEIL
• kräftigt die Bauchmuskeln
• stabilisiert die Körpermitte in der Bewegung

NICHT ANGERATEN BEI
• Nackenproblemen
• Schmerzen im unteren Rücken

ÜBUNGSTIPPS

RICHTIG
• die Hand derselben Körperseite am Sprunggelenk des gebeugten Beins platzieren, die andere am Knie
• das Brustbein nach vorne-oben heben

FALSCH
• auch den mittleren und unteren Rücken vom Boden abheben

4 Wechseln Sie die Beine wieder zweimal mit jeweils richtiger Handstellung. Wiederholen Sie die Abfolge insgesamt vier- bis sechsmal.

TRAINING

- Rectus abdominis
- Transversus abdominis
- Obliquus internus
- Biceps femoris
- Triceps brachii
- Biceps brachii
- Tibialis anterior
- Tensor fasciae latae

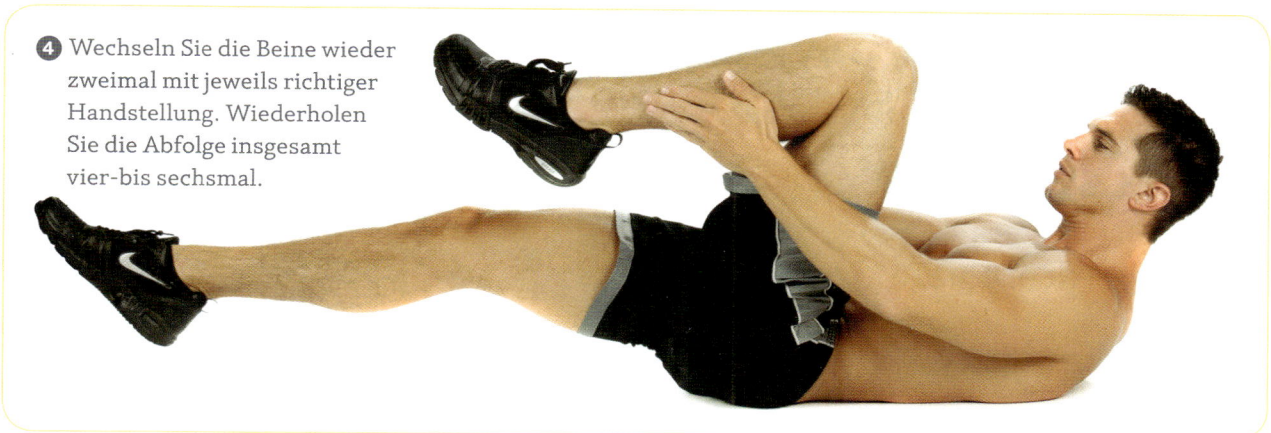

Biceps brachii

Triceps brachii

Brachialis

Rectus abdominis

Deltoideus anterior

Gastrocnemius

Rectus femoris

Biceps femoris

Tibialis anterior

Tensor fasciae latae

Gluteus maximus

Transversus abdominis

Obliquus internus*

Serratus anterior

Deltoideus posterior

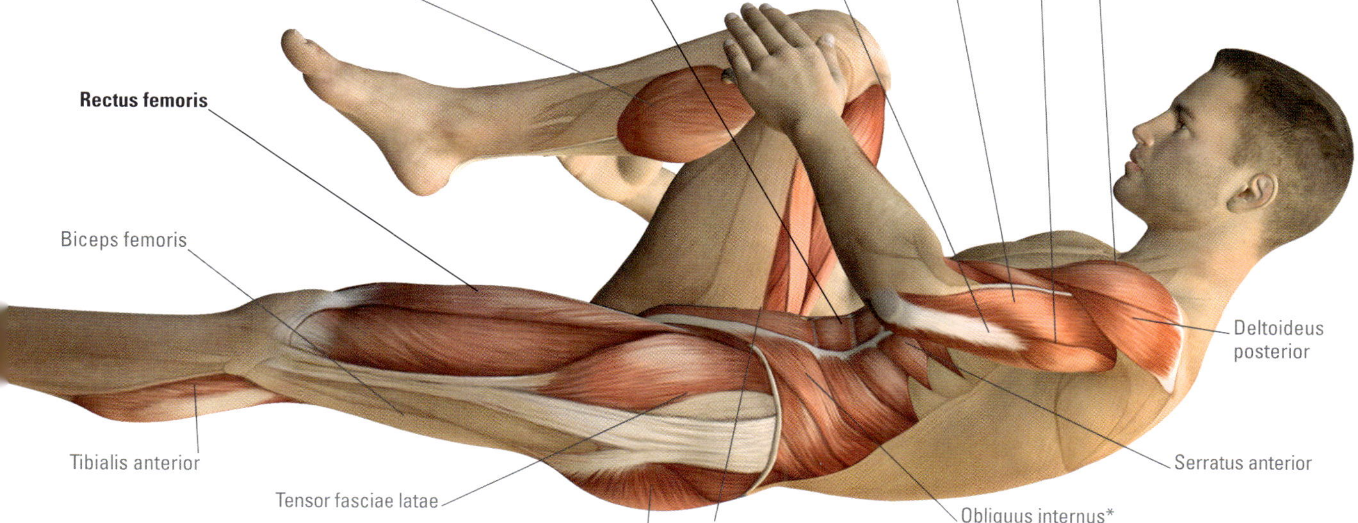

BAUCHPRESSE MIT GESTRECKTEN ARMEN

RUMPF UND HÜFTE

❶ Legen Sie sich auf den Rücken und ziehen Sie die Beine an. Ihre Arme liegen entspannt neben dem Körper auf dem Boden. Stellen Sie die Füße auf die ganze Sohle.

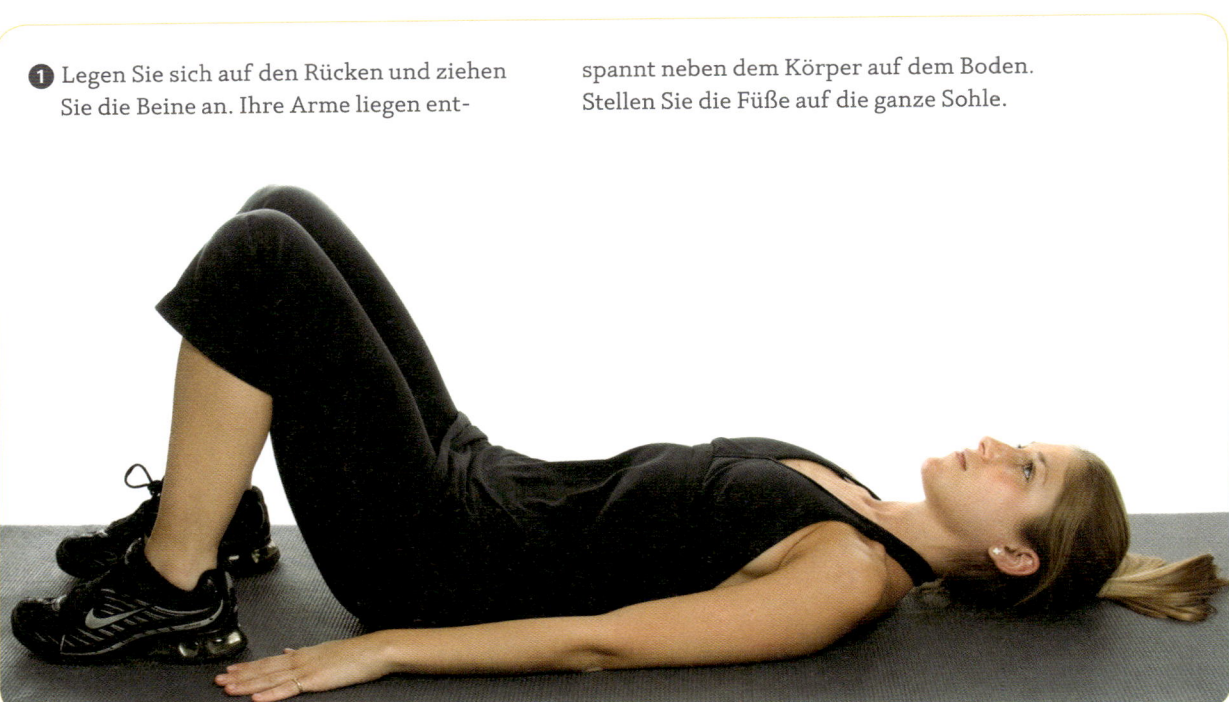

❷ Spannen Sie die Bauchmuskulatur an und heben Sie Kopf, Schultern, Brustkorb und Arme vom Boden ab. Halten Sie die Arme parallel zum Boden.

❸ Halten Sie diese Position zehn Sekunden. Kehren Sie in die Ausgangsstellung zurück und wiederholen Sie die Abfolge zehnmal.

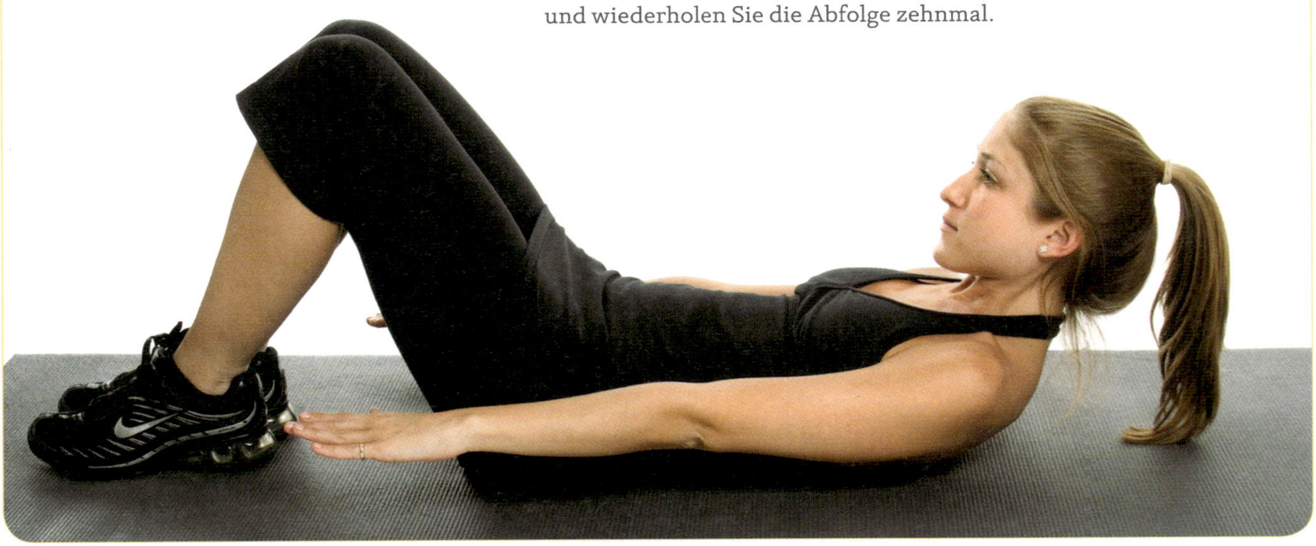

ÜBERBLICK

SCHWERPUNKT
- obere Bauchmuskeln

TRAININGSZIEL
- Kräftigung

SCHWIERIGKEITSGRAD
- Einsteiger

TRAININGSVORTEIL
- stärkt die Körpermitte
- steigert die Ausdauer der Bauchmuskeln

NICHT ANGERATEN BEI
- Problemen mit der Halswirbelsäule

TRAINING

- Rectus abdominis
- Latissimus dorsi
- Pectoralis major
- Sternohyoideus
- Sternocleidomastoideus
- Deltoideus medialis
- Biceps brachii
- Triceps brachii

ÜBUNGSTIPPS

RICHTIG
- die Arme parallel zum Boden halten

FALSCH
- den Nacken zu stark beugen
- die Füße vom Boden heben
- den mittleren und unteren Rücken vom Boden abheben

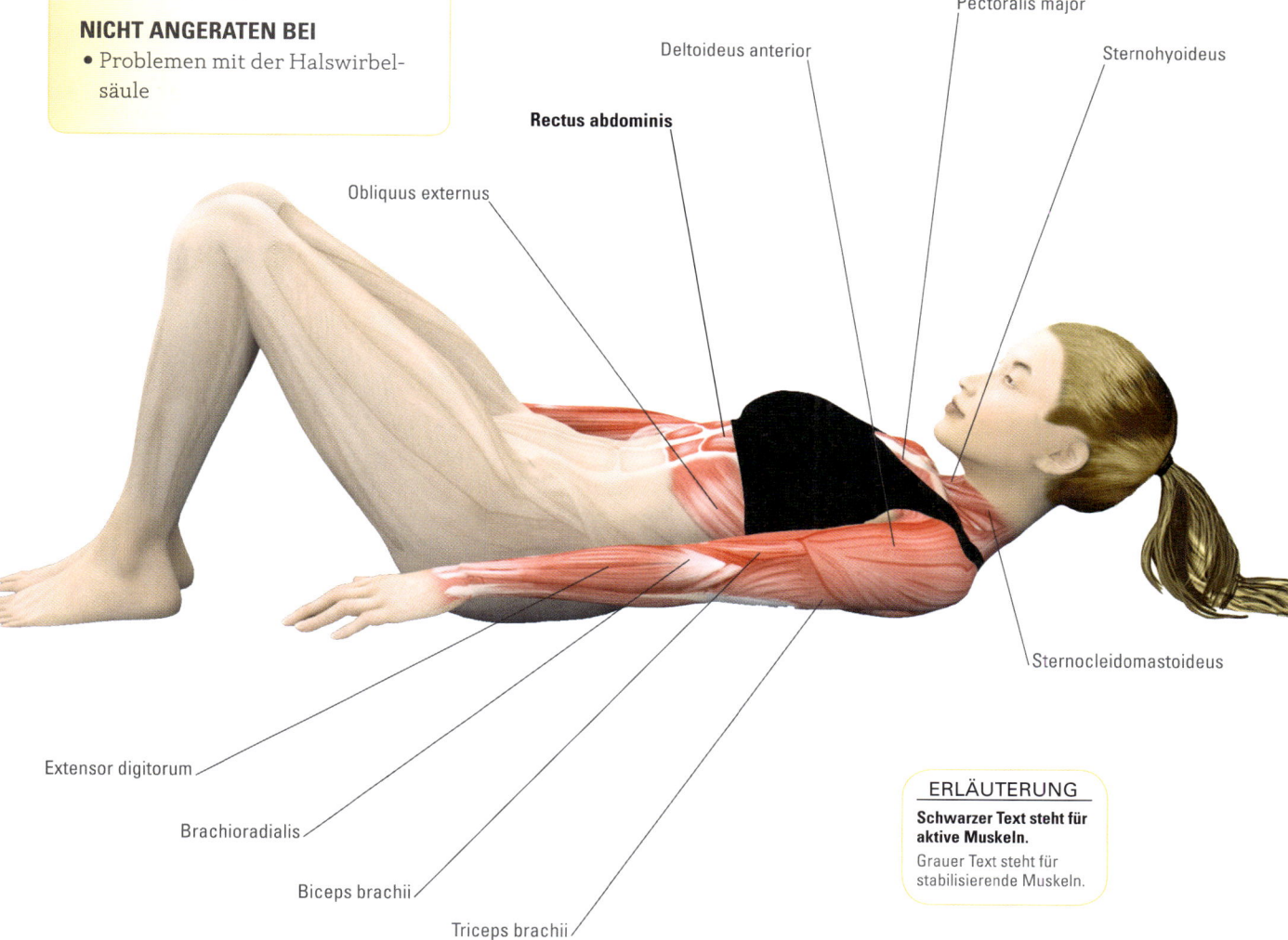

Pectoralis major

Deltoideus anterior

Sternohyoideus

Rectus abdominis

Obliquus externus

Sternocleidomastoideus

Extensor digitorum

Brachioradialis

Biceps brachii

Triceps brachii

ERLÄUTERUNG

Schwarzer Text steht für aktive Muskeln.

Grauer Text steht für stabilisierende Muskeln.

OBERKÖRPER HEBEN

RUMPF UND HÜFTE

❶ Stützen Sie sich in Bauchlage mit den Händen dicht am Körper in Höhe Ihres Brustkorbs ab. Führen Sie die Ellenbogen etwas zur Körpermitte. Ihre gestreckten Beine sind hüftbreit voneinander entfernt. Zehen und Fußrücken berühren den Boden.

❷ Atmen Sie ein, stützen Sie sich auf Hände und Fußrücken und heben Sie Oberkörper und Hüfte vom Boden ab. Spannen Sie die Oberschenkel an und nähern Sie das Steißbein dem Schambein.

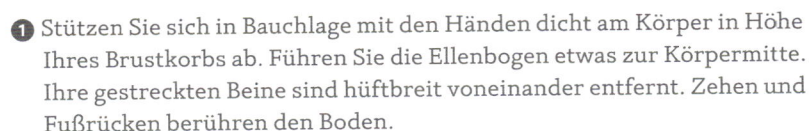

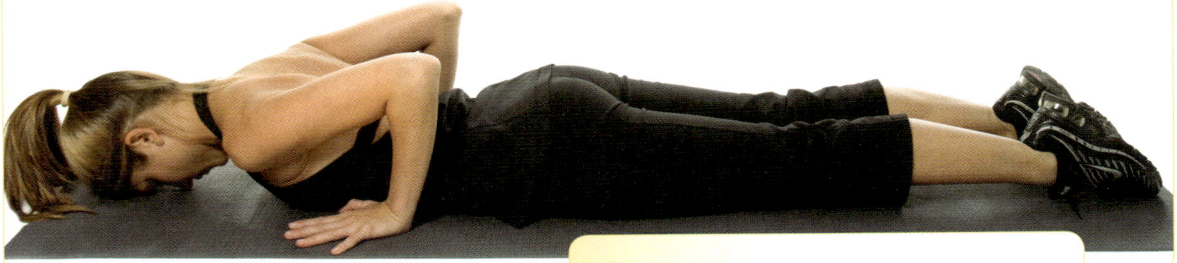

❸ Heben Sie den oberen Brustkorb, strecken Sie die Arme vollständig durch und bilden Sie mit dem Körper einen Bogen. Schieben Sie die Schultern nach hinten-unten und verlängern Sie Ihren Hals, während Sie leicht nach oben schauen.

❹ Halten Sie diese Position 15–30 Sekunden. Senken Sie den Körper wieder ab.

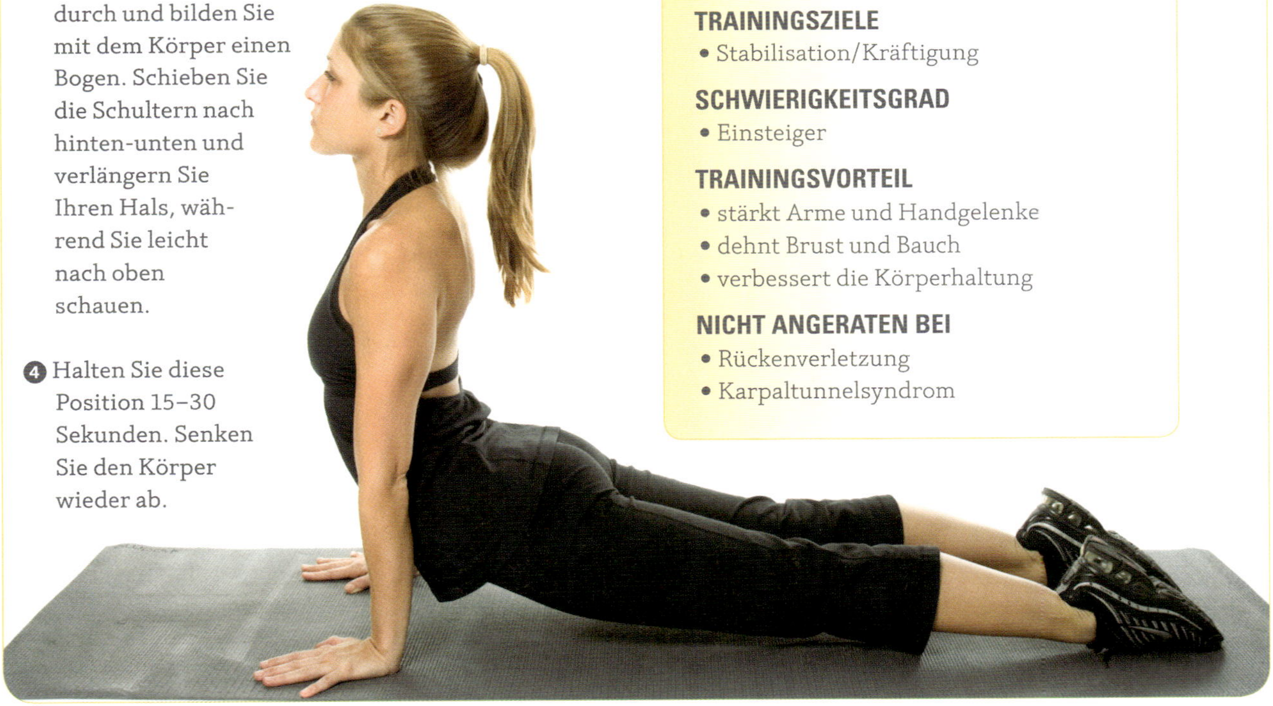

ÜBERBLICK

SCHWERPUNKT
- Bauchmuskeln
- Rücken

TRAININGSZIELE
- Stabilisation/Kräftigung

SCHWIERIGKEITSGRAD
- Einsteiger

TRAININGSVORTEIL
- stärkt Arme und Handgelenke
- dehnt Brust und Bauch
- verbessert die Körperhaltung

NICHT ANGERATEN BEI
- Rückenverletzung
- Karpaltunnelsyndrom

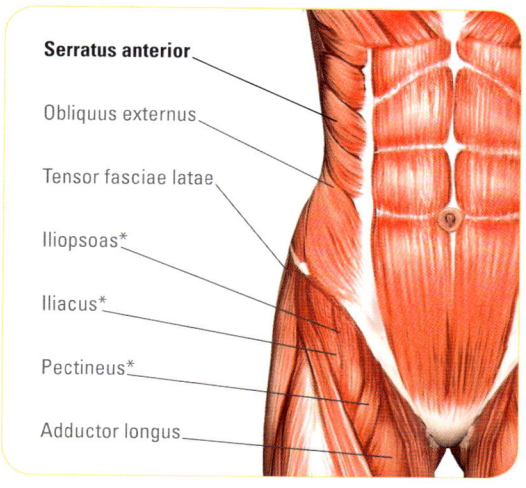

Serratus anterior
Obliquus externus
Tensor fasciae latae
Iliopsoas*
Iliacus*
Pectineus*
Adductor longus

TRAINING

- Rhomboideus
- Teres major
- Teres minor
- Trapezius
- Latissimus dorsi
- Erector spinae
- Quadratus lumborum
- Gluteus maximus
- Pectoralis major
- Serratus anterior
- Rectus abdominis
- Triceps brachii

ÜBUNGSTIPPS

RICHTIG

- Beine und Arme vollständig strecken
- die Hände genau unter den Schultern platzieren, damit nicht zu viel Druck auf den unteren Rücken entsteht

FALSCH

- die Schultern in Richtung der Ohren heben
- die Ellenbogen überstrecken
- den Brustkorb zu sehr nach vorne schieben
- mit den Oberschenkeln den Boden berühren

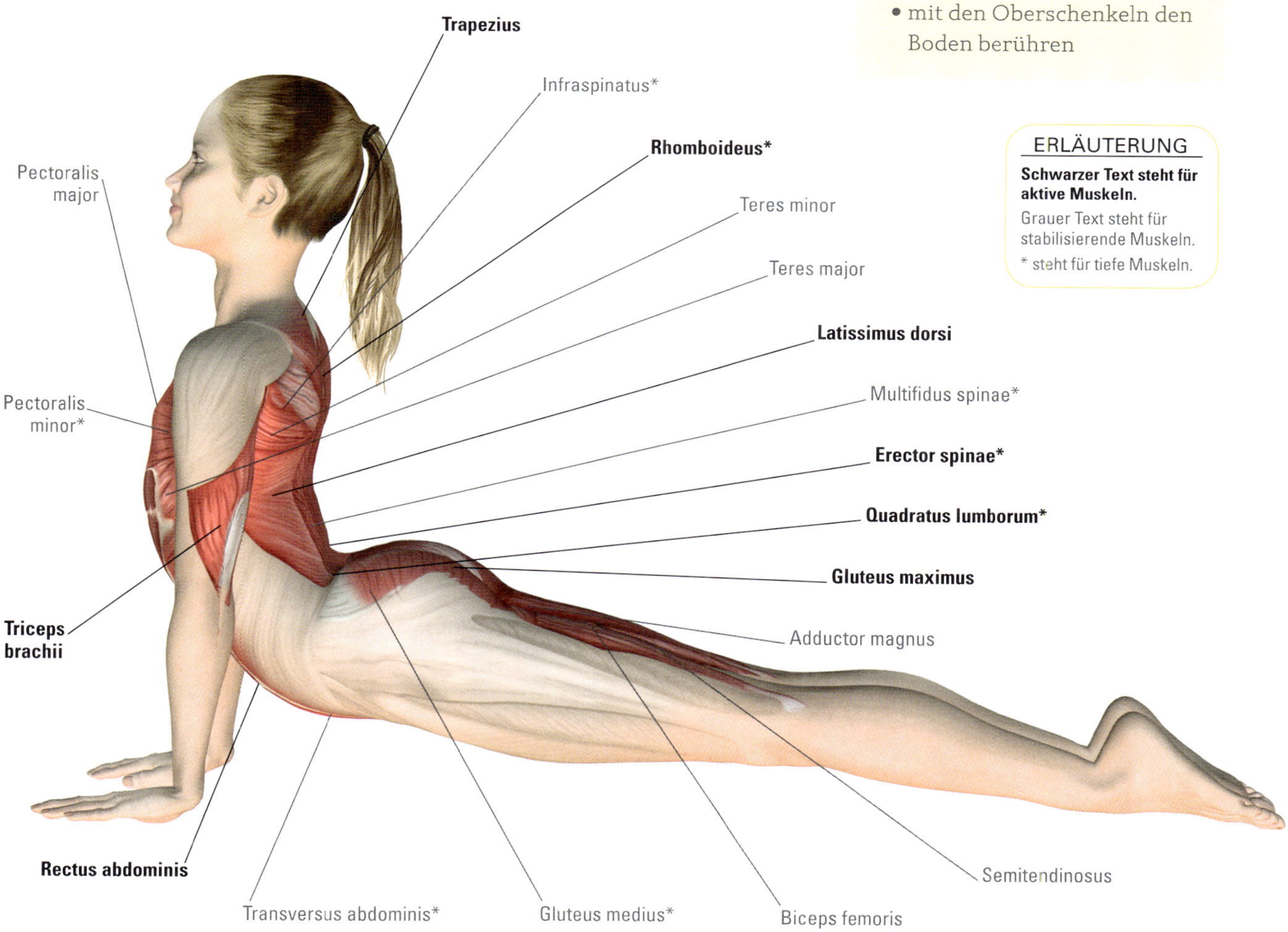

ERLÄUTERUNG

Schwarzer Text steht für aktive Muskeln.

Grauer Text steht für stabilisierende Muskeln.

* steht für tiefe Muskeln.

Trapezius
Infraspinatus*
Rhomboideus*
Teres minor
Teres major
Latissimus dorsi
Multifidus spinae*
Erector spinae*
Quadratus lumborum*
Gluteus maximus
Adductor magnus

Pectoralis major
Pectoralis minor*
Triceps brachii
Rectus abdominis
Transversus abdominis*
Gluteus medius*
Biceps femoris
Semitendinosus

PIRIFORMIS DEHNEN IM SITZEN

RUMPF UND HÜFTE

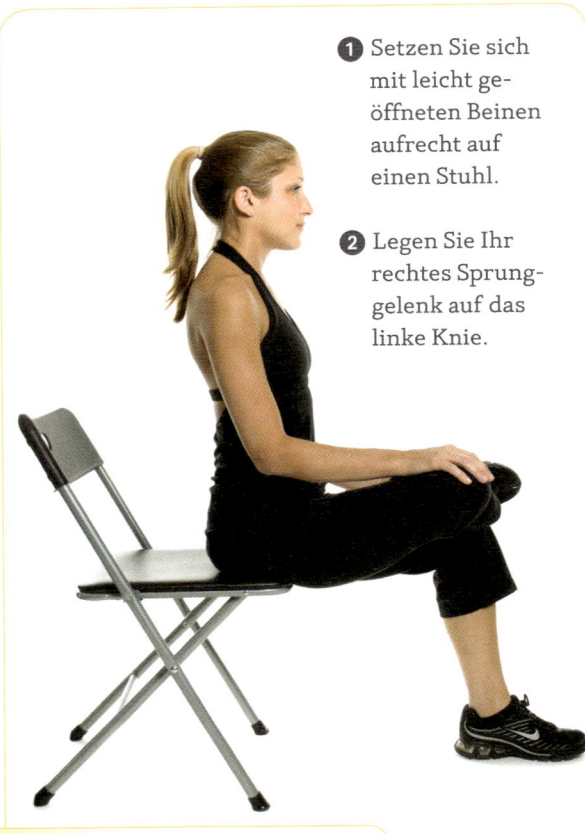

❶ Setzen Sie sich mit leicht geöffneten Beinen aufrecht auf einen Stuhl.

❷ Legen Sie Ihr rechtes Sprunggelenk auf das linke Knie.

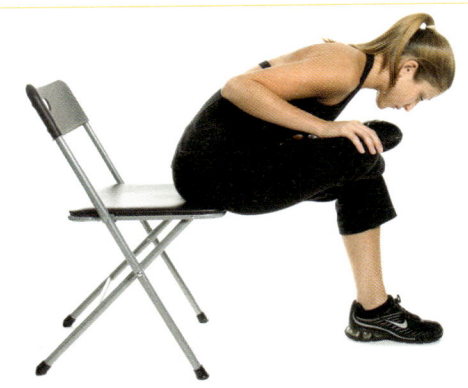

❸ Lehnen Sie sich aus der Hüfte heraus nach vorne, bis Sie im Gesäß und unteren Rücken eine Dehnung spüren. Benutzen Sie das linke Knie als Hebel, um die Dehnung zu verstärken.

❹ Kehren Sie in die Ausgangsposition zurück und wechseln Sie die Beine.

**VARIANTE
Schwieriger:** Absolvieren Sie die Schritte 1 bis 3 und neigen Sie sich dann noch weiter nach vorne.

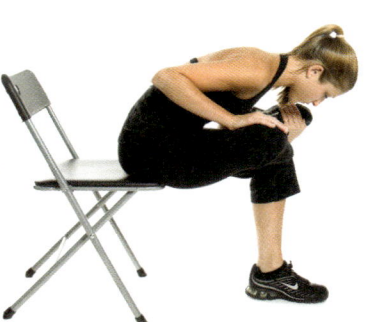

ÜBERBLICK

SCHWERPUNKT
- Piriformis
- Gesäßmuskeln

TRAININGSZIEL
- Beweglichkeit

SCHWIERIGKEITSGRAD
- Einsteiger

TRAININGSVORTEIL
- dehnt und stärkt die Gesäßmuskeln
- dehnt den unteren Rücken

NICHT ANGERATEN BEI
- Nackenproblemen
- Schmerzen im unteren Rücken

ÜBUNGSTIPPS

RICHTIG
- nur so weit nach vorne lehnen, wie die Dehnung angenehm ist

FALSCH
- das Gesäß vom Stuhl abheben

TRAINING

- Piriformis
- Gluteus maximus
- Gluteus medius
- Gluteus minimus
- Erector spinae
- Quadratus femoris

PIRIFORMIS DEHNEN IN RÜCKENLAGE

❶ Legen Sie sich auf den Rücken.

❷ Platzieren Sie Ihr linkes Sprunggelenk oberhalb des rechten Knies. Umfassen Sie die Rückseite des rechten Oberschenkels mit beiden Händen.

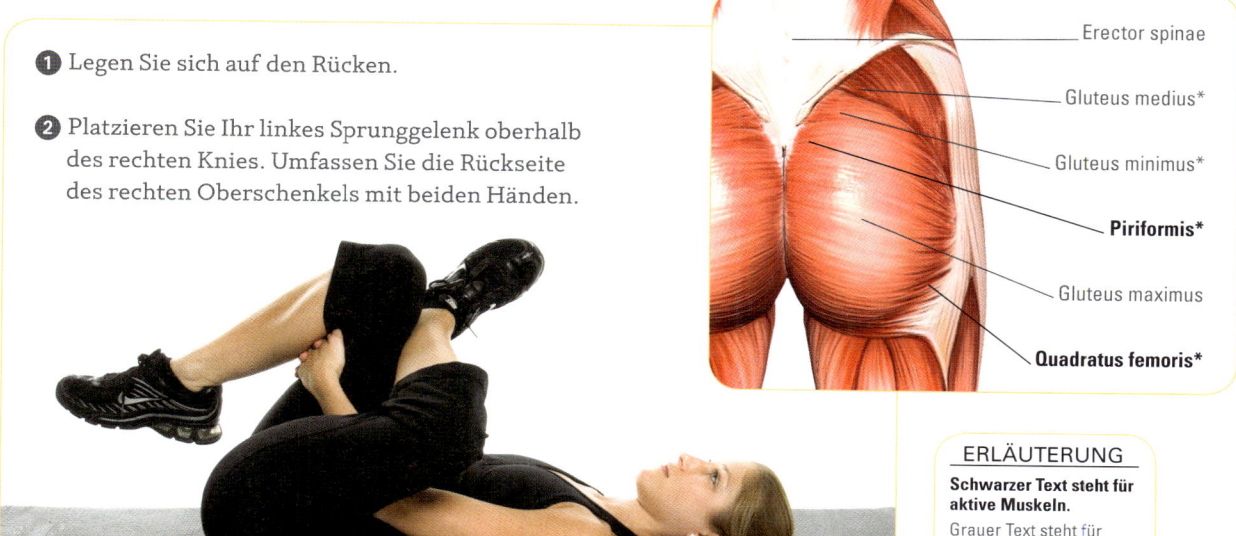

Erector spinae

Gluteus medius*

Gluteus minimus*

Piriformis*

Gluteus maximus

Quadratus femoris*

ERLÄUTERUNG

Schwarzer Text steht für aktive Muskeln.

Grauer Text steht für stabilisierende Muskeln.

* steht für tiefe Muskeln.

❸ Ziehen Sie Ihren rechten Oberschenkel sanft in Richtung Brust, bis Sie im Gesäß eine Dehnung spüren. Halten Sie die Position 15 Sekunden. Wechseln Sie die Seiten und wiederholen Sie die Übung mit dem anderen Bein.

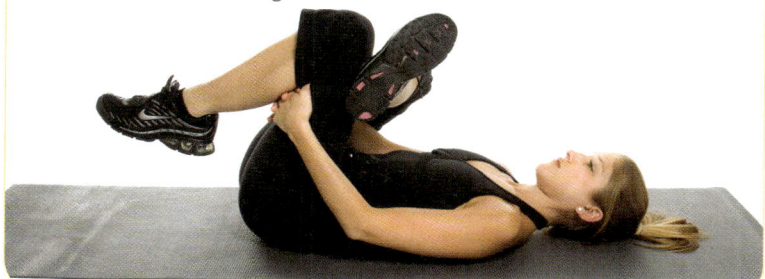

ÜBERBLICK

SCHWERPUNKT
- Piriformis
- Gesäßmuskeln

TRAININGSZIEL
- Beweglichkeit

SCHWIERIGKEITSGRAD
- Fortgeschrittene

TRAININGSVORTEIL
- dehnt und stärkt den Piriformis und die Gesäßmuskeln

NICHT ANGERATEN BEI
- Hüftproblemen

ÜBUNGSTIPPS

RICHTIG
- die Hüfte entspannen, um die Dehnung vertiefen zu können

FALSCH
- Eile während des Dehnens

TRAINING

- Piriformis
- Gluteus maximus
- Gluteus medius
- Gluteus minimus
- Erector spinae
- Quadratus femoris

RUMPFTWIST IM SITZEN

RUMPF UND HÜFTE

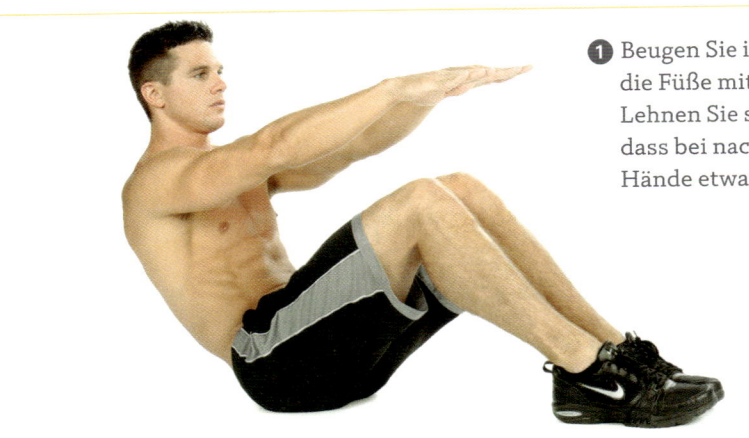

❶ Beugen Sie im Sitzen die Knie und stellen Sie die Füße mit der ganzen Sohle auf den Boden. Lehnen Sie sich mit dem Oberkörper so zurück, dass bei nach vorne gestreckten Armen die Hände etwas über die Knie hinausragen.

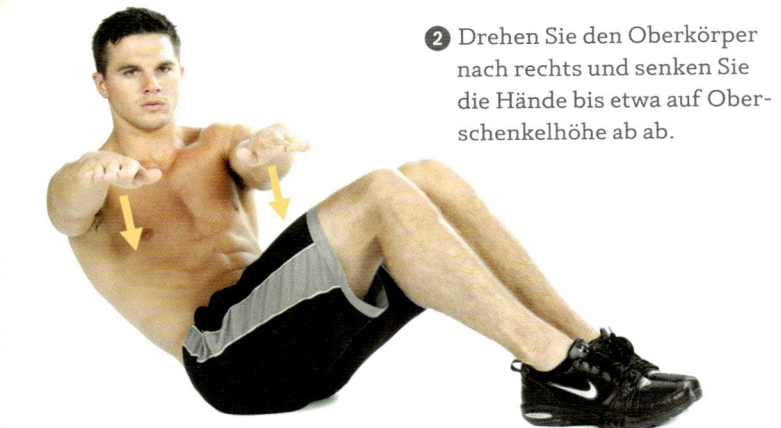

❷ Drehen Sie den Oberkörper nach rechts und senken Sie die Hände bis etwa auf Ober-schenkelhöhe ab ab.

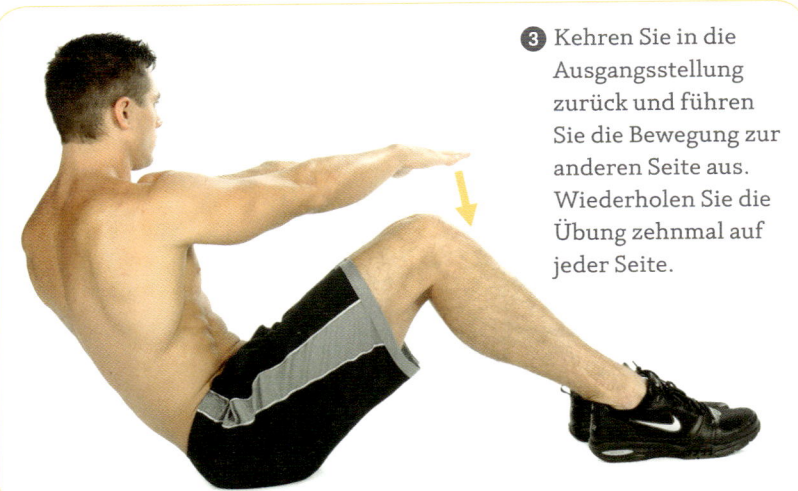

❸ Kehren Sie in die Ausgangsstellung zurück und führen Sie die Bewegung zur anderen Seite aus. Wiederholen Sie die Übung zehnmal auf jeder Seite.

TRAINING

- Rectus abdominis
- Obliquus internus
- Obliquus externus
- Transversus abdominis
- Vastus intermedius
- Rectus femoris
- Iliacus
- Iliopsoas

ÜBERBLICK

SCHWERPUNKT
- Bauchmuskeln
- Hüftbeuger
- Quadrizeps

TRAININGSZIEL
- Kräftigung

SCHWIERIGKEITSGRAD
- Fortgeschrittene

TRAININGSVORTEIL
- steigert die Leistung der Bauchmuskeln
- kräftigt die Hüftbeuger

NICHT ANGERATEN BEI
- Nackenproblemen
- Schmerzen im unteren Rücken

VARIANTE

Schwieriger: Heben Sie die Füße vom Boden ab und drehen Sie den Oberkörper von einer Seite zur anderen.

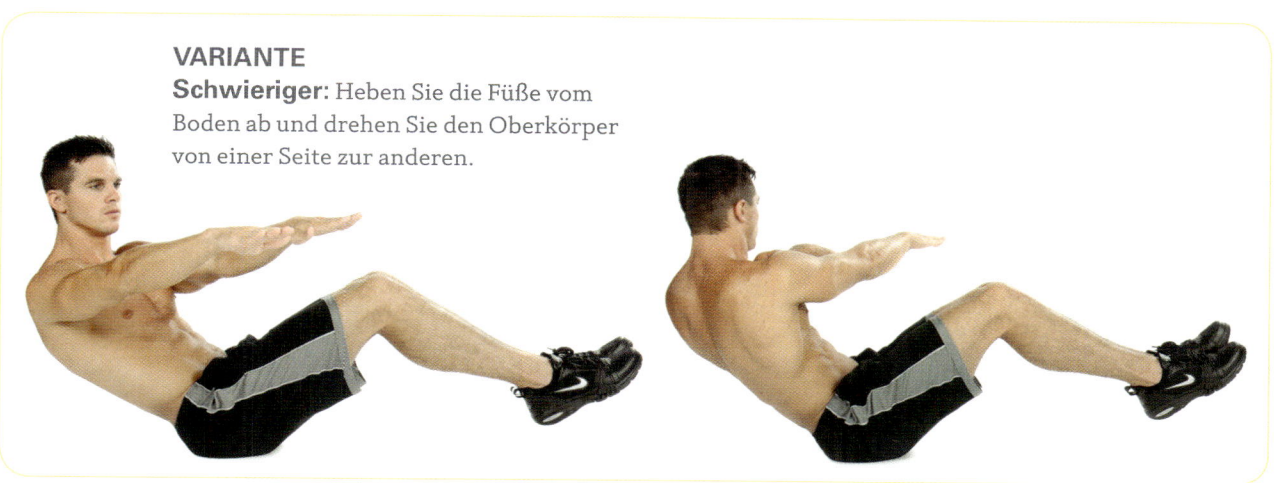

ÜBUNGSTIPPS

RICHTIG

- die Füße während des Drehens auf den Boden stellen
- die Knie zusammendrücken
- Nacken und Schultern stets entspannen

FALSCH

- Füße oder Knie während des Drehens zur Seite bewegen

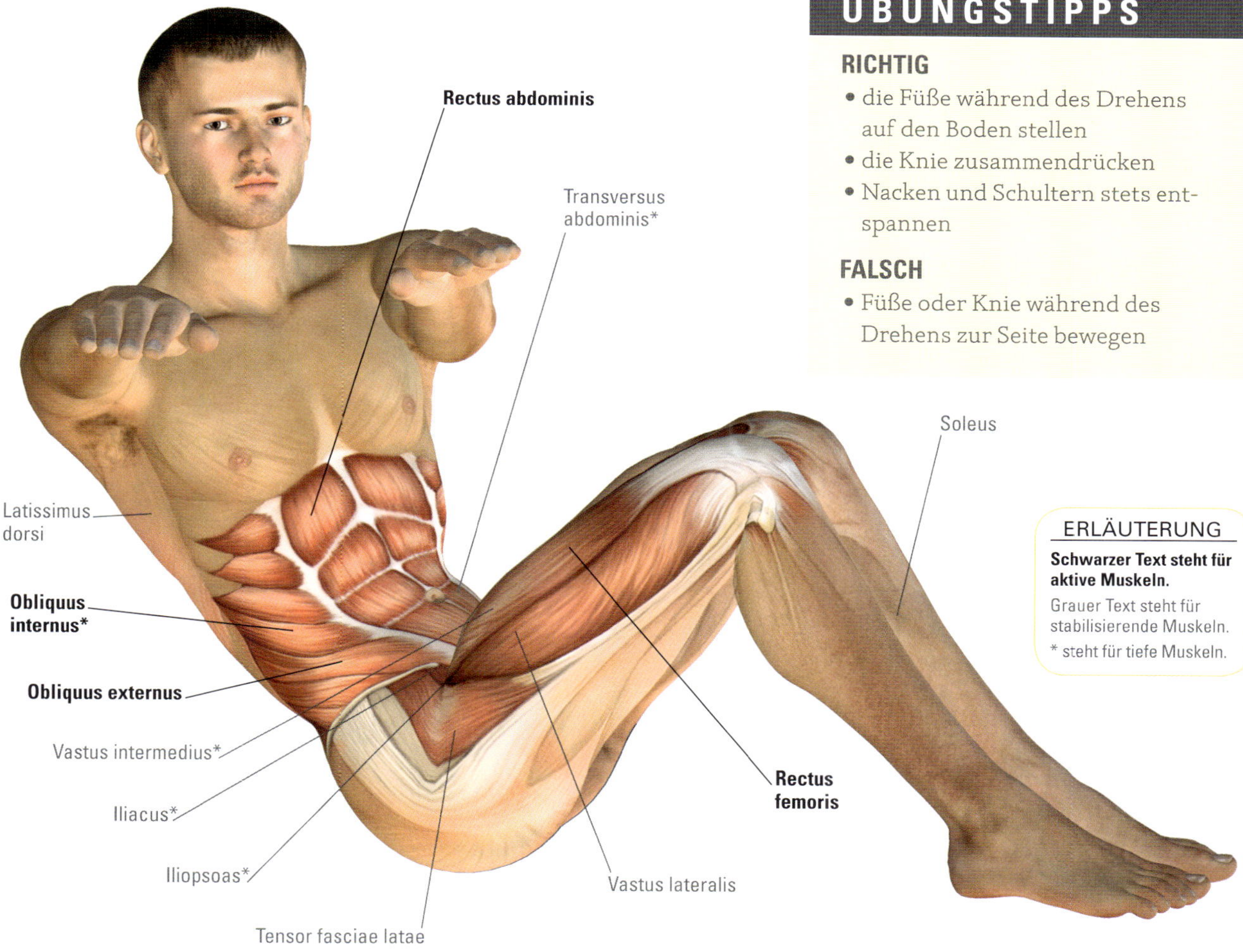

Rectus abdominis

Transversus abdominis*

Soleus

Latissimus dorsi

Obliquus internus*

Obliquus externus

Vastus intermedius*

Iliacus*

Iliopsoas*

Tensor fasciae latae

Vastus lateralis

Rectus femoris

ERLÄUTERUNG

Schwarzer Text steht für aktive Muskeln.
Grauer Text steht für stabilisierende Muskeln.
* steht für tiefe Muskeln.

BAUCHPRESSE MIT GESTRECKTEN BEINEN

RUMPF UND HÜFTE

❶ Legen Sie sich mit gestreckten Beinen auf den Rücken und breiten Sie die Arme zur Seite aus. Die Wirbelsäule befindet sich in neutraler Position.

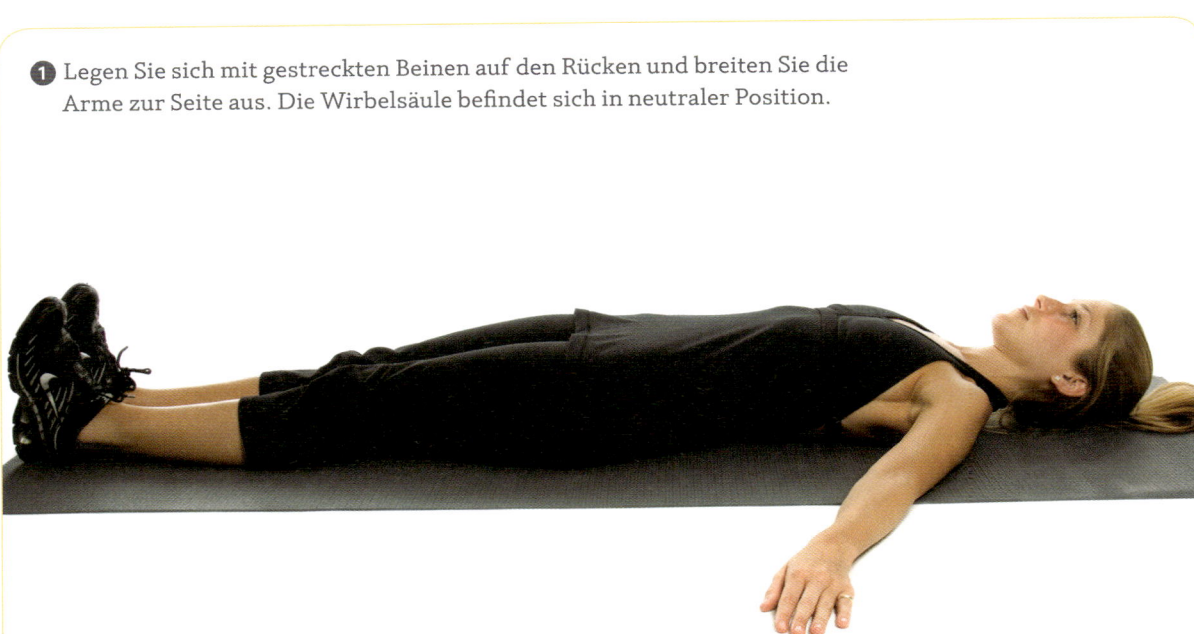

❷ Spannen Sie die Bauchmuskulatur an und heben Sie Kopf, Schultern und Brustkorb vom Boden ab, ohne die Position des unteren Rückens zu verändern.

❸ Halten Sie die Position zwei Sekunden. Kehren Sie in die Ausgangsposition zurück und wiederholen Sie die Abfolge zehnmal.

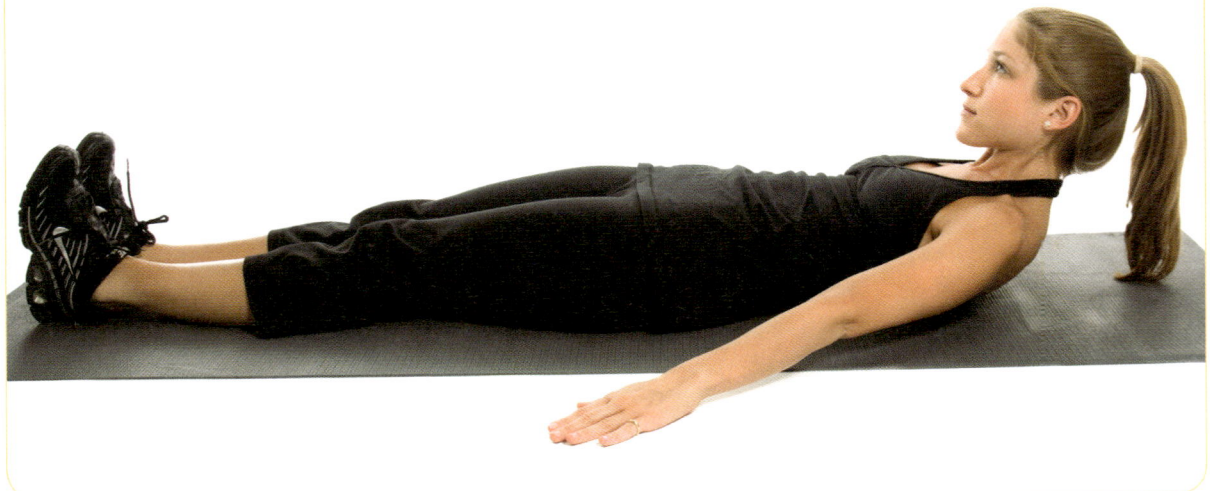

ÜBERBLICK

SCHWERPUNKT
- Bauchmuskeln
- Nackenmuskeln

TRAININGSZIEL
- Kräftigung

SCHWIERIGKEITSGRAD
- Fortgeschrittene

TRAININGSVORTEIL
- stabilisiert die Körpermitte
- kräftigt die Bauchmuskeln

NICHT ANGERATEN BEI
- Nackenproblemen
- Schmerzen im unteren Rücken

TRAINING

- Rectus abdominis
- Transversus abdominis
- Pectoralis major
- Sternohyoideus
- Sternocleidomastoideus
- Deltoideus medialis
- Trapezius

ÜBUNGSTIPPS

RICHTIG
- Kopf, Schultern und Brustkorb ganz behutsam einrollen, ohne dabei Schwung zu holen

FALSCH
- die Knie beugen

ERLÄUTERUNG
Schwarzer Text steht für aktive Muskeln.
Grauer Text steht für stabilisierende Muskeln.
* steht für tiefe Muskeln.

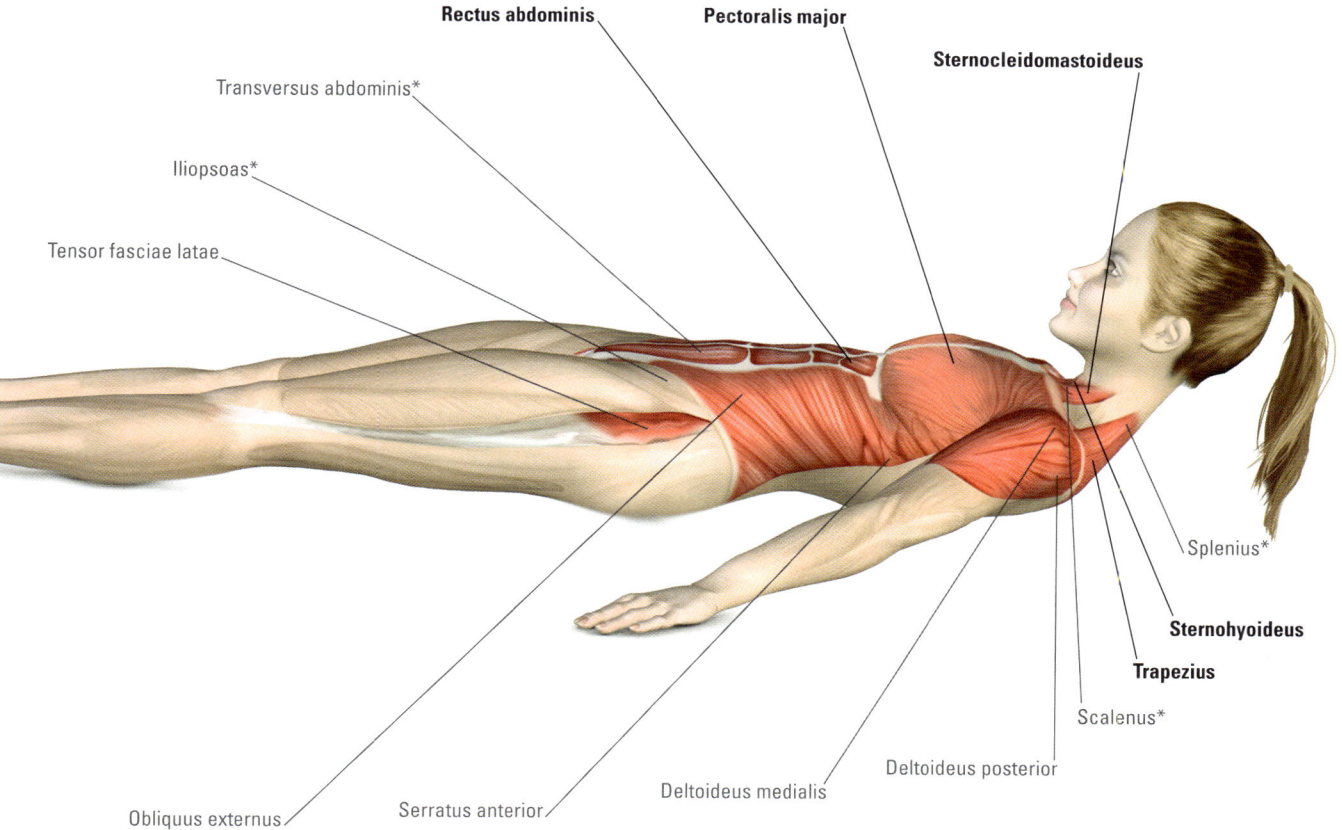

Rectus abdominis — Pectoralis major — Sternocleidomastoideus

Transversus abdominis*

Iliopsoas*

Tensor fasciae latae

Splenius*

Sternohyoideus

Trapezius

Scalenus*

Deltoideus posterior

Deltoideus medialis

Serratus anterior

Obliquus externus

RUMPFTWIST IN RÜCKENLAGE

RUMPF UND HÜFTE

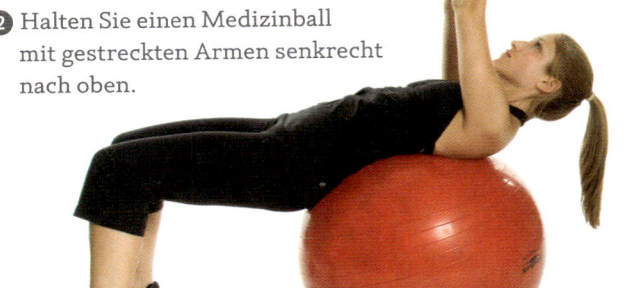

1 Legen Sie sich mit Schultern und unterem Rücken auf einen Gymnastikball. Ihre Knie sind gebeugt, die Füße hüftbreit voneinander entfernt.

2 Halten Sie einen Medizinball mit gestreckten Armen senkrecht nach oben.

3 Drehen Sie, mit der linken Schulter auf dem Ball rollend, den Oberkörper nach links.

4 Halten Sie die Position fünf Sekunden und kehren Sie langsam in die Ausgangsstellung zurück.

TRAINING

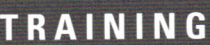

- Obliquus externus
- Obliquus internus

ÜBERBLICK

SCHWERPUNKT
- schräge Bauchmuskeln
- gerade Bauchmuskeln

TRAININGSZIEL
- Stabilität/Kräftigung

SCHWIERIGKEITSGRAD
- Fortgeschrittene

TRAININGSVORTEIL
- stabilisiert die Körpermitte
- kräftigt die schrägen und geraden Bauchmuskeln

NICHT ANGERATEN BEI
- Nackenproblemen
- Schmerzen im unteren Rücken

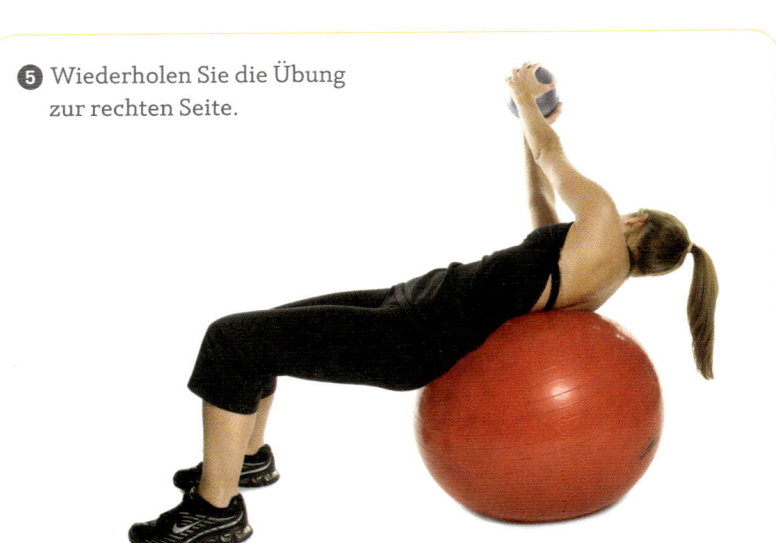

5 Wiederholen Sie die Übung zur rechten Seite.

ÜBUNGSTIPPS

RICHTIG

- den Gymnastikball zu Beginn der Übung genau zwischen den Schulterblättern platzieren
- die geraden Bauchmuskeln aktivieren, um die neutrale Ausrichtung beizubehalten
- die Hüfte in einer Linie mit den Knien halten, während der Oberkörper rotiert

FALSCH

- die Arme beugen
- den Gymnastikball weiterdrehen, wenn er sich bereits direkt unter zwei vertikal übereinander-stehenden Schultern befindet

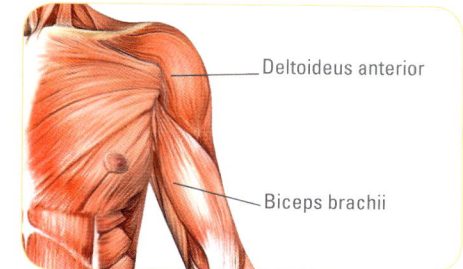

Deltoideus anterior

Biceps brachii

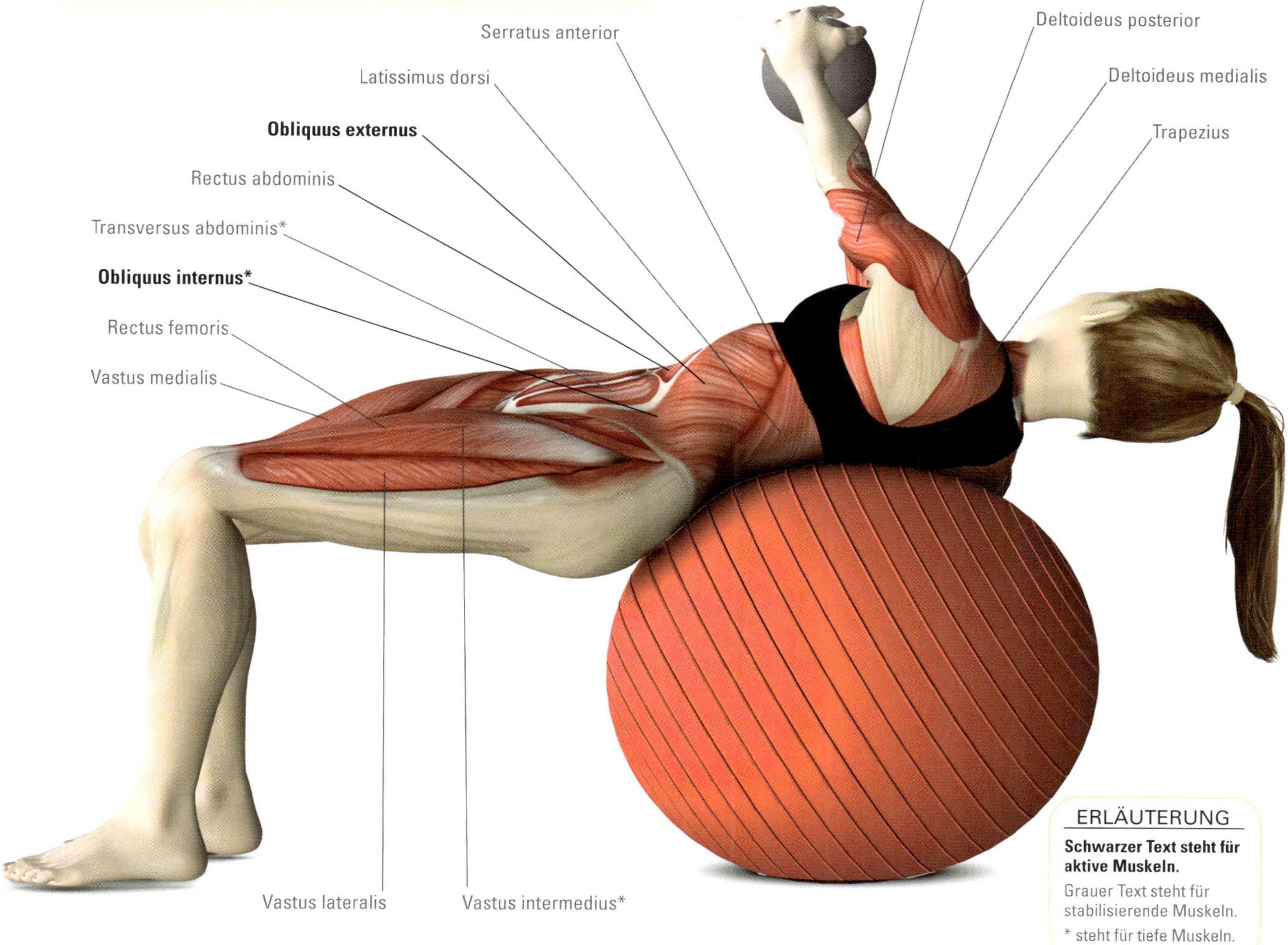

Triceps brachii

Deltoideus posterior

Deltoideus medialis

Trapezius

Serratus anterior

Latissimus dorsi

Obliquus externus

Rectus abdominis

Transversus abdominis*

Obliquus internus*

Rectus femoris

Vastus medialis

Vastus lateralis

Vastus intermedius*

ERLÄUTERUNG

Schwarzer Text steht für aktive Muskeln.

Grauer Text steht für stabilisierende Muskeln.

* steht für tiefe Muskeln.

BALL ROLLEN IN RÜCKENLAGE

RUMPF UND HÜFTE

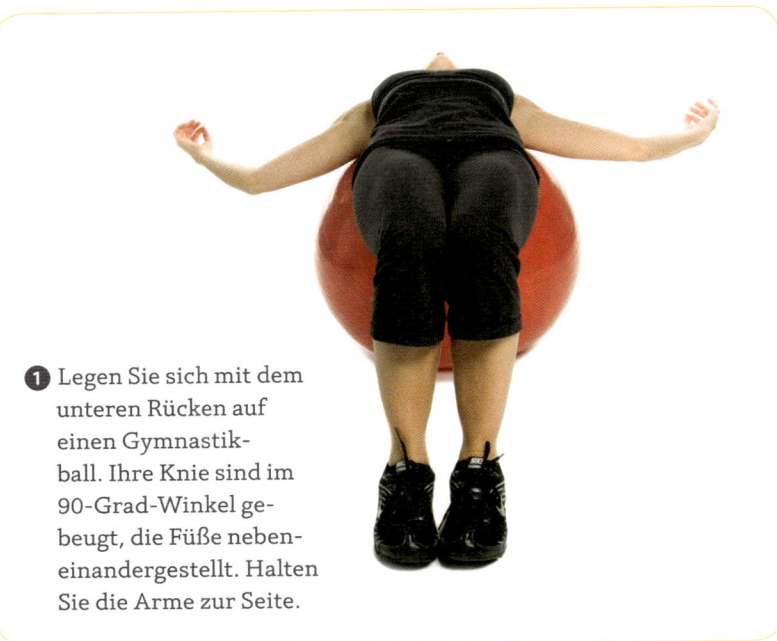

❶ Legen Sie sich mit dem unteren Rücken auf einen Gymnastik- ball. Ihre Knie sind im 90-Grad-Winkel ge- beugt, die Füße neben- einandergestellt. Halten Sie die Arme zur Seite.

ÜBUNGSTIPPS

RICHTIG
- ausatmen, während Sie zur Seite rollen, einatmen, wäh- rend Sie zurückrollen
- den Körper während des Rollens auf dem Ball, gegen dessen natürliche Rotation arbeitend, stabil halten
- den Abstand zwischen den Füßen vergrößern, um die Balance zu verbessern

FALSCH
- das Becken anheben oder absenken – der Körper soll von den Schultern bis zu den Knien eine gerade Linie bilden
- auf dem Gymnastikball noch weiter zur Seite rollen, wenn sich der Ball bereits direkt unter zwei vertikal überein- anderstehenden Schultern befindet

❷ Rollen Sie Ihren Oberkörper auf dem Ball nach links, bis Sie auf der linken Schulter liegen.

❸ Halten Sie diese Position fünf Sekunden und rollen dann Ihren Oberkörper zurück in die Ausgangsposition.

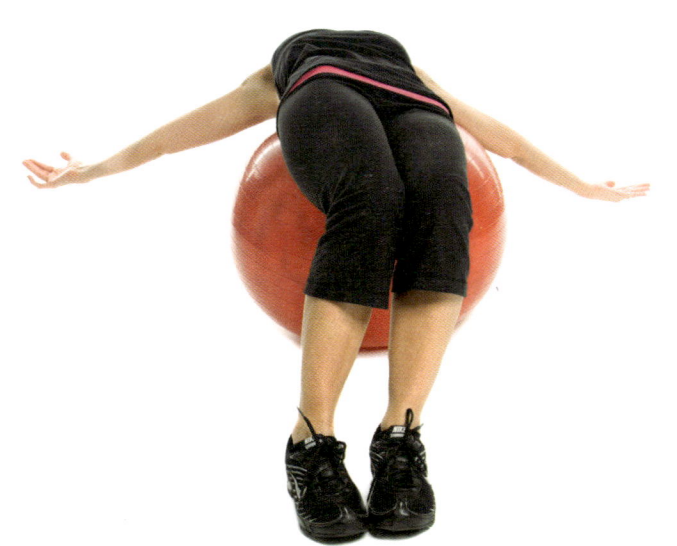

❹ Rollen Sie nun den Oberkörper nach rechts. Wiederholen Sie die Übung fünf- mal zu jeder Seite.

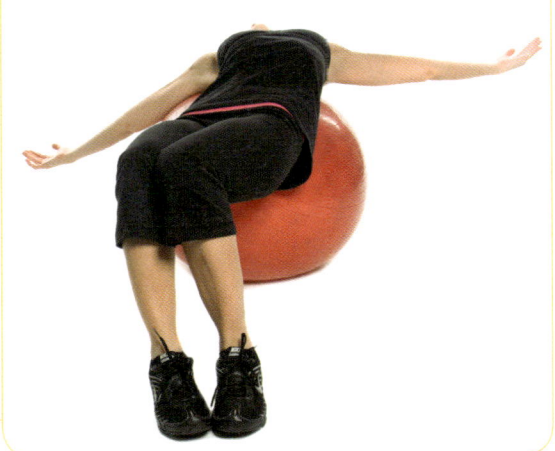

ÜBERBLICK

SCHWERPUNKT
- schräge Bauchmuskeln
- gerade Bauchmuskeln

TRAININGSZIEL
- Stabilität/Kräftigung

SCHWIERIGKEITSGRAD
- Fortgeschrittene

TRAININGSVORTEIL
- stabilisiert die Körpermitte
- kräftigt die schrägen und geraden Bauchmuskeln

NICHT ANGERATEN BEI
- Nackenschmerzen
- Schmerzen im unteren Rücken

VARIANTE
Leichter: Stellen Sie die Füße etwa schulterbreit auseinander und absolvieren Sie die Schritte 2 bis 4.

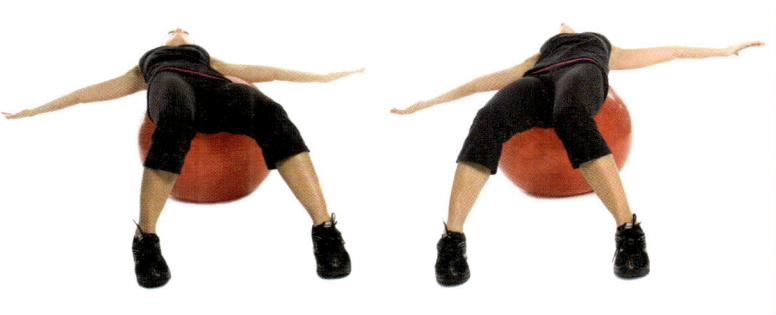

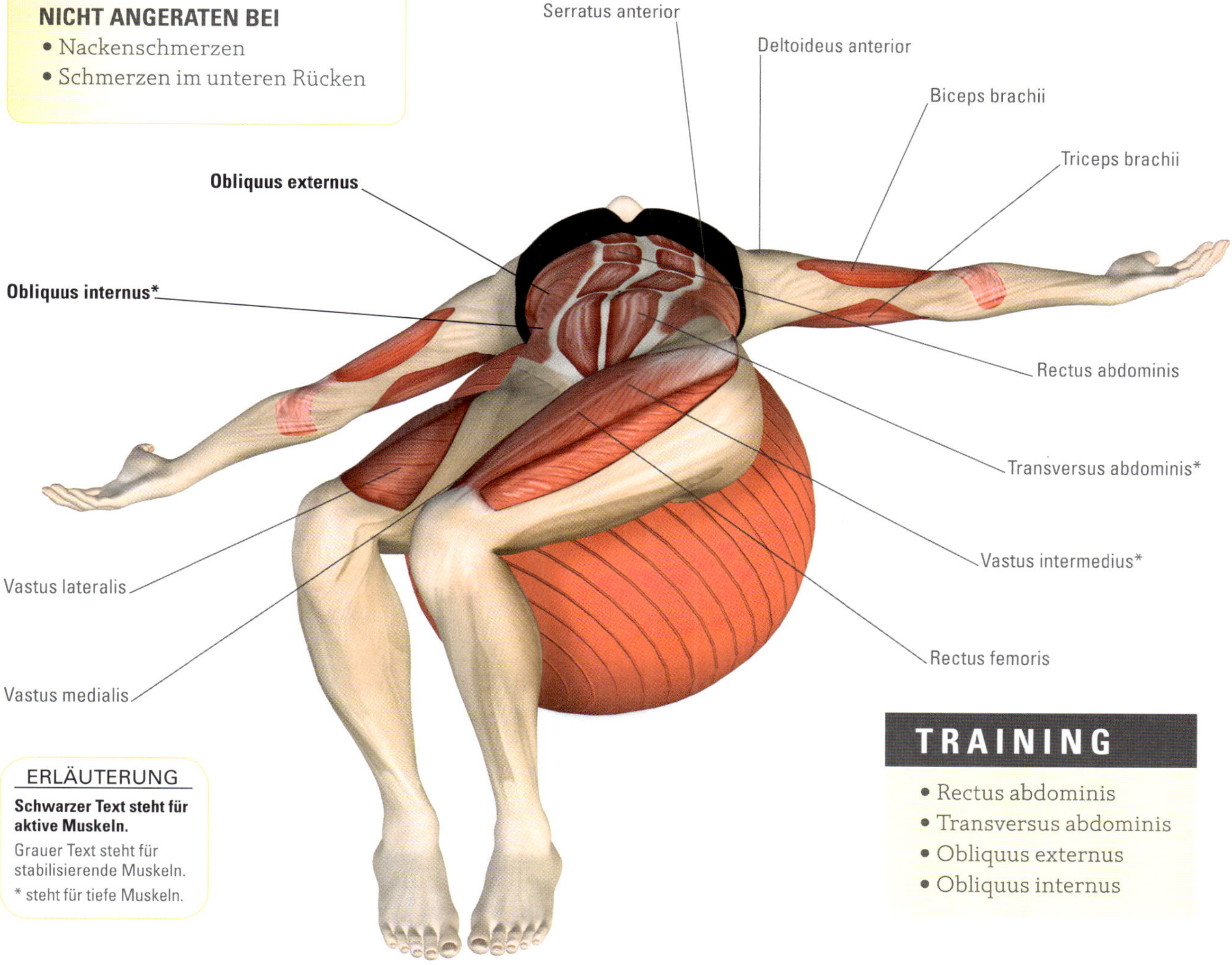

Serratus anterior

Deltoideus anterior

Biceps brachii

Triceps brachii

Obliquus externus

Obliquus internus*

Rectus abdominis

Transversus abdominis*

Vastus intermedius*

Vastus lateralis

Rectus femoris

Vastus medialis

ERLÄUTERUNG

Schwarzer Text steht für aktive Muskeln.
Grauer Text steht für stabilisierende Muskeln.
* steht für tiefe Muskeln.

TRAINING

- Rectus abdominis
- Transversus abdominis
- Obliquus externus
- Obliquus internus

BAUCHPRESSE MIT MEDIZINBALL

RUMPF UND HÜFTE

ÜBERBLICK

SCHWERPUNKT
• gerade Bauchmuskeln

TRAININGSZIEL
• Stabilität/Kräftigung

SCHWIERIGKEITSGRAD
• Fortgeschrittene

TRAININGSVORTEIL
• kräftigt die Bauchmuskeln

NICHT ANGERATEN BEI
• Nackenschmerzen
• Schmerzen im unteren
Rücken

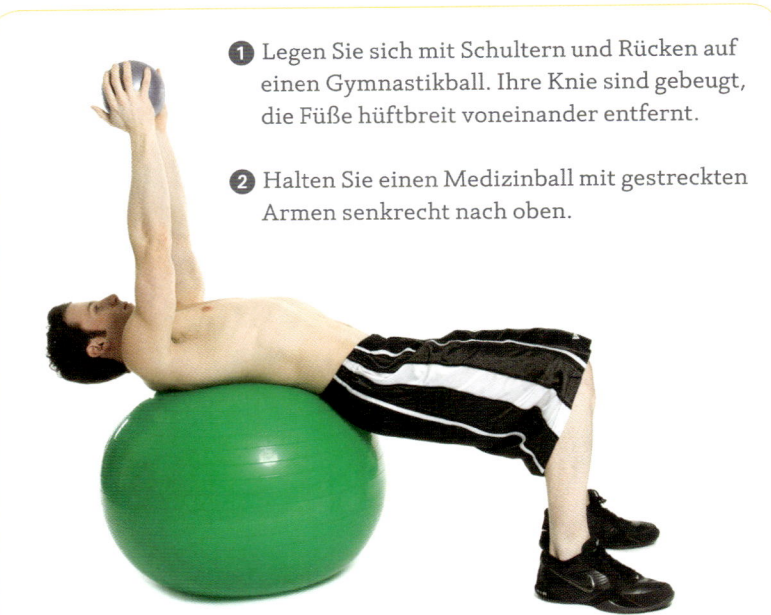

❶ Legen Sie sich mit Schultern und Rücken auf einen Gymnastikball. Ihre Knie sind gebeugt, die Füße hüftbreit voneinander entfernt.

❷ Halten Sie einen Medizinball mit gestreckten Armen senkrecht nach oben.

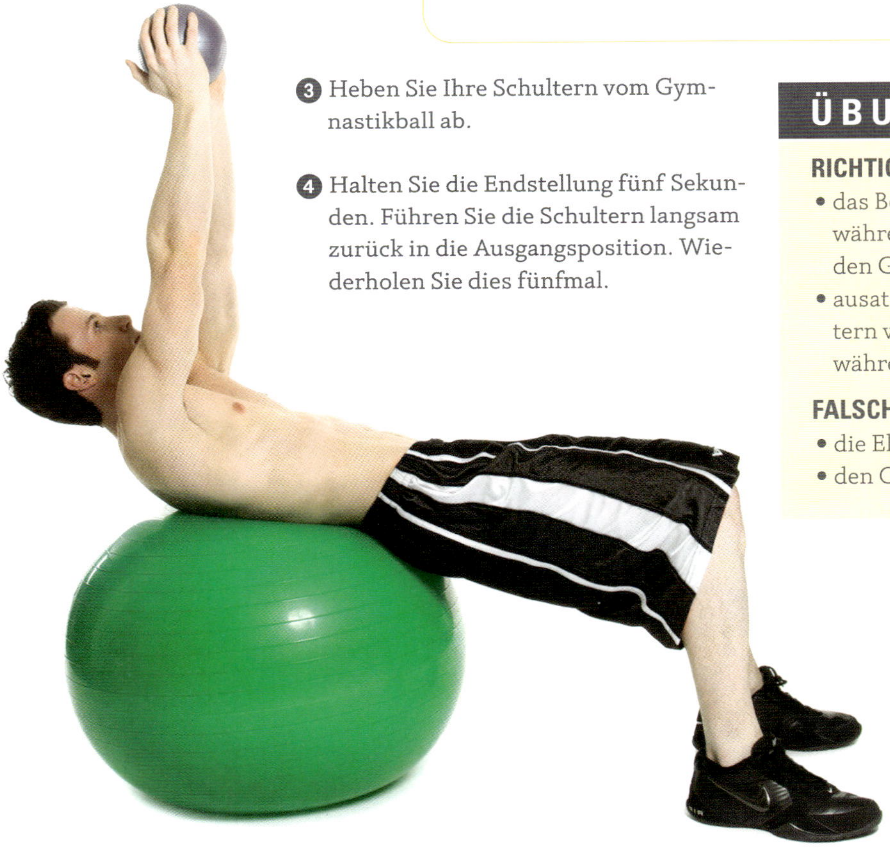

❸ Heben Sie Ihre Schultern vom Gymnastikball ab.

❹ Halten Sie die Endstellung fünf Sekunden. Führen Sie die Schultern langsam zurück in die Ausgangsposition. Wiederholen Sie dies fünfmal.

ÜBUNGSTIPPS

RICHTIG
• das Becken so bewegen, dass es während des Schulterhebens in den Gymnastikball gepresst wird
• ausatmen, während Sie die Schultern vom Ball heben, einatmen, während Sie sie wieder absenken

FALSCH
• die Ellenbogen beugen
• den Oberkörper zu hoch heben

TRAINING

• Rectus abdominis

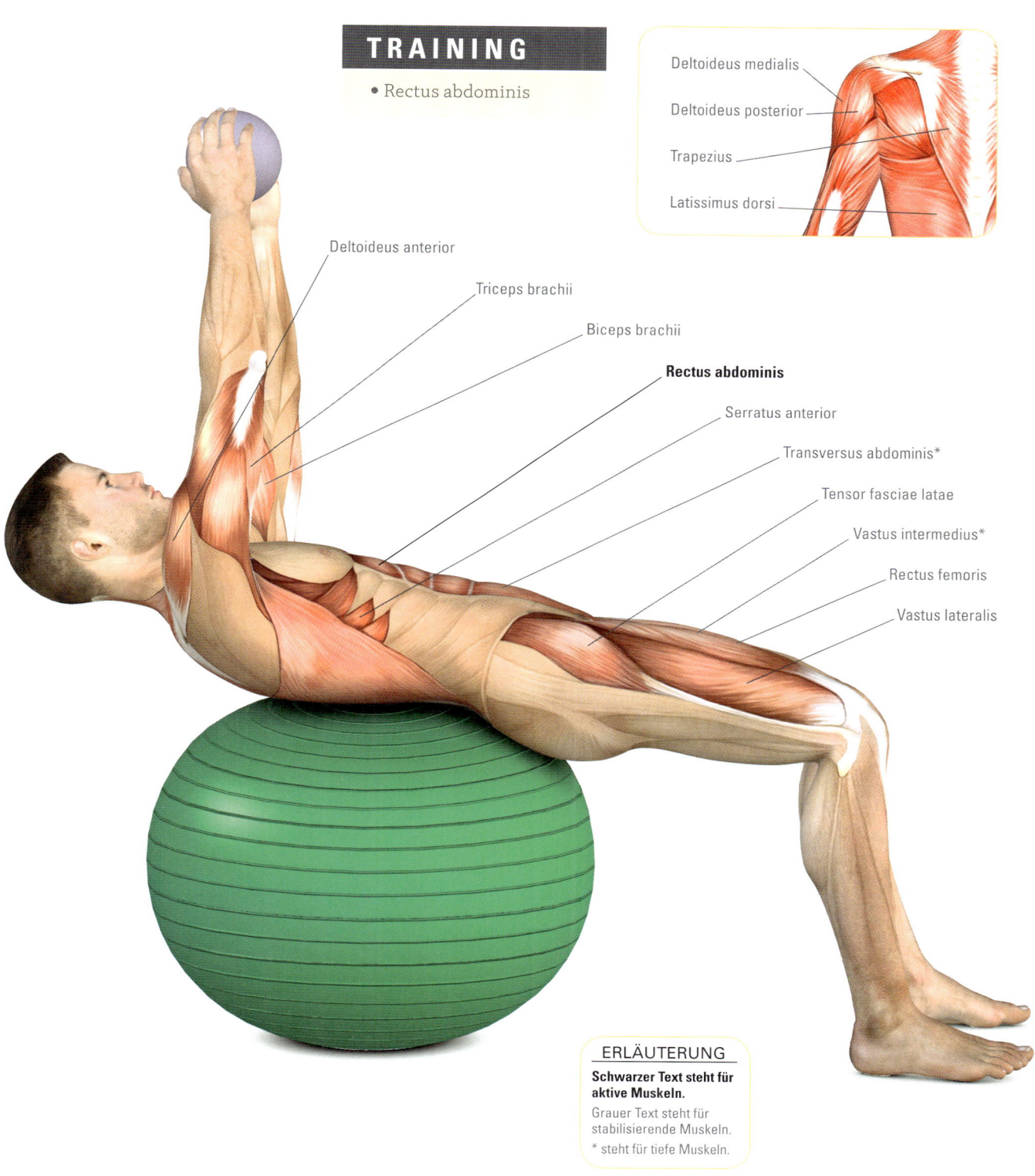

Deltoideus medialis

Deltoideus posterior

Trapezius

Latissimus dorsi

Deltoideus anterior

Triceps brachii

Biceps brachii

Rectus abdominis

Serratus anterior

Transversus abdominis*

Tensor fasciae latae

Vastus intermedius*

Rectus femoris

Vastus lateralis

ERLÄUTERUNG

Schwarzer Text steht für aktive Muskeln.

Grauer Text steht für stabilisierende Muskeln.

* steht für tiefe Muskeln.

BRÜCKENSTÜTZ AUF DEN HÄNDEN

RUMPF UND HÜFTE

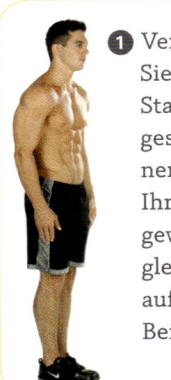

1 Verteilen Sie im Stand mit geschlossenen Füßen Ihr Körpergewicht gleichmäßig auf beide Beine.

2 Beugen Sie sich aus der Hüfte heraus nach vorne-unten und platzieren Sie Ihre Hände so vor den Füßen, dass die Handflächen aufliegen.

ÜBUNGSTIPPS

RICHTIG
• Wirbelsäule gerade und Beine gestreckt halten
• langsam und stetig bewegen
• den Bauch anspannen und einziehen

FALSCH
• Knie oder Wirbelsäule beugen
• Ellenbogen beugen

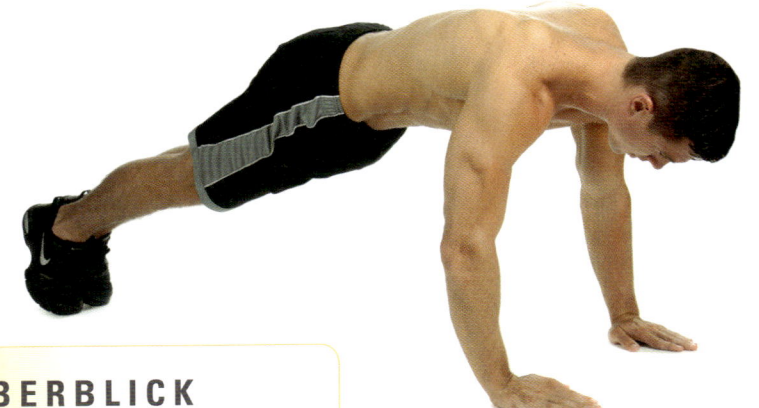

3 Gehen Sie mit den Händen nach vorne bis Ihr Körper gestreckt ist und damit eine Linie von den Schultern bis zu den Fersen bildet.

ÜBERBLICK

SCHWERPUNKT
• gerade Bauchmuskeln
• Brustmuskeln
• Oberarmmuskeln

TRAININGSZIEL
• Stabilität/Kräftigung

SCHWIERIGKEITSGRAD
• Fortgeschrittene

TRAININGSVORTEIL
• stabilisiert die Körpermitte
• kräftigt die Bauchmuskeln

NICHT ANGERATEN BEI
• Handgelenksschmerzen
• Schulterproblemen
• Schmerzen im unteren Rücken

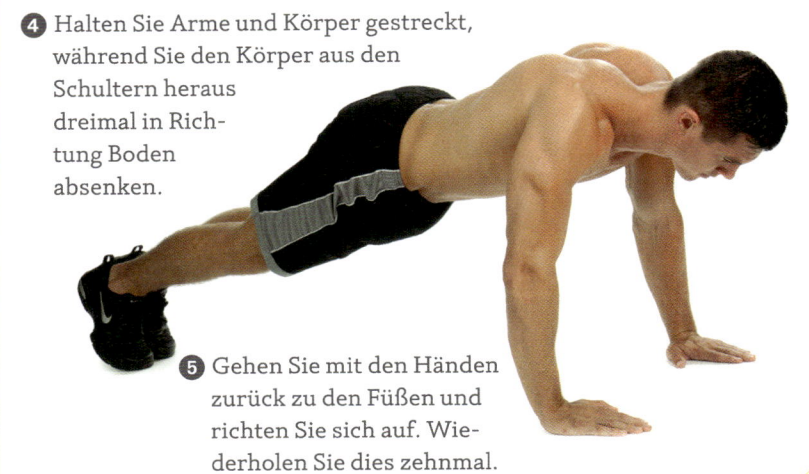

4 Halten Sie Arme und Körper gestreckt, während Sie den Körper aus den Schultern heraus dreimal in Richtung Boden absenken.

5 Gehen Sie mit den Händen zurück zu den Füßen und richten Sie sich auf. Wiederholen Sie dies zehnmal.

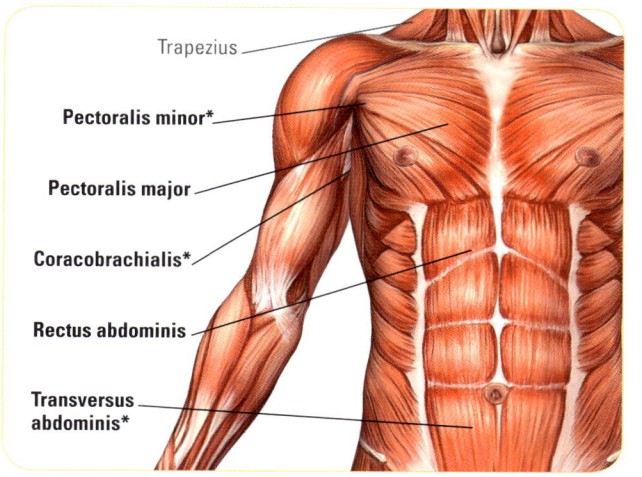

Trapezius

Pectoralis minor*

Pectoralis major

Coracobrachialis*

Rectus abdominis

Transversus abdominis*

VARIANTE

Leichter: Stützen Sie sich statt auf den Händen auf den Unterarmen ab. Bewegen Sie nun aus den Schultern heraus dreimal den gestreckten Körper nach unten und wieder zurück.

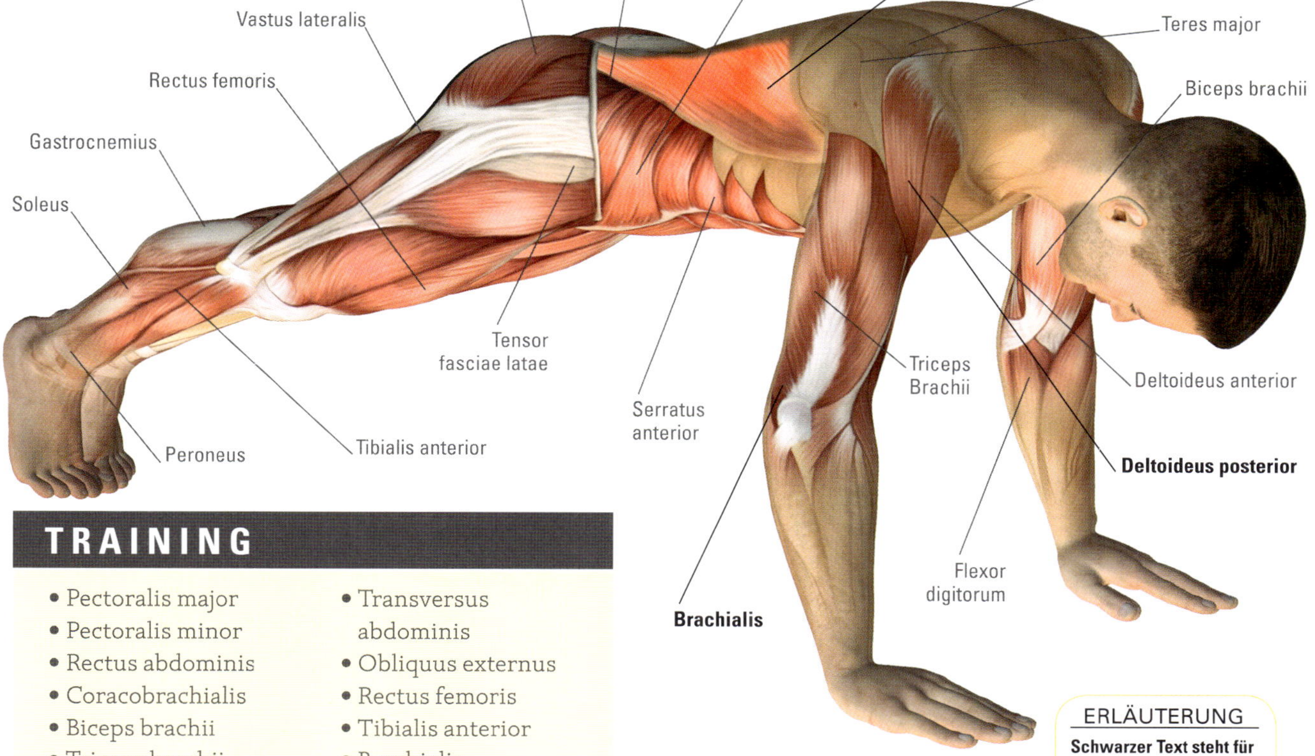

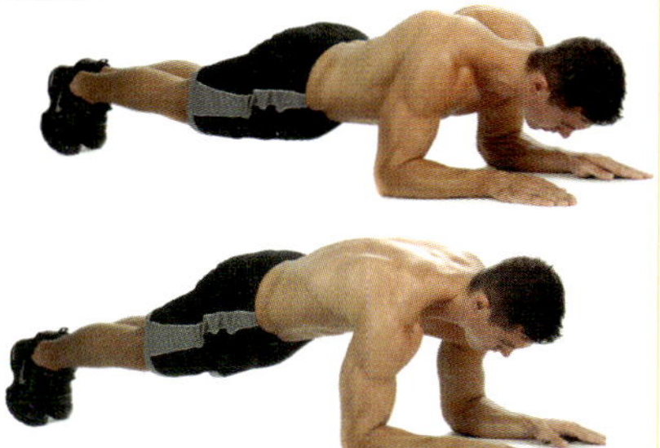

Quadratus lumborum*

Obliquus internus*

Latissimus dorsi

Gluteus maximus

Rhomboideus

Vastus lateralis

Teres major

Rectus femoris

Biceps brachii

Gastrocnemius

Soleus

Tensor fasciae latae

Triceps Brachii

Deltoideus anterior

Serratus anterior

Deltoideus posterior

Peroneus

Tibialis anterior

Flexor digitorum

Brachialis

TRAINING

- Pectoralis major
- Pectoralis minor
- Rectus abdominis
- Coracobrachialis
- Biceps brachii
- Triceps brachii
- Deltoideus posterior
- Vastus lateralis

- Transversus abdominis
- Obliquus externus
- Rectus femoris
- Tibialis anterior
- Brachialis
- Serratus anterior
- Trapezius

ERLÄUTERUNG

Schwarzer Text steht für aktive Muskeln.

Grauer Text steht für stabilisierende Muskeln.

* steht für tiefe Muskeln.

DIAGNONAL ARM UND BEIN HEBEN

RUMPF UND HÜFTE

❶ Stützen Sie sich in der Bankstellung auf Hände, Knie und Fußrücken. Die Hände befinden sich exakt unter den Schultern, die Knie genau unter den Hüften. Blicken Sie zum Boden und halten Sie den Kopf in neutraler Position.

TRAINING

- Gluteus maximus
- Biceps femoris
- Gluteus medius
- Deltoideus medialis
- Adductor magnus
- Rectus abdominis
- Transversus abdominis
- Obliquus internus
- Tensor fasciae latae
- Adductor longus
- Rectus femoris

❷ Strecken Sie langsam und gleichzeitig das linke Bein nach hinten und den rechten Arm nach vorne, jeweils bis in die Waagerechte.

❸ Halten Sie diese Position zehn Sekunden und kehren Sie in die Ausgangstellung zurück.

❹ Führen Sie die Übung mit dem Gegenarm und -bein aus und wiederholen Sie die Abfolge 15-mal.

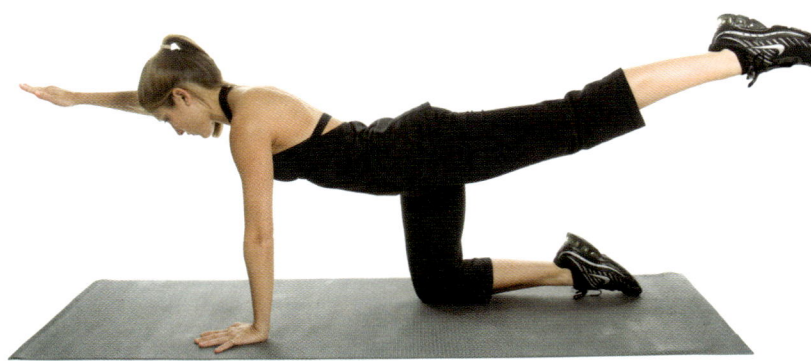

ÜBERBLICK

SCHWERPUNKT
- Körpermitte
- Beckenstabilisatoren
- Hüftstrecker
- schräge Bauchmuskeln

TRAININGSZIEL
- Stabilität/Kräftigung

SCHWIERIGKEITSGRAD
- Fortgeschrittene

TRAININGSVORTEIL
- steigert die Leistungsfähigkeit von Armen, Beinen und Bauchmuskeln

NICHT ANGERATEN BEI
- Handgelenksschmerzen
- Schmerzen im unteren Rücken
- Knieschmerzen
- Problemen, die Wirbelsäule während der Bewegungen der Extremitäten zu stabilisieren

ÜBUNGSTIPPS

RICHTIG

- den Rücken während der Übung gerade halten

FALSCH

- das Becken während der Übung neigen oder kippen – stattdessen mit dem Bein am Boden entlanggleiten, bevor es gehoben wird
- den Rücken beugen oder überstrecken

VARIANTE

Schwieriger: Beginnen Sie im Brückenstütz und heben Sie nun Bein und gegenüberliegenden Arm gleichzeitig.

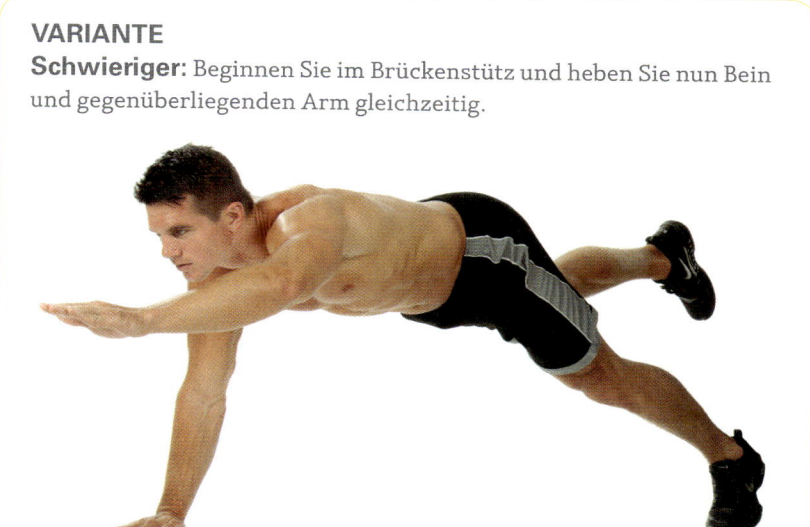

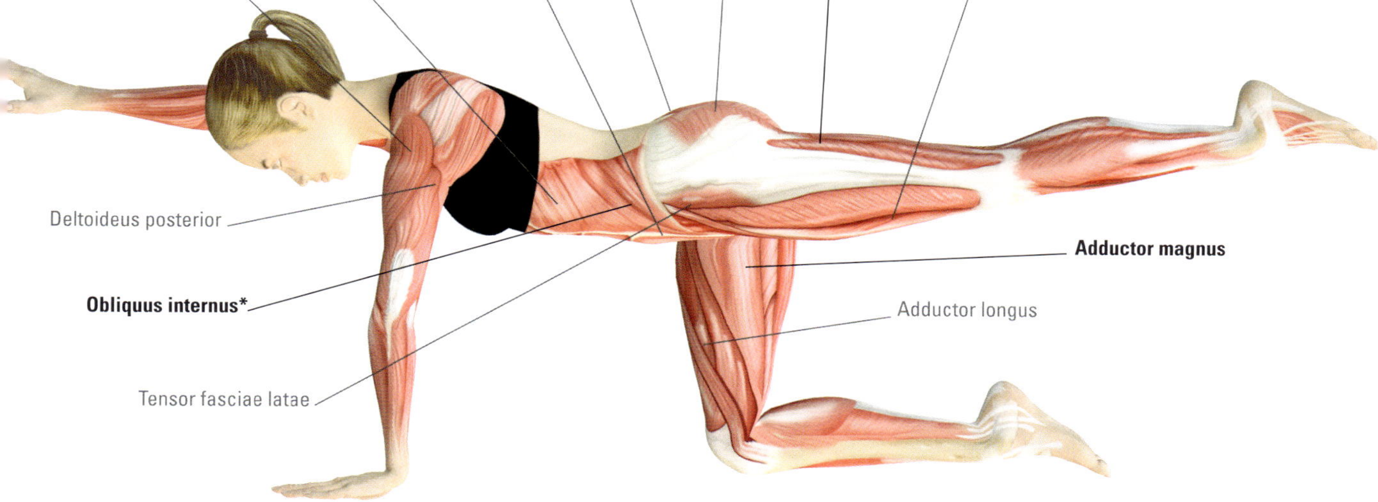
Transversus abdominis*
Gluteus medius*
Rectus abdominis
Gluteus maximus
Biceps femoris
Deltoideus medialis
Rectus femoris
Deltoideus posterior
Adductor magnus
Obliquus internus*
Adductor longus
Tensor fasciae latae

ERLÄUTERUNG

Schwarzer Text steht für aktive Muskeln.

Grauer Text steht für stabilisierende Muskeln.

* steht für tiefe Muskeln.

BRÜCKENSTÜTZ AUF DEN UNTERARMEN

RUMPF UND HÜFTE

❶ Stützen Sie sich auf Unterarme, Knie und Fußspitzen.

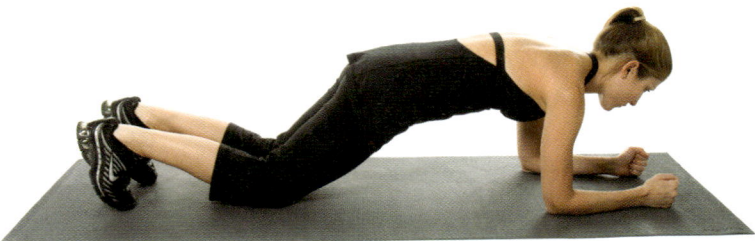

❷ Strecken Sie die Hüfte und schieben Sie den Körper aus den Schultern heraus in Richtung Decke.

❸ Senken Sie den Oberkörper kontrolliert in den Schultern ab, bis sich die Schulterblätter fast berühren.

❹ Halten Sie die Spannung 30 Sekunden. Dann wieder locker lassen und die Abfolge fünfmal wiederholen.

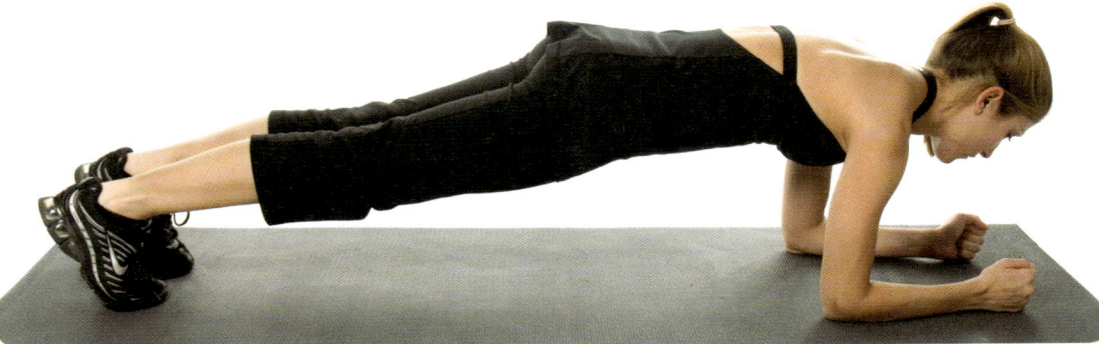

ÜBERBLICK

SCHWERPUNKT
- Schulterblattstabilisatoren
- Körpermitte

TRAININGSZIEL
- Stabilität/Kräftigung

SCHWIERIGKEITSGRAD
- Fortgeschrittene

TRAININGSVORTEIL
- stabilisiert die Körpermitte
- kräftigt die Bauchmuskeln

NICHT ANGERATEN BEI
- Schulterverletzungen
- starken Rückenschmerzen

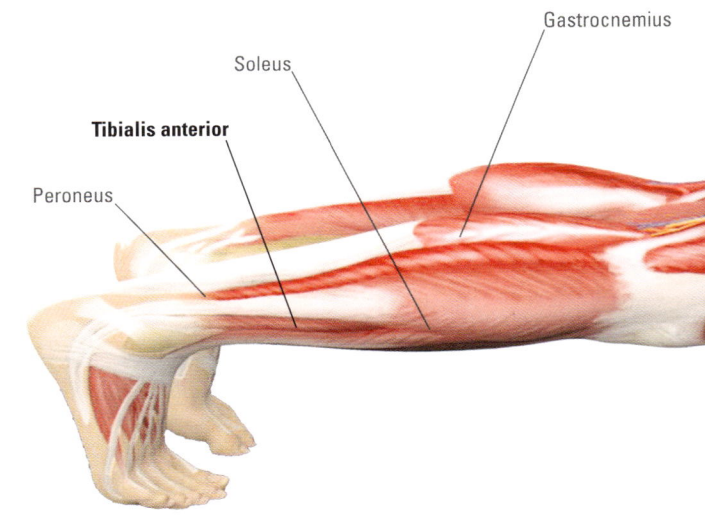

Gastrocnemius

Soleus

Tibialis anterior

Peroneus

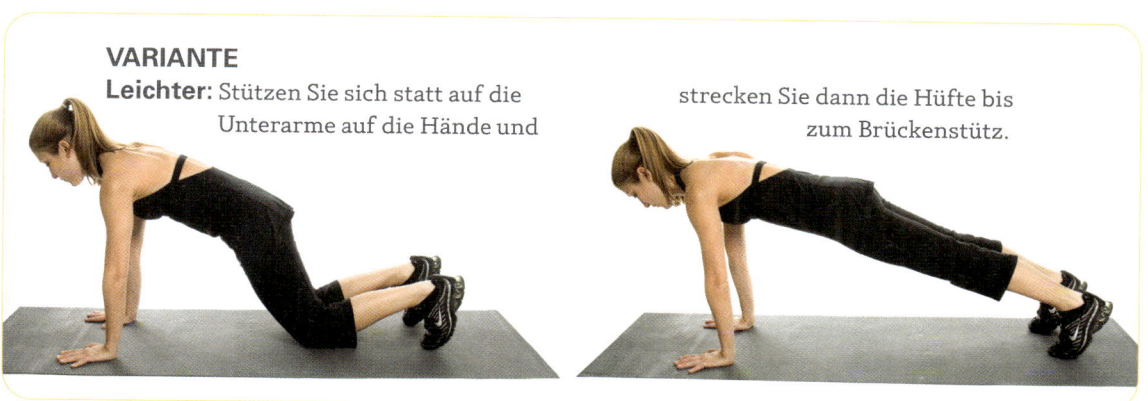

VARIANTE
Leichter: Stützen Sie sich statt auf die Unterarme auf die Hände und strecken Sie dann die Hüfte bis zum Brückenstütz.

TRAINING

- Deltoideus
- Rhomboideus
- Rectus abdominis
- Biceps brachii
- Triceps brachii
- Tensor fasciae latae
- Rectus femoris
- Transversus abdominis
- Obliquus internus
- Serratus anterior
- Tibialis anterior

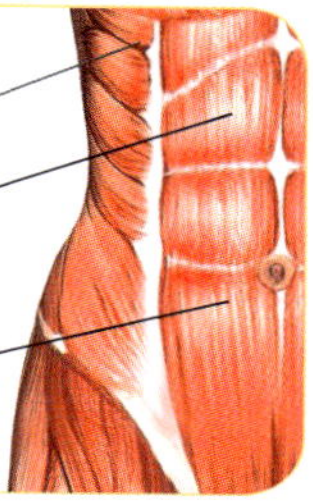

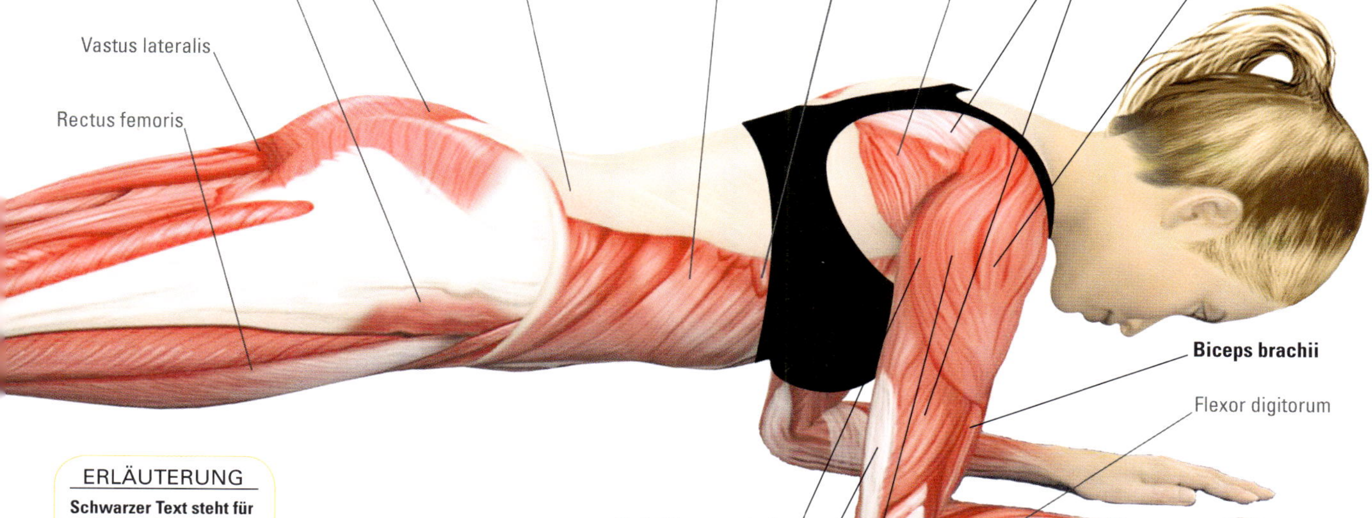

Serratus anterior
Rectus abdominis
Transversus abdominis*

Teres major
Rhomboideus*
Deltoideus anterior
Brachialis
Serratus anterior
Obliquus internus
Gluteus maximus
Quadratus lumborum*
Tensor fasciae latae
Vastus lateralis
Rectus femoris

Biceps brachii
Flexor digitorum
Deltoideus posterior
Triceps brachii
Deltoideus medialis

ERLÄUTERUNG
Schwarzer Text steht für aktive Muskeln.
Grauer Text steht für stabilisierende Muskeln.
* steht für tiefe Muskeln.

BRÜCKENSTÜTZ RÜCKLINGS

RUMPF UND HÜFTE

❶ Strecken Sie im Sitzen die geschlossenen Beine. Platzieren Sie Ihre Hände hinter sich. Die Fingerspitzen zeigen zum Gesäß.

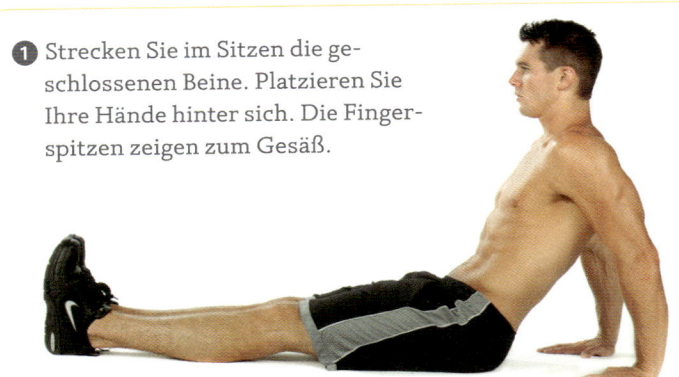

ÜBUNGSTIPPS

RICHTIG
- das Becken während der Übung oben behalten

FALSCH
- die Schultern durchsacken lassen; wenn die Beine zu schwach sind, um den Körper zu stützen, beugen Sie die Knie etwas

❷ Strecken Sie langsam und kontinuierlich die Hüfte, während Sie die Gesäßmuskeln anspannen und die Fersen in den Boden drücken. In der Endstellung beschreibt Ihr Körper von den Schultern bis zu den Füßen eine gerade Linie.

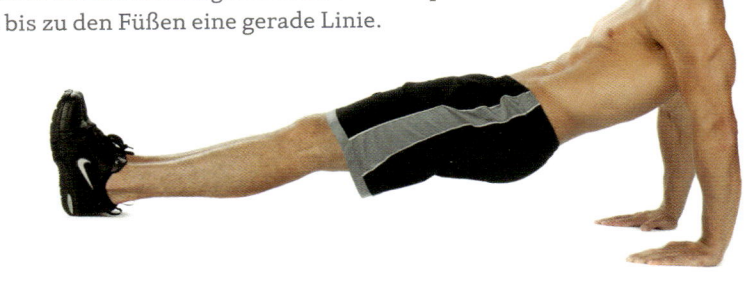

ÜBERBLICK

SCHWERPUNKT
- Hüftstrecker
- Stabilisatoren der Körpermitte
- Armmuskeln
- Beinmuskeln

TRAININGSZIEL
- Stabilität/Kräftigung

SCHWIERIGKEITSGRAD
- Fortgeschrittene

TRAININGSVORTEIL
- stabilisiert die Körpermitte
- kräftigt die Bauchmuskeln

NICHT ANGERATEN BEI
- Handgelenksschmerzen
- Knieschmerzen
- Schulterverletzungen
- stechendem Beinschmerz

❸ Heben Sie das gestreckte rechte Bein, ohne in der Hüfte einzuknicken.

❹ Stellen Sie das rechte Bein langsam wieder auf dem Boden ab und heben Sie anschließend das linke. Wiederholen Sie dies vier- bis sechsmal auf jeder Seite.

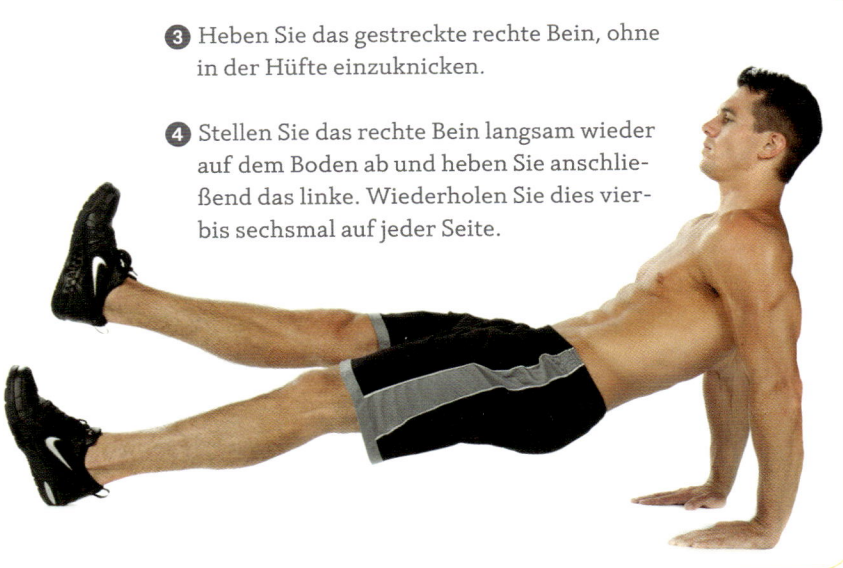

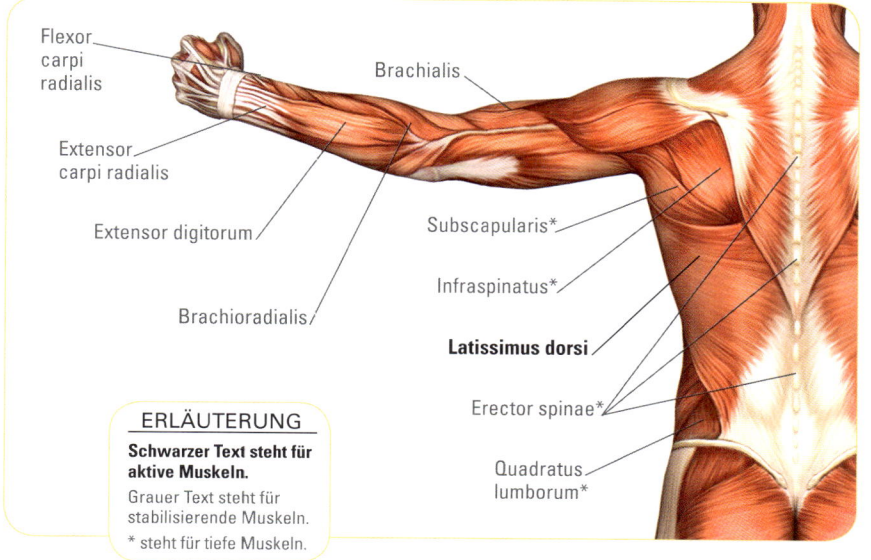

Flexor carpi radialis

Extensor carpi radialis

Extensor digitorum

Brachioradialis

Brachialis

Subscapularis*

Infraspinatus*

Latissimus dorsi

Erector spinae*

Quadratus lumborum*

ERLÄUTERUNG

Schwarzer Text steht für aktive Muskeln.

Grauer Text steht für stabilisierende Muskeln.

* steht für tiefe Muskeln.

TRAINING

- Gluteus maximus
- Biceps femoris
- Deltoideus
- Rectus femoris
- Adductor magnus
- Tensor fasciae latae
- Rectus abdominis
- Transversus abdominis
- Adductor longus
- Obliquus externus
- Latissimus dorsi
- Triceps brachii

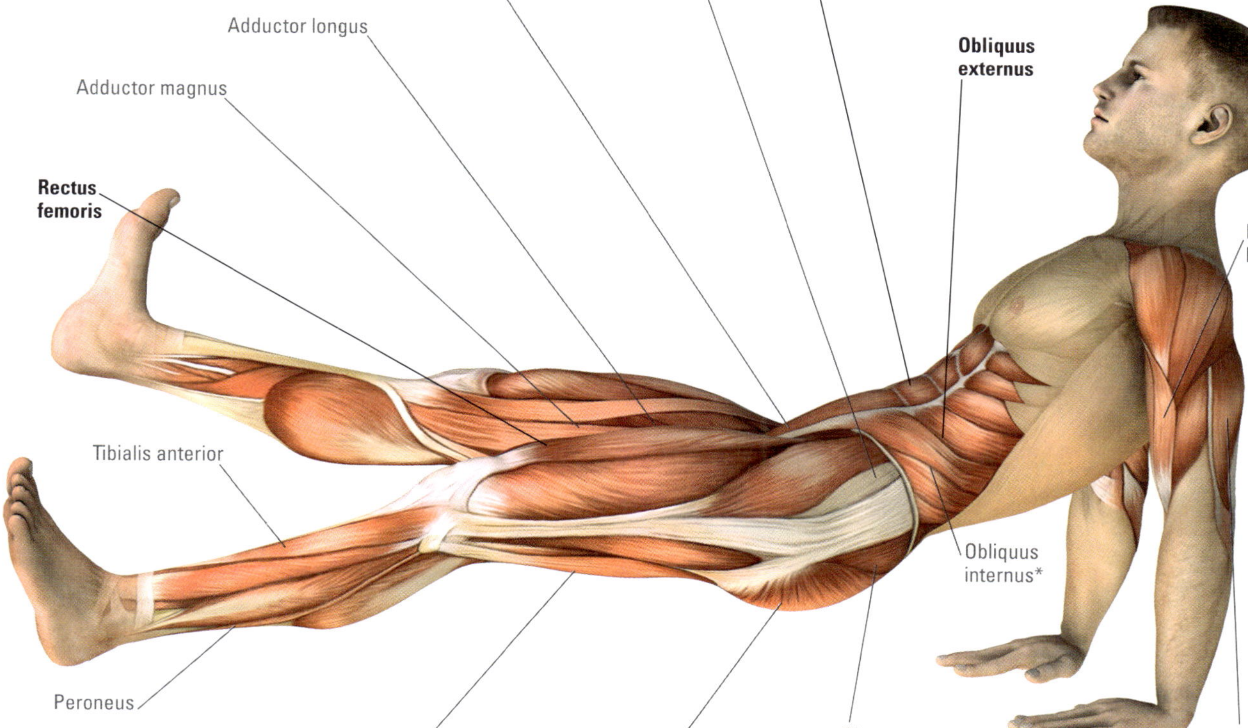

Transversus abdominis*

Tensor fasciae latae

Rectus abdominis

Obliquus externus

Adductor longus

Adductor magnus

Rectus femoris

Biceps brachii

Tibialis anterior

Obliquus internus*

Peroneus

Gluteus medius*

Biceps femoris

Gluteus maximus

Triceps brachii

SEITWÄRTS GEHEN

RUMPF UND HÜFTE

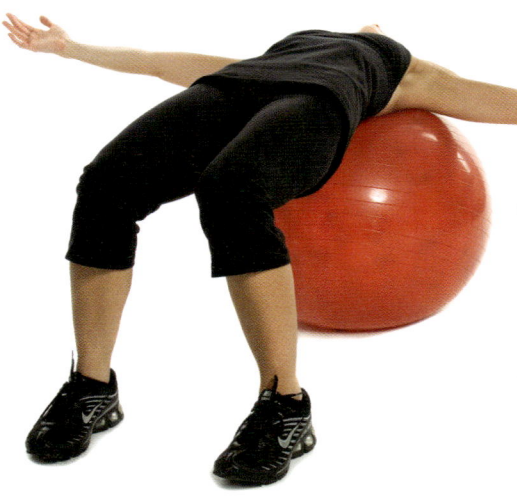

❶ Legen Sie sich rücklings mit den Schultern auf einen Gymnastikball. Ihre Knie sind im 90-Grad-Winkel gebeugt, die Füße stehen hüftbreit voneinander entfernt. Spannen Sie die Bauchmuskulatur an und strecken Sie die Arme zur Seite aus.

ÜBERBLICK

SCHWERPUNKT
- gerade Bauchmuskeln
- Quadrizeps

TRAININGSZIEL
- Stabilisation

SCHWIERIGKEITSGRAD
- Fortgeschrittene

TRAININGSVORTEIL
- stabilisiert das Körperzentrum
- kräftigt die Bauchmuskeln

NICHT ANGERATEN BEI
- Nackenproblemen
- Schmerzen im unteren Rücken

❷ Bewegen Sie die Beine so nach links, dass der Gymnastikball von einer Schulter zur anderen rollt.

❸ Kehren Sie in die Ausgangsposition zurück und gehen Sie anschließend nach rechts.

❹ Wiederholen Sie die Abfolge fünfmal zu jeder Seite.

ÜBUNGSTIPPS

RICHTIG
- die geraden Bauchmuskeln aktivieren, damit eine gerade Körperlinie von den Schultern bis zu den Knien entsteht

FALSCH
- das Becken anheben oder absenken
- den Ball seitlich bewegen

TRAINING

- Rectus abdominis
- Transversus abdominis
- Rectus femoris
- Vastus lateralis
- Vastus intermedius
- Vastus medialis
- Adductor brevis
- Adductor longus
- Adductor magnus
- Tensor fasciae latae

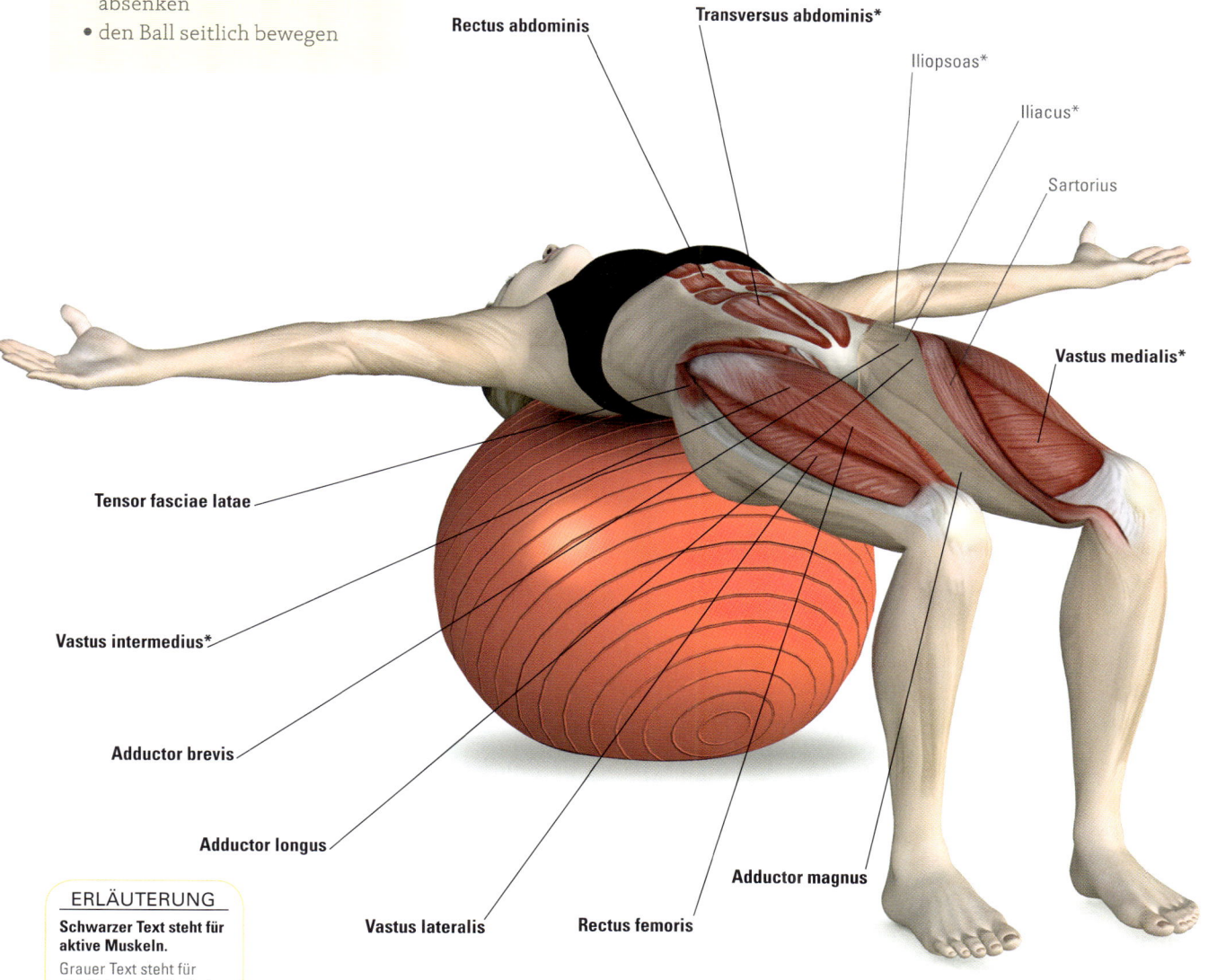

Rectus abdominis

Transversus abdominis*

Iliopsoas*

Iliacus*

Sartorius

Vastus medialis*

Tensor fasciae latae

Vastus intermedius*

Adductor brevis

Adductor longus

Adductor magnus

Vastus lateralis

Rectus femoris

ERLÄUTERUNG
Schwarzer Text steht für aktive Muskeln.
Grauer Text steht für stabilisierende Muskeln.
* steht für tiefe Muskeln.

HÜFTE BEUGEN MIT GYMNASTIKBALL

RUMPF UND HÜFTE

❶ Legen Sie Ihre Unterschenkel und Füße auf einen Gymnastik-ball und stützen Sie sich mit den Händen am Boden ab. Halten Sie den Rücken gerade.

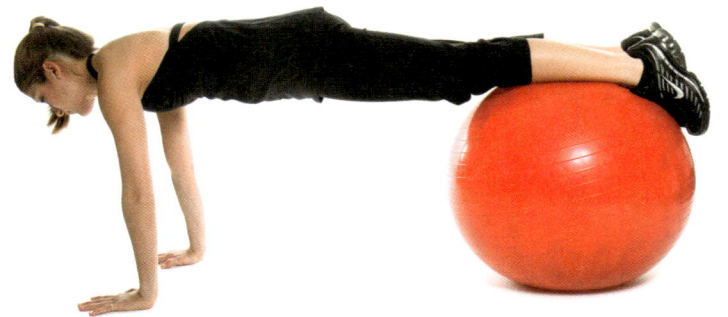

ÜBERBLICK

SCHWERPUNKT
• Bauchmuskeln
• Hüftbeuger

TRAININGSZIELE
• Stabilisation/Kräftigung

SCHWIERIGKEITSGRAD
• Trainierte

TRAININGSVORTEIL
• stabilisiert die Körpermitte
• kräftigt die Bauchmuskeln
• kräftigt die Hüftbeuger

NICHT ANGERATEN BEI
• Nackenproblemen
• Schmerzen im unteren Rücken

❷ Beugen Sie die Hüfte und führen Sie die Knie in Richtung Ihres Brustkorbs. Ziehen Sie den Bauch ein, der Rücken bleibt weiterhin gerade.

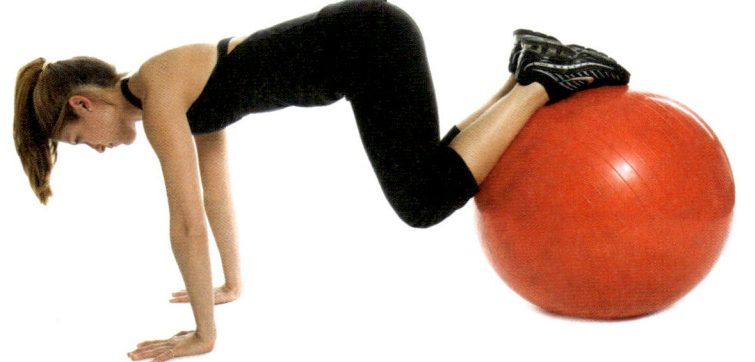

❸ Setzen Sie die Bewegung fort, bis Ihre Fersen das Gesäß berühren.

❹ Halten Sie diese Position fünf Sekunden. Strecken Sie anschließend Beine und Hüfte wieder und kehren Sie so in die Ausgangsstellung zurück.

❺ Wiederholen Sie den Ablauf dreimal.

TRAINING

• Iliacus
• Iliopsoas
• Obliquus externus
• Obliquus internus
• Rectus abdominis
• Sartorius
• Tibialis anterior
• Transversus abdominis

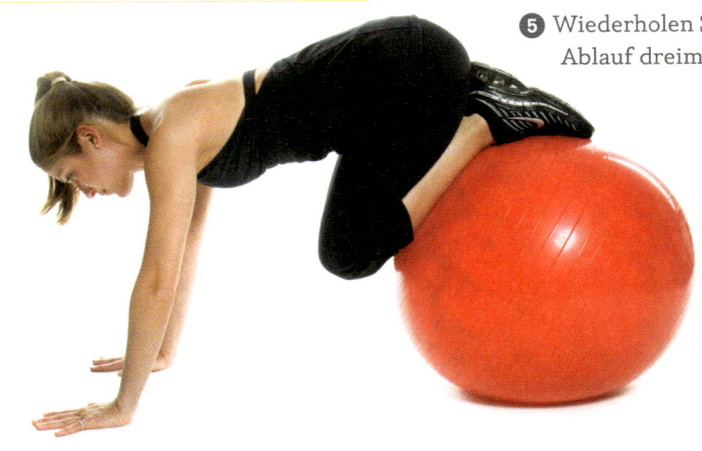

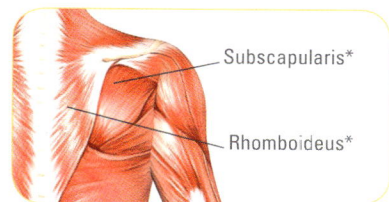

Subscapularis*

Rhomboideus*

ERLÄUTERUNG

Schwarzer Text steht für aktive Muskeln.
Grauer Text steht für stabilisierende Muskeln.
* steht für tiefe Muskeln.

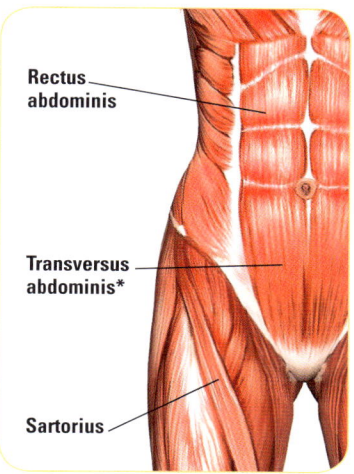

Rectus abdominis

Transversus abdominis*

Sartorius

ÜBUNGSTIPPS

RICHTIG
• den Brustkorb oben halten
• den Nacken strecken und während der Bewegung die Ellenbogen nur leicht beugen
• die Hände direkt unter den Schultern platzieren

FALSCH
• die Ellenbogen zu stark beugen
• die Schultern in Richtung Ohren ziehen

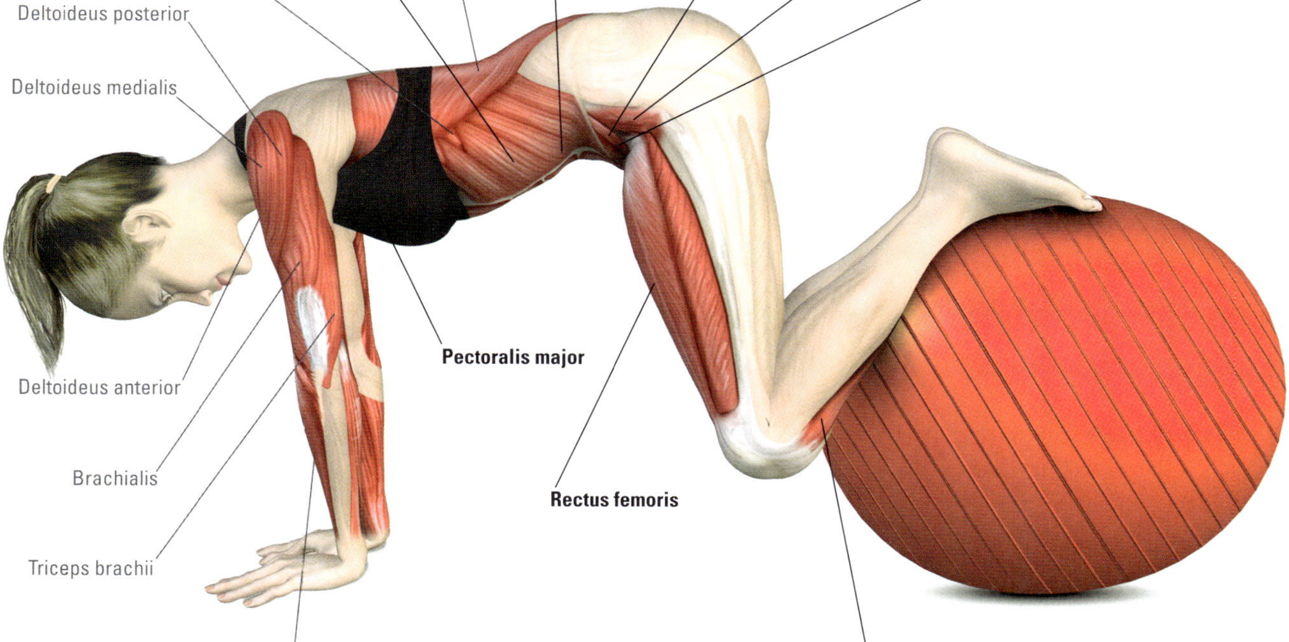

Obliquus internus*

Latissimus dorsi

Obliquus externus

Serratus anterior

Deltoideus posterior

Deltoideus medialis

Deltoideus anterior

Brachialis

Triceps brachii

Extensor digitorum

Pectoralis major

Rectus femoris

Iliopsoas*

Tensor fasciae latae

Iliacus*

Tibialis anterior

RÜCKEN STRECKEN MIT DREHUNG

RUMPF UND HÜFTE

① Legen Sie sich bäuchlings so auf einen Gymnastikball, dass sich Ihr Nabel über dessen Zentrum befindet. Stützen Sie sich mit gestreckten Beinen auf den Fußspitzen ab.

② Legen Sie die Hände seitlich an den Hinterkopf.

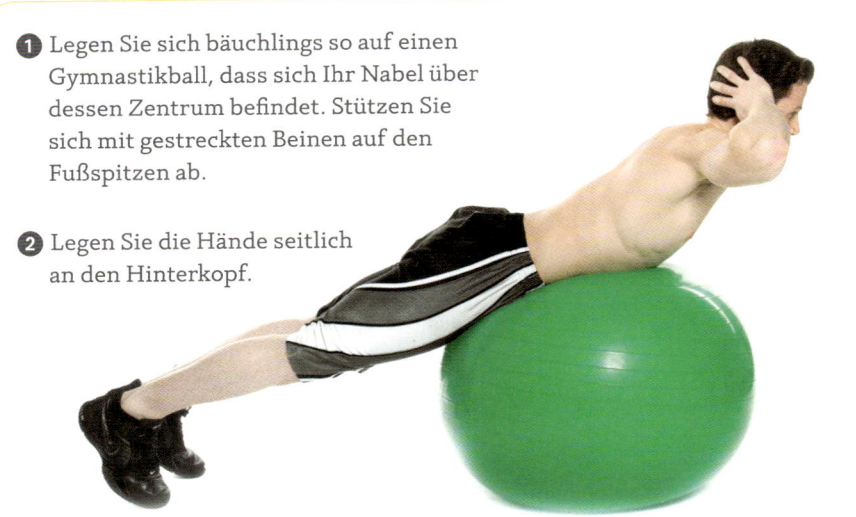

ÜBUNGSTIPPS

RICHTIG
- die Zehen fest auf den Boden drücken
- die Arme mit gebeugten Ellenbogen im 90-Grad-Winkel zum Rumpf halten
- Füße weiter auseinander für mehr Stabilität

FALSCH
- die Hüfte während der Drehung verschieben – sie bleibt stets im 90-Grad-Winkel zum Ball

ÜBERBLICK

SCHWERPUNKT
- schräge Bauchmuskeln
- Rückenmuskeln

TRAININGSZIEL
- Stabilität/Kräftigung

SCHWIERIGKEITSGRAD
- Trainierte

TRAININGSVORTEIL
- kräftigt die Rückenmuskeln
- kräftigt die Bauchmuskeln

NICHT ANGERATEN BEI
- Nackenproblemen
- Schmerzen im unteren Rücken

③ Strecken Sie den Rücken, heben Sie den Brustkorb vom Ball und drehen Sie den Oberkörper nach rechts.

④ Halten Sie fünf Sekunden inne. Kehren Sie anschließend in die Ausgangsposition zurück.

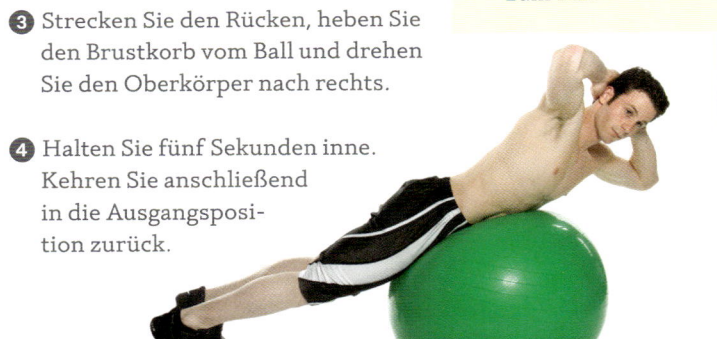

⑤ Absolvieren Sie die Übung zur anderen Seite. Wiederholen Sie den Ablauf dreimal in jede Richtung.

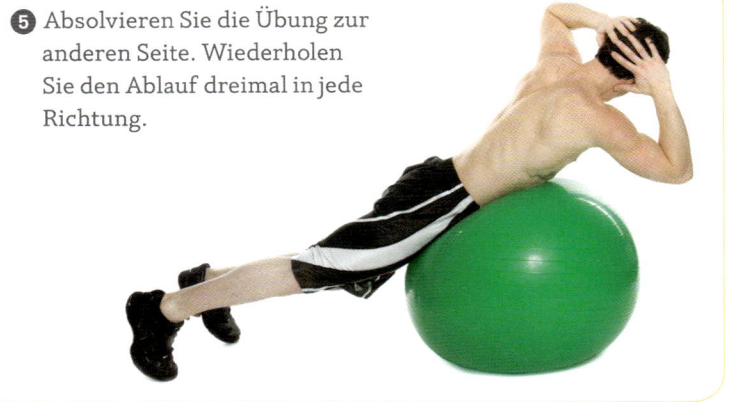

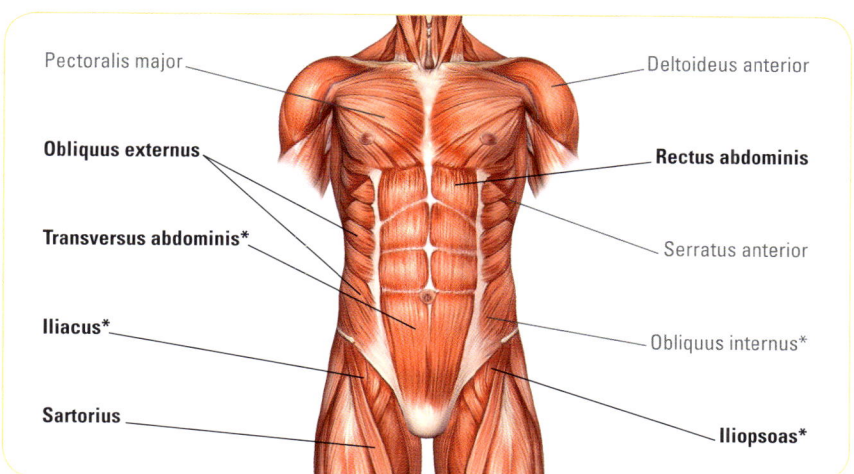

Pectoralis major
Deltoideus anterior

Obliquus externus

Rectus abdominis

Transversus abdominis*

Serratus anterior

Iliacus*

Obliquus internus*

Sartorius

Iliopsoas*

TRAINING

- Erector spinae
- Obliquus externus

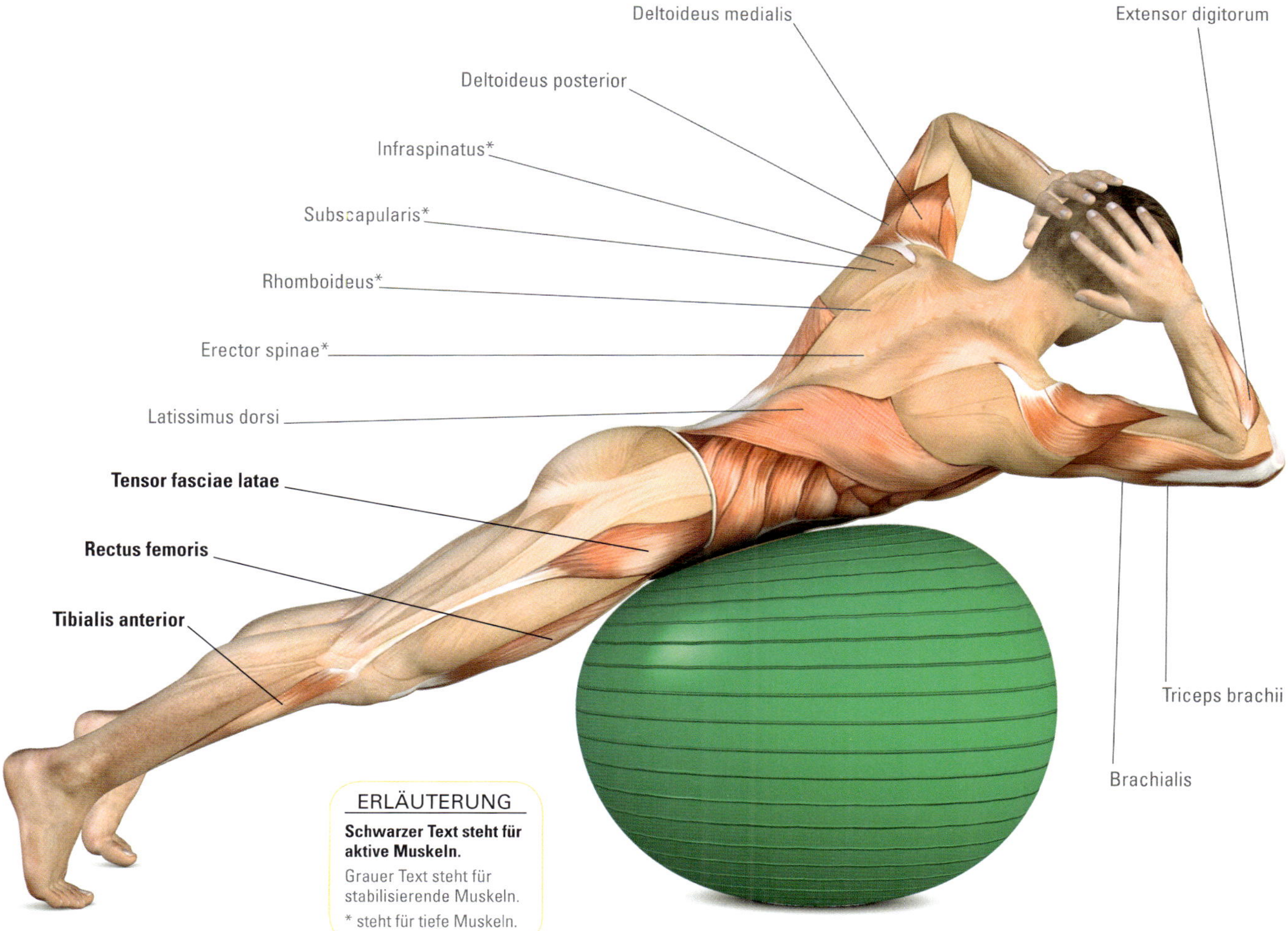

Deltoideus medialis

Extensor digitorum

Deltoideus posterior

Infraspinatus*

Subscapularis*

Rhomboideus*

Erector spinae*

Latissimus dorsi

Tensor fasciae latae

Rectus femoris

Tibialis anterior

Triceps brachii

Brachialis

ERLÄUTERUNG

Schwarzer Text steht für aktive Muskeln.

Grauer Text steht für stabilisierende Muskeln.

* steht für tiefe Muskeln.

BRÜCKENSTÜTZ AUF DEM BALL

RUMPF UND HÜFTE

❶ Stützen Sie sich mit Ellenbogen und Unterarmen auf einen Gymnastikball und stellen Sie die Fußballen auf den Boden.

❷ Ihr Körper bildet von den Fersen bis zu den Schultern eine gerade Linie.

❸ Halten Sie diese Position, so lange Sie können.

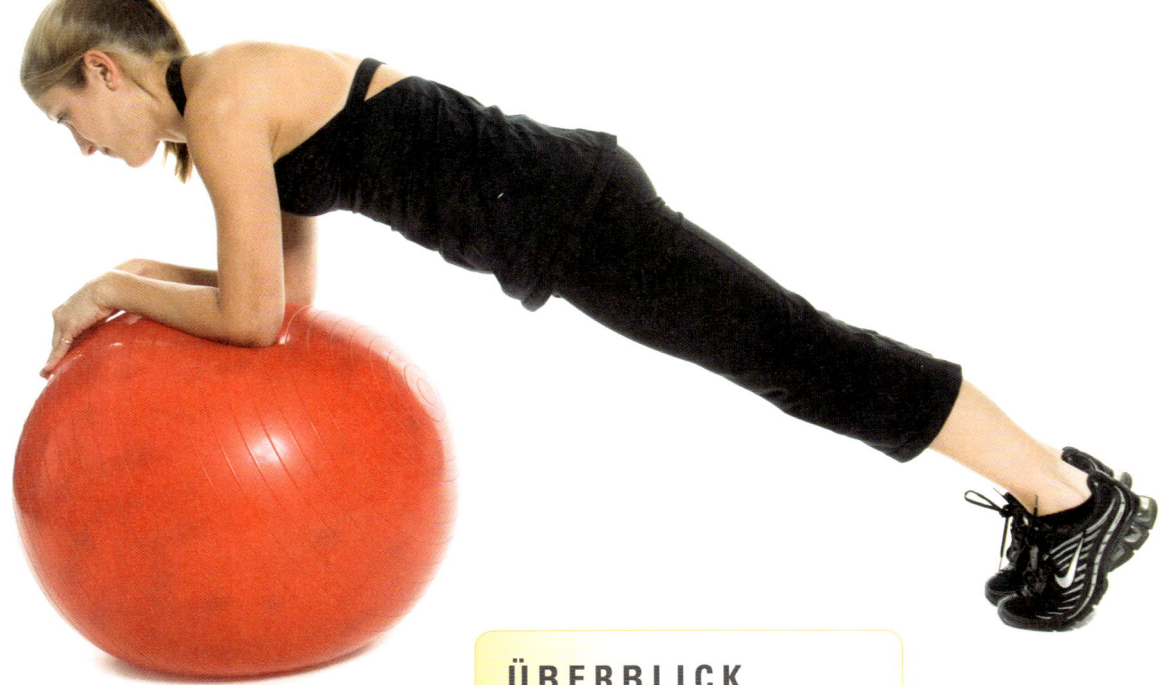

ÜBUNGSTIPPS

RICHTIG
• normal atmen
• für die neutrale Körperhaltung die Bauchmuskeln aktivieren

FALSCH
• das Becken heben oder absacken lassen und somit aus der geraden Körperlinie führen

ÜBERBLICK

SCHWERPUNKT
• quere Bauchmuskeln

TRAININGSZIEL
• Stabilität/Kräftigung

SCHWIERIGKEITSGRAD
• Trainierte

TRAININGSVORTEIL
• stabilisiert die Körpermitte
• kräftigt die Bauchmuskeln
• stärkt den unteren Rücken

NICHT ANGERATEN BEI
• starken Nackenschmerzen
• Schmerzen im unteren Rücken

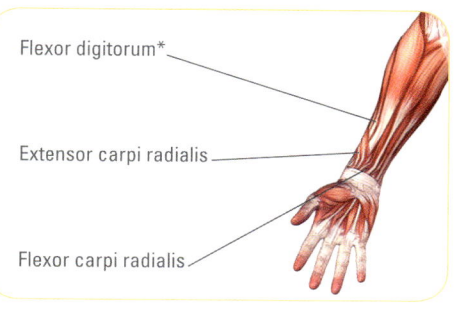

Flexor digitorum*

Extensor carpi radialis

Flexor carpi radialis

TRAINING

- Rectus abdominis
- Transversus abdominis
- Rectus femoris
- Iliacus
- Iliopsoas
- Latissimus dorsi
- Obliquus externus
- Obliquus internus
- Pectoralis major
- Teres major
- Triceps brachii
- Erector spinae

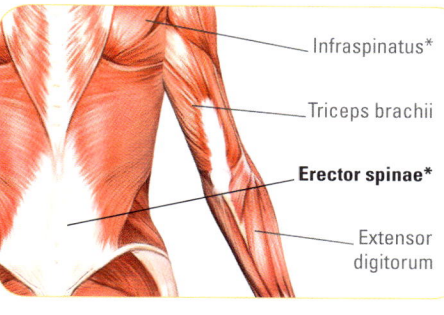

Infraspinatus*

Triceps brachii

Erector spinae*

Extensor digitorum

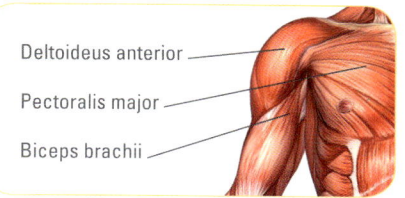

Deltoideus anterior

Pectoralis major

Biceps brachii

ERLÄUTERUNG

Schwarzer Text steht für aktive Muskeln.

Grauer Text steht für stabilisierende Muskeln.

* steht für tiefe Muskeln.

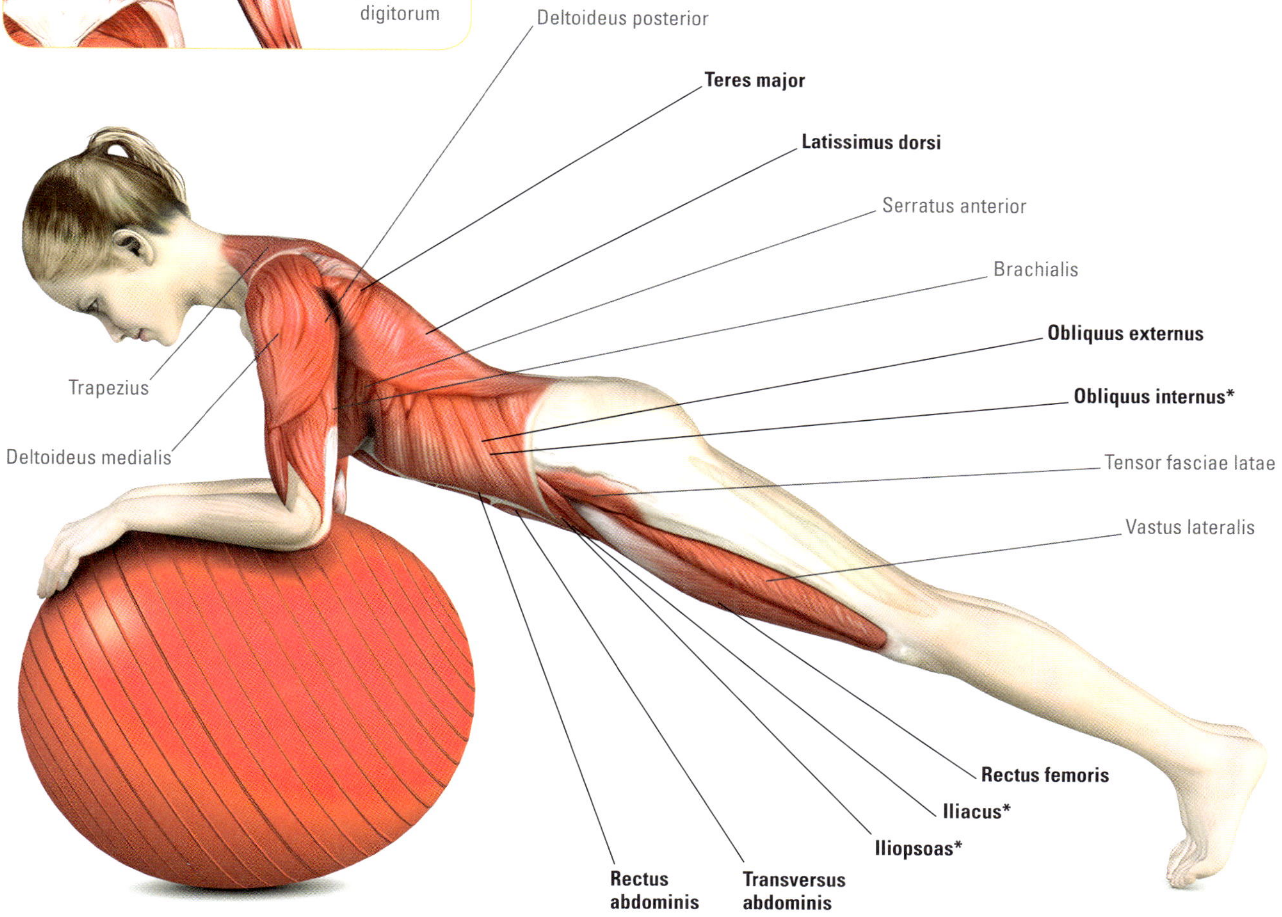

Deltoideus posterior

Teres major

Latissimus dorsi

Serratus anterior

Brachialis

Obliquus externus

Obliquus internus*

Tensor fasciae latae

Vastus lateralis

Trapezius

Deltoideus medialis

Rectus femoris

Iliacus*

Iliopsoas*

Rectus abdominis

Transversus abdominis

BEINE ÜBERKREUZEN

RUMPF UND HÜFTE

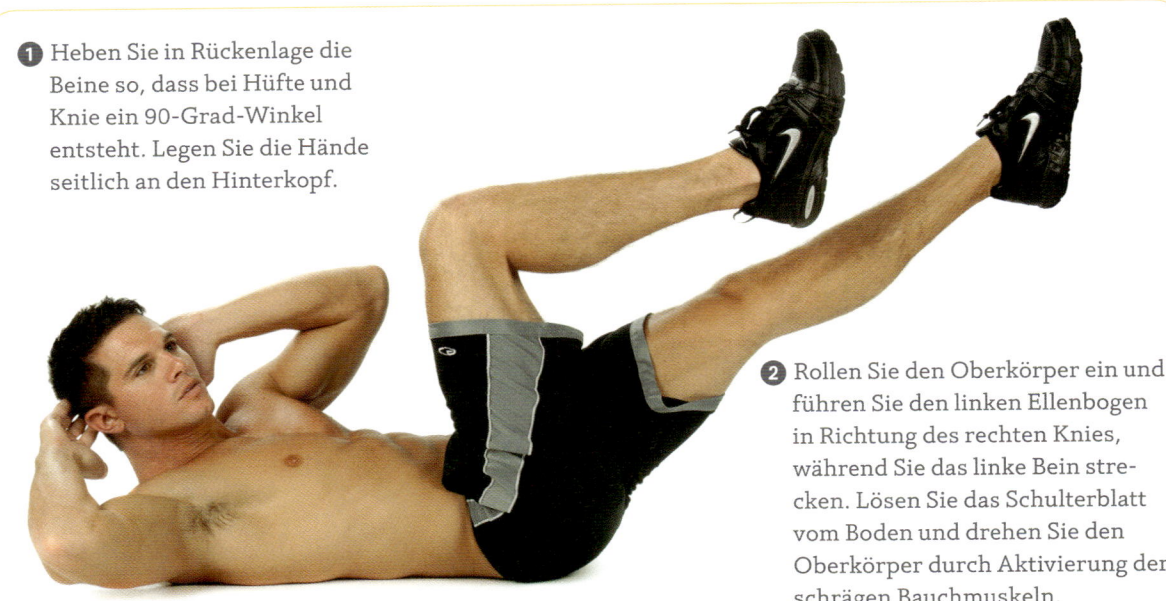

1 Heben Sie in Rückenlage die Beine so, dass bei Hüfte und Knie ein 90-Grad-Winkel entsteht. Legen Sie die Hände seitlich an den Hinterkopf.

2 Rollen Sie den Oberkörper ein und führen Sie den linken Ellenbogen in Richtung des rechten Knies, während Sie das linke Bein strecken. Lösen Sie das Schulterblatt vom Boden und drehen Sie den Oberkörper durch Aktivierung der schrägen Bauchmuskeln.

3 Wechseln Sie die Seiten. Wiederholen Sie den Ablauf sechsmal.

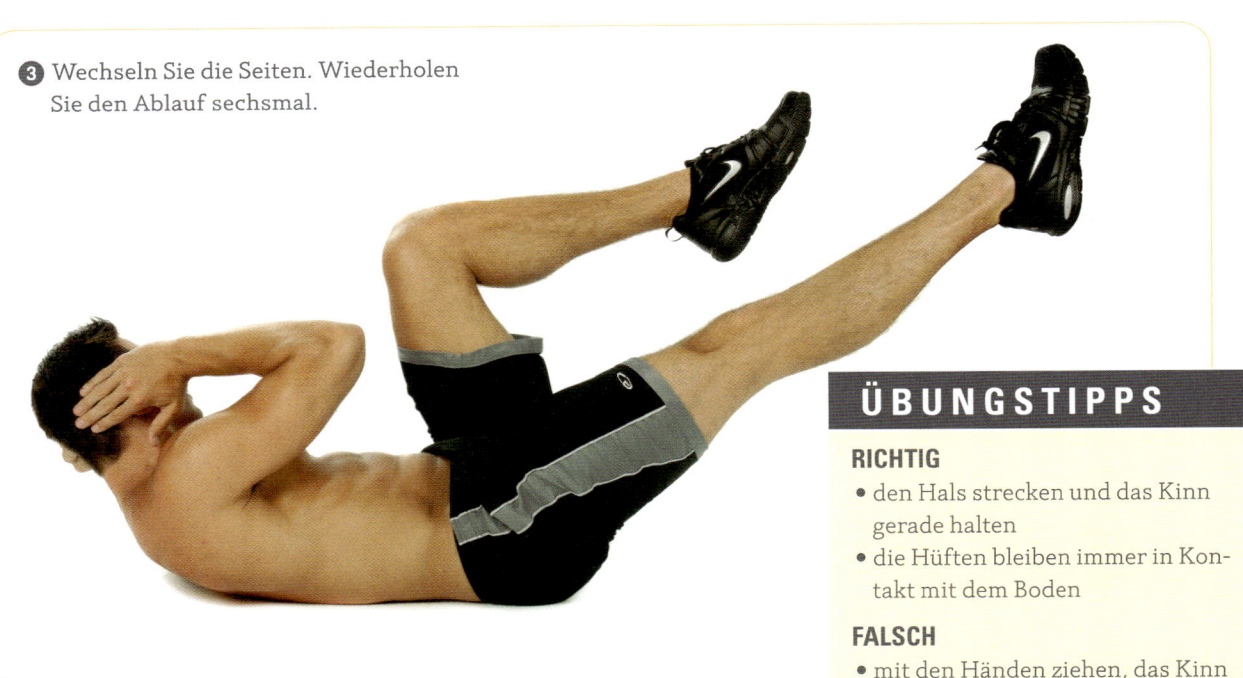

ÜBUNGSTIPPS

RICHTIG
- den Hals strecken und das Kinn gerade halten
- die Hüften bleiben immer in Kontakt mit dem Boden

FALSCH
- mit den Händen ziehen, das Kinn auf die Brust nehmen, den Rücken rund machen
- den aktiven Ellenbogen schneller als die Schulter nach vorne führen

VARIANTE

Leichter: Stellen Sie die Füße auf und platzieren Sie einen Fuß auf dem Oberschenkel oberhalb des Knies. Führen Sie den gegenüberliegenden Ellenbogen zum freien Knie. Nach sechs Wiederholungen wechseln Sie die Seite.

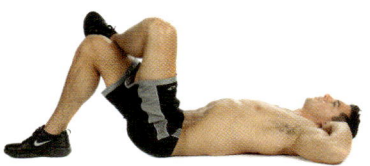
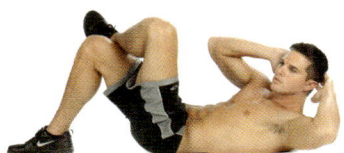

ÜBERBLICK

SCHWERPUNKT
- Bauchmuskeln

TRAININGSZIEL
- Kräftigung

SCHWIERIGKEITSGRAD
- Trainierte

TRAININGSVORTEIL
- kräftigt die Bauchmuskeln
- stabilisiert die Körpermitte

NICHT ANGERATEN BEI
- Nackenproblemen
- Schmerzen im unteren Rücken

TRAINING

- Rectus abdominis
- Transversus abdominis
- Obliquus externus
- Obliquus internus
- Rectus femoris
- Vastus medialis
- Sartorius
- Tensor fasciae latae

Transversus abdominis*

Triceps brachii

Biceps brachii

Deltoideus anterior

Vastus lateralis

Biceps femoris

Rectus femoris

Gracilis*

Sartorius

Adductor magnus

Tensor fasciae latae

Gluteus maximus

Iliopsoas*

Latissimus dorsi

Serratus anterior

Rectus abdominis

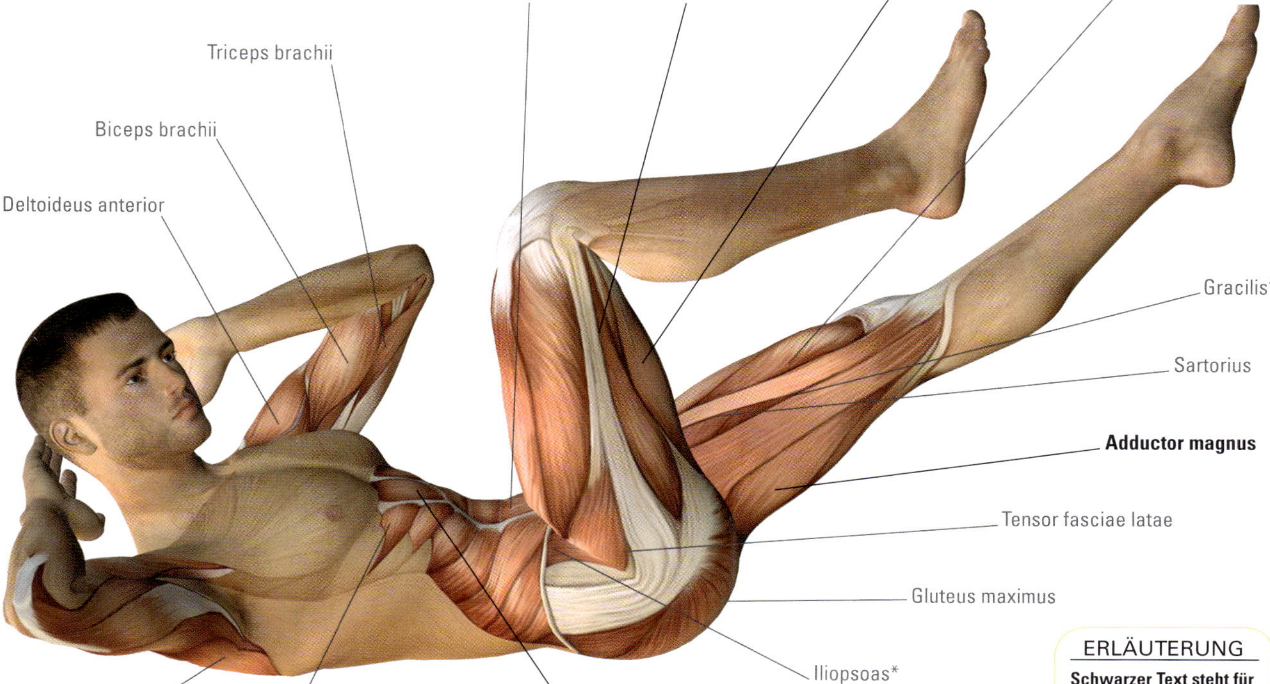

ERLÄUTERUNG

Schwarzer Text steht für aktive Muskeln.

Grauer Text steht für stabilisierende Muskeln.

* steht für tiefe Muskeln.

OBERKÖRPER DREHEN IM SEITSTÜTZ

RUMPF UND HÜFTE

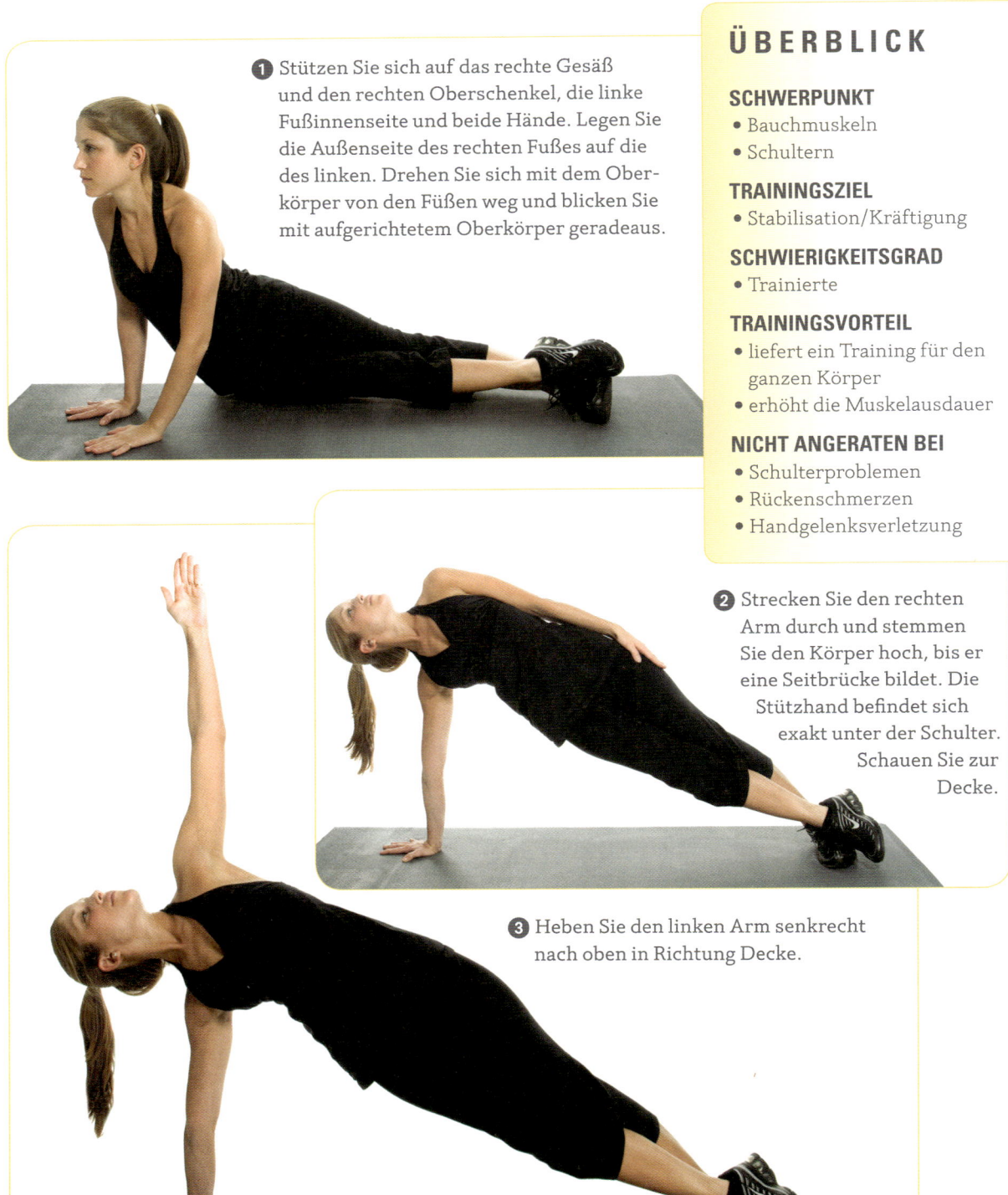

❶ Stützen Sie sich auf das rechte Gesäß und den rechten Oberschenkel, die linke Fußinnenseite und beide Hände. Legen Sie die Außenseite des rechten Fußes auf die des linken. Drehen Sie sich mit dem Oberkörper von den Füßen weg und blicken Sie mit aufgerichtetem Oberkörper geradeaus.

ÜBERBLICK

SCHWERPUNKT
- Bauchmuskeln
- Schultern

TRAININGSZIEL
- Stabilisation/Kräftigung

SCHWIERIGKEITSGRAD
- Trainierte

TRAININGSVORTEIL
- liefert ein Training für den ganzen Körper
- erhöht die Muskelausdauer

NICHT ANGERATEN BEI
- Schulterproblemen
- Rückenschmerzen
- Handgelenksverletzung

❷ Strecken Sie den rechten Arm durch und stemmen Sie den Körper hoch, bis er eine Seitbrücke bildet. Die Stützhand befindet sich exakt unter der Schulter. Schauen Sie zur Decke.

❸ Heben Sie den linken Arm senkrecht nach oben in Richtung Decke.

ÜBUNGSTIPPS

RICHTIG
- Beine so weit wie möglich strecken
- die Schulter stabilisieren
- die Hüfte heben, um die Belastung des Oberkörpers zu minimieren

FALSCH
- die Schultern in die Gelenkendstellung sacken lassen

TRAINING

- Latissimus dorsi
- Rectus abdominis
- Obliquus internus
- Obliquus externus
- Transversus abdominis
- Adductor magnus
- Adductor longus
- Deltoideus

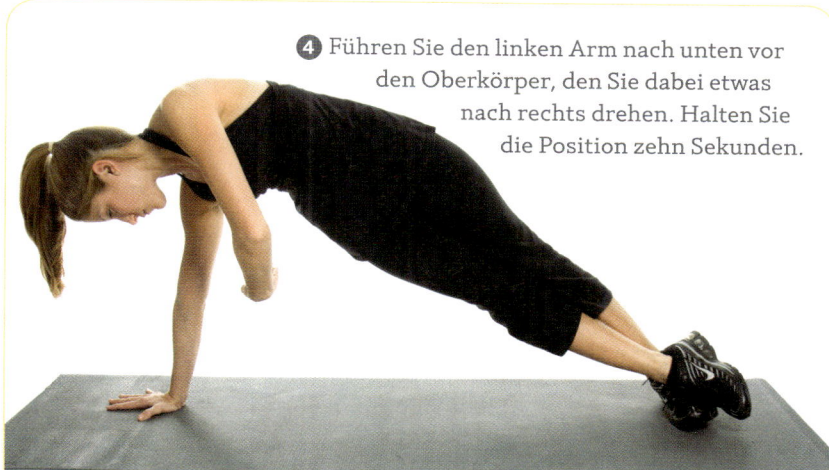

④ Führen Sie den linken Arm nach unten vor den Oberkörper, den Sie dabei etwas nach rechts drehen. Halten Sie die Position zehn Sekunden.

⑤ Kehren Sie in die Ausgangsstellung zurück und wiederholen Sie den Ablauf vier- bis sechsmal. Wechseln Sie danach die Seite.

ERLÄUTERUNG

Schwarzer Text steht für aktive Muskeln.

Grauer Text steht für stabilisierende Muskeln.

* steht für tiefe Muskeln.

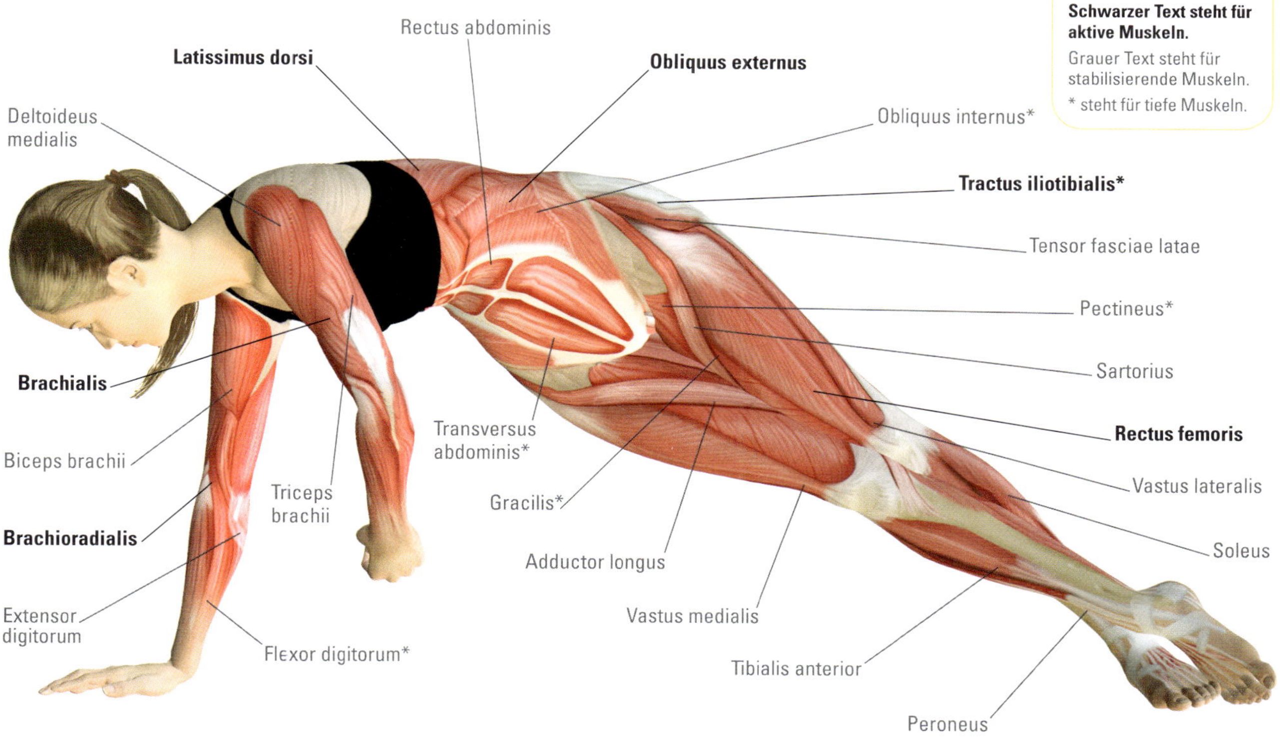

Rectus abdominis

Latissimus dorsi

Obliquus externus

Deltoideus medialis

Obliquus internus*

Tractus iliotibialis*

Tensor fasciae latae

Pectineus*

Sartorius

Brachialis

Rectus femoris

Biceps brachii

Vastus lateralis

Transversus abdominis*

Triceps brachii

Gracilis*

Brachioradialis

Soleus

Adductor longus

Extensor digitorum

Vastus medialis

Flexor digitorum*

Tibialis anterior

Peroneus

SEITSTÜTZ

RUMPF UND HÜFTE

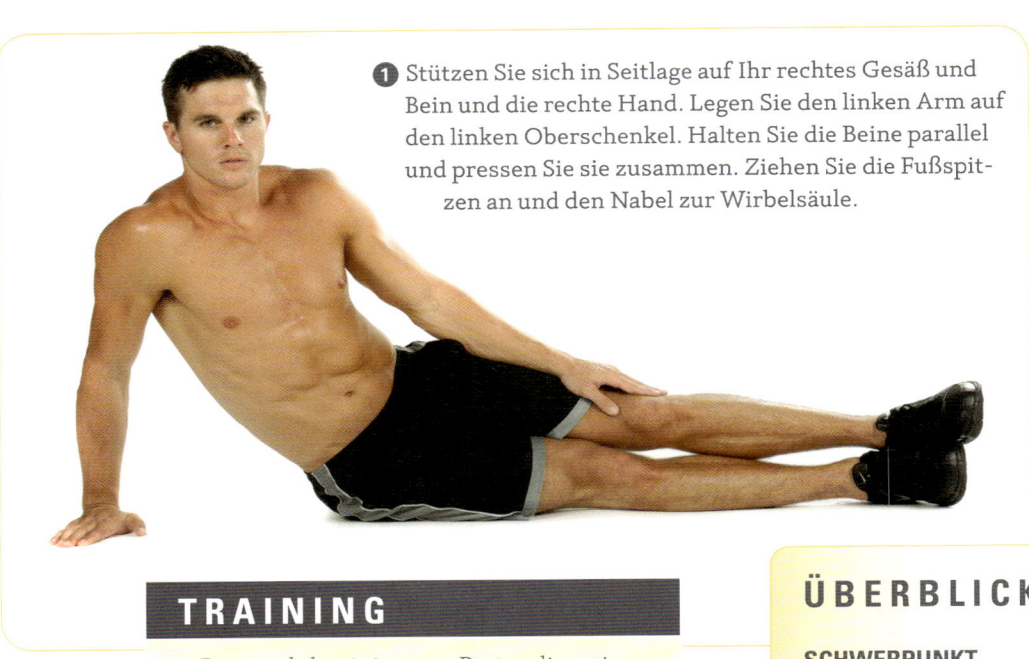

❶ Stützen Sie sich in Seitlage auf Ihr rechtes Gesäß und Bein und die rechte Hand. Legen Sie den linken Arm auf den linken Oberschenkel. Halten Sie die Beine parallel und pressen Sie sie zusammen. Ziehen Sie die Fußspitzen an und den Nabel zur Wirbelsäule.

TRAINING

- Rectus abdominis
- Obliquus internus
- Obliquus externus
- Adductor magnus
- Pectoralis major
- Pectoralis minor
- Triceps brachii
- Gluteus medius

ÜBERBLICK

SCHWERPUNKT
- Bauchmuskeln
- Abduktoren und Adduktoren der Oberschenkel
- Latissimus dorsi

TRAININGSZIELE
- Stabilisation/Kräftigung

SCHWIERIGKEITSGRAD
- Trainierte

TRAININGSVORTEIL
- stabilisiert die Wirbelsäule

NICHT ANGERATEN BEI
- Verletzung der Rotatorenmanschette
- Nackenproblemen

❷ Heben Sie die Hüfte so hoch, dass in der Seitbrücke eine gerade Linie von den Fersen bis zum Kopf entsteht. Stützen Sie mit der Hand exakt unter der Schulter.

❸ Senken Sie die Hüfte langsam zurück in die Ausgangsposition und wiederholen Sie die Abfolge sechsmal. Spannen Sie dabei die Gesäßmuskeln an. Wechseln Sie danach die Seite.

VARIANTE

Leichter: Stützen Sie sich auf den Unterarm und nicht auf die Hand. Beugen Sie den Ellenbogen so, dass er sich unter Ihrer Schulter befindet.

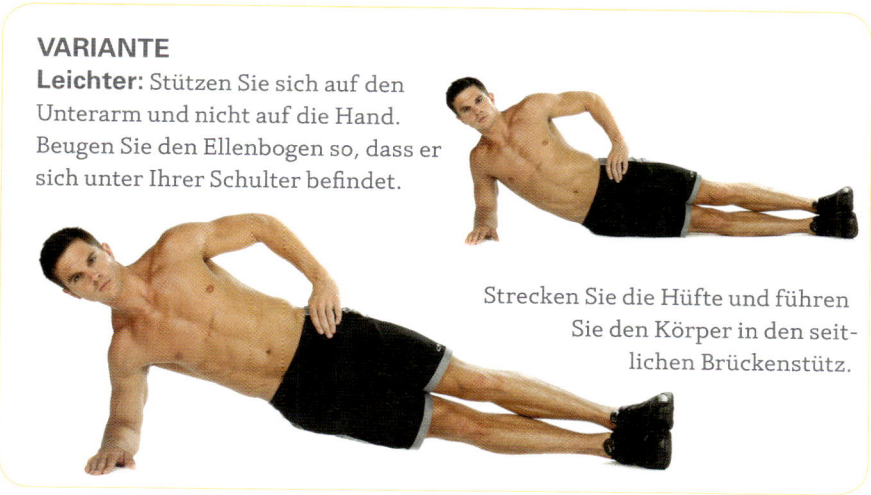

Strecken Sie die Hüfte und führen Sie den Körper in den seitlichen Brückenstütz.

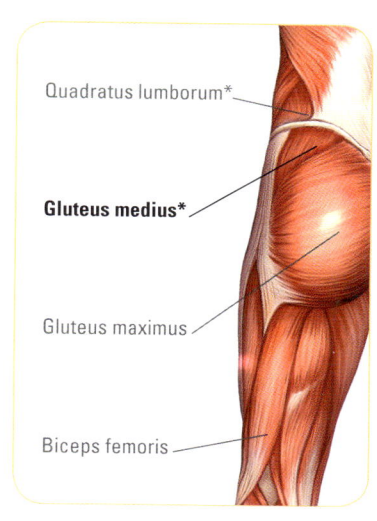

Quadratus lumborum*

Gluteus medius*

Gluteus maximus

Biceps femoris

ERLÄUTERUNG

Schwarzer Text steht für aktive Muskeln.
Grauer Text steht für stabilisierende Muskeln.
* steht für tiefe Muskeln.

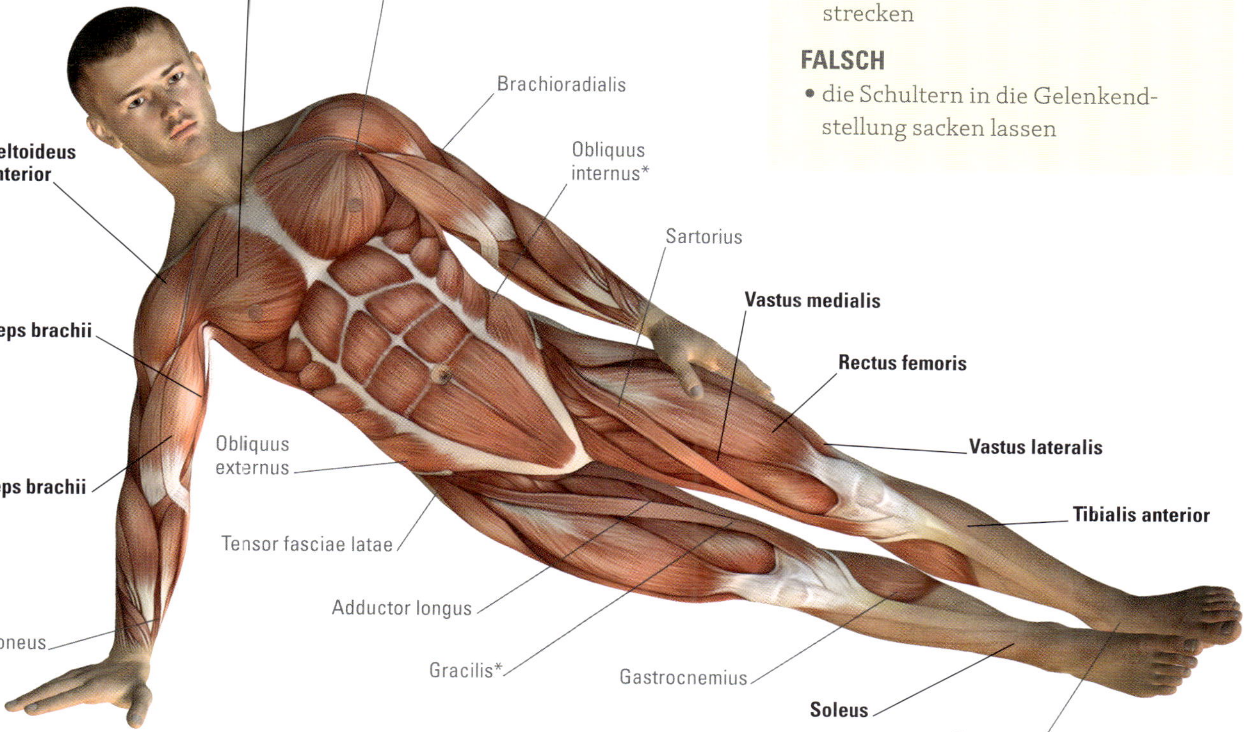

ÜBUNGSTIPPS

RICHTIG
- die Hüfte heben, um die Belastung des Oberkörpers zu minimieren
- die Beine so weit wie möglich strecken

FALSCH
- die Schultern in die Gelenkendstellung sacken lassen

Pectoralis major

Pectoralis minor*

Brachioradialis

Obliquus internus*

Sartorius

Deltoideus anterior

Vastus medialis

Rectus femoris

Triceps brachii

Vastus lateralis

Obliquus externus

Tibialis anterior

Biceps brachii

Tensor fasciae latae

Anconeus

Adductor longus

Gracilis*

Gastrocnemius

Soleus

Peroneus

UNTERER RÜCKEN

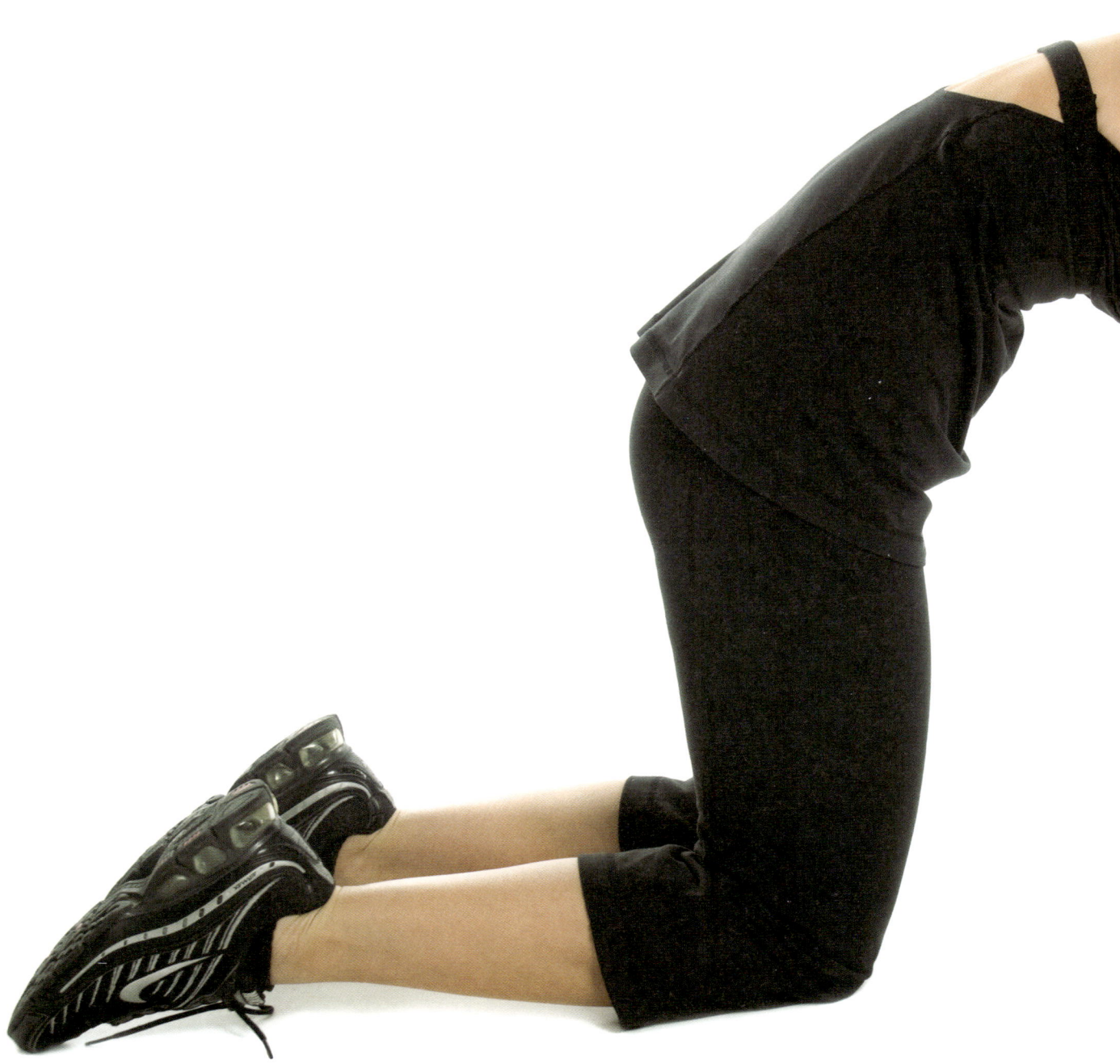

Wenn von Rückenschmerzen die Rede ist, dann verstehen die meisten Menschen darunter Schmerzen in der Lendenwirbelsäule. Kein Wunder, schließlich ist dieser Abschnitt unseres Rückgrats am häufigsten davon betroffen. Und das kommt nicht von ungefähr, denn die Lendenwirbel L1 bis L5 gehören einerseits zu den beweglichsten Teilen der Wirbelsäule, andererseits werden sie beim Menschen durch den aufrechten Gang außerordentlich belastet. Was unser Rückgrat also braucht, ist ein leistungsfähiger Apparat aus Muskeln, Sehnen und Bändern, der – wohl koordiniert – dafür sorgt, dass die meisten Belastungen abgefangen werden, bevor sie Knochen und Bandscheiben erreichen. Das gelingt mit gezieltem Training. Zu diesem Zweck haben wir Ihnen auf den folgenden Seiten die besten Übungen für einen starken unteren Rücken zusammengestellt.

BECKENWIEGE IN RÜCKENLAGE

UNTERER RÜCKEN

ÜBERBLICK

SCHWERPUNKT
- unterer Rücken
- Bauchmuskeln

TRAININGSZIEL
- Stabilisation

SCHWIERIGKEITSGRAD
- Einsteiger

TRAININGSVORTEIL
- verbessert die Haltung
- lindert Rückenschmerzen

NICHT ANGERATEN BEI
- starkem Rückenschmerz

① Legen Sie sich mit angewinkelten Beinen auf den Rücken. Die natürliche Krümmung der Lendenwirbelsäule führt dazu, dass Ihr unterer Rücken etwas vom Boden abgehoben ist.

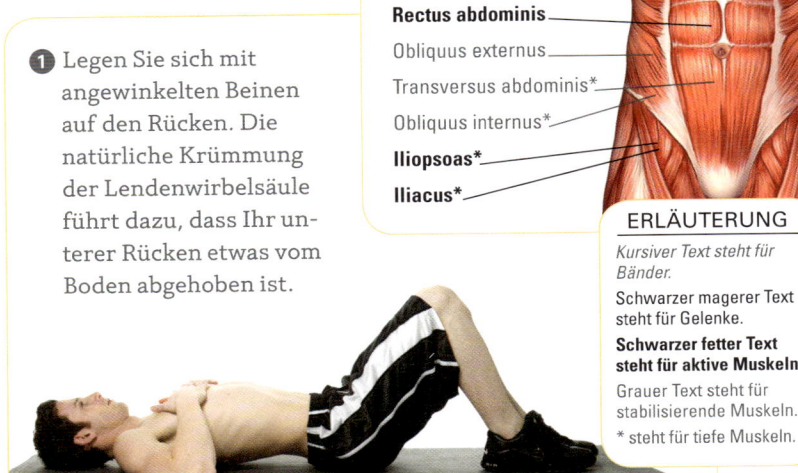

Rectus abdominis
Obliquus externus
Transversus abdominis*
Obliquus internus*
Iliopsoas*
Iliacus*

ERLÄUTERUNG

Kursiver Text steht für Bänder.
Schwarzer magerer Text steht für Gelenke.
Schwarzer fetter Text steht für aktive Muskeln.
Grauer Text steht für stabilisierende Muskeln.
* steht für tiefe Muskeln.

ÜBUNGSTIPPS

RICHTIG
- die 2-2-2-Methode anwenden: zwei Sekunden anspannen, zwei Sekunden halten, zwei Sekunden zurück in die Ausgangsposition; Fortgeschrittene wenden die 2-5-2-Methode an
- das Becken in Richtung Bauch führen

FALSCH
- das Gesäß vom Boden abheben

② Kippen Sie durch Anspannen der Bauchmuskeln und des Hüftbeugers Ihr Becken so, dass der untere Rücken immer flacher wird und am Ende auf dem Boden aufliegt.

③ Halten Sie diese Position zwei Sekunden. Kehren Sie in die Ausgangsstellung zurück.

④ Wiederholen Sie den Bewegungsablauf zehnmal.

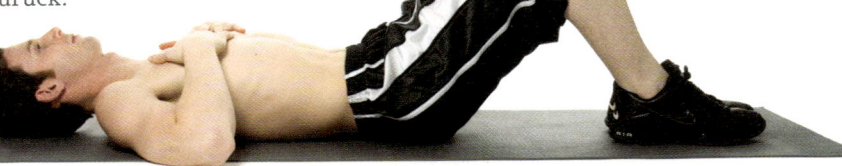

TRAINING

- Rectus abdominis
- Gluteus maximus
- Gluteus medius
- Gluteus minimus
- Transversus abdominis

- Ligamentum interspinalis
- Ligamentum longitudinale posterius
- Articulationes zygapophysiales
- Ligamentum capsular facet

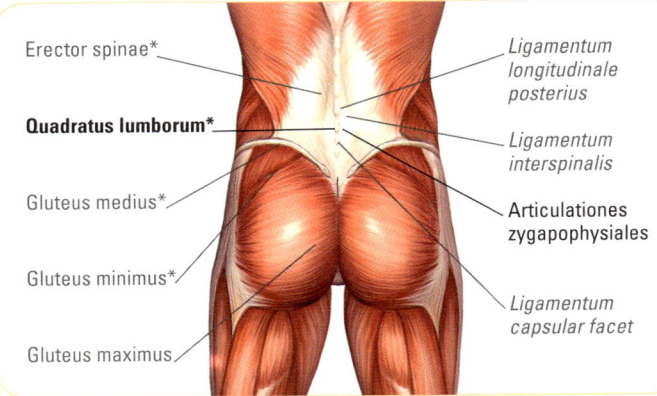

Erector spinae*
Quadratus lumborum*
Gluteus medius*
Gluteus minimus*
Gluteus maximus
Ligamentum longitudinale posterius
Ligamentum interspinalis
Articulationes zygapophysiales
Ligamentum capsular facet

BECKENWIEGE IM SITZEN

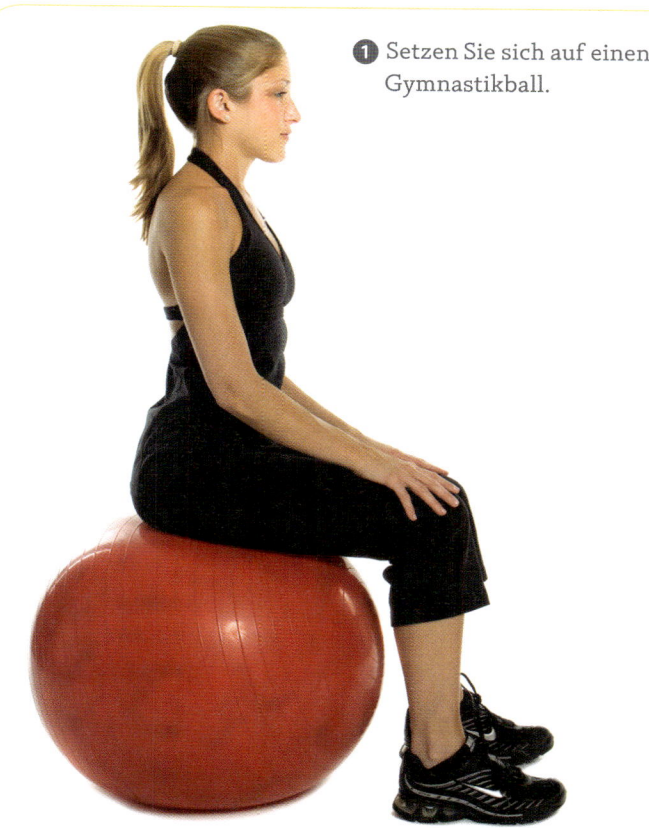

❶ Setzen Sie sich auf einen Gymnastikball.

TRAINING

- Rectus abdominis
- Gluteus maximus
- Gluteus medius
- Gluteus minimus
- Transversus abdominis

ÜBUNGSTIPPS

RICHTIG
- kleine Bewegungen machen – es kommt auf die präzise Ausführung an

FALSCH
- einen runden Rücken machen – konzentrieren Sie sich auf Ihr Becken

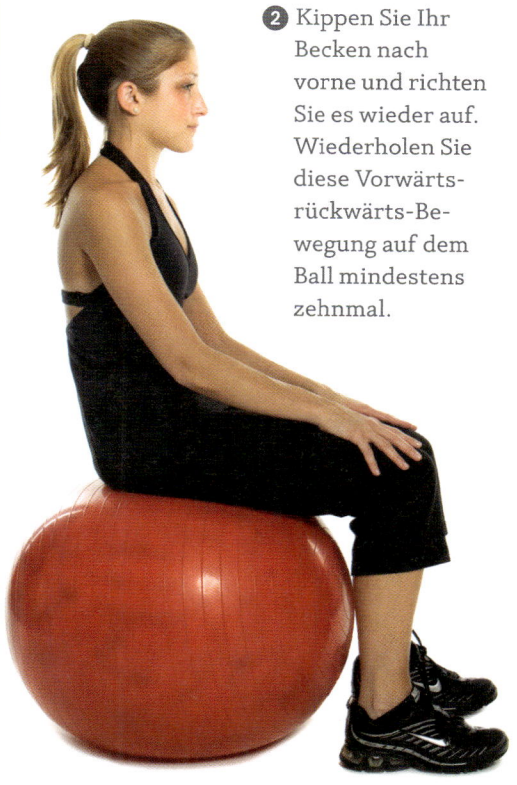

❷ Kippen Sie Ihr Becken nach vorne und richten Sie es wieder auf. Wiederholen Sie diese Vorwärts-rückwärts-Bewegung auf dem Ball mindestens zehnmal.

ÜBERBLICK

SCHWERPUNKT
- Rücken
- Bauchmuskeln
- Gesäßmuskeln

TRAININGSZIEL
- Stabilisation

SCHWIERIGKEITSGRAD
- Einsteiger

TRAININGSVORTEIL
- verbessert die Haltung
- lindert Rückenschmerzen

NICHT ANGERATEN BEI
- starken Rückenschmerzen

HÜFTE BEUGEN

UNTERER RÜCKEN

❶ Stellen Sie sich aufrecht hin und atmen Sie langsam aus.

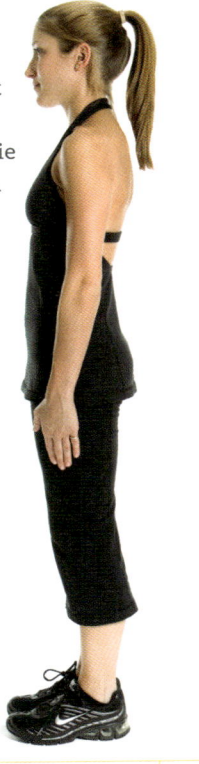

ÜBUNGSTIPPS

RICHTIG
- Wirbel für Wirbel ab- und aufrollen
- die Dehnung im Rücken mit der auf der Oberschenkelrückseite verbinden
- sanft und langsam dehnen

FALSCH
- die Nackenmuskeln anspannen
- federn, um mit den Handspitzen die Füße zu erreichen – fassen Sie nur so weit nach unten, wie es angenehm für Sie ist

ÜBERBLICK

SCHWERPUNKT
- Wirbelsäule
- Muskulatur der Körperrückseite

TRAININGSZIEL
- Beweglichkeit

SCHWIERIGKEITSGRAD
- Einsteiger

TRAININGSVORTEIL
- dehnt die Oberschenkelrückseite und den unteren Rücken

NICHT ANGERATEN BEI
- Schmerzen im unteren Rücken, die bis ins Bein ausstrahlen

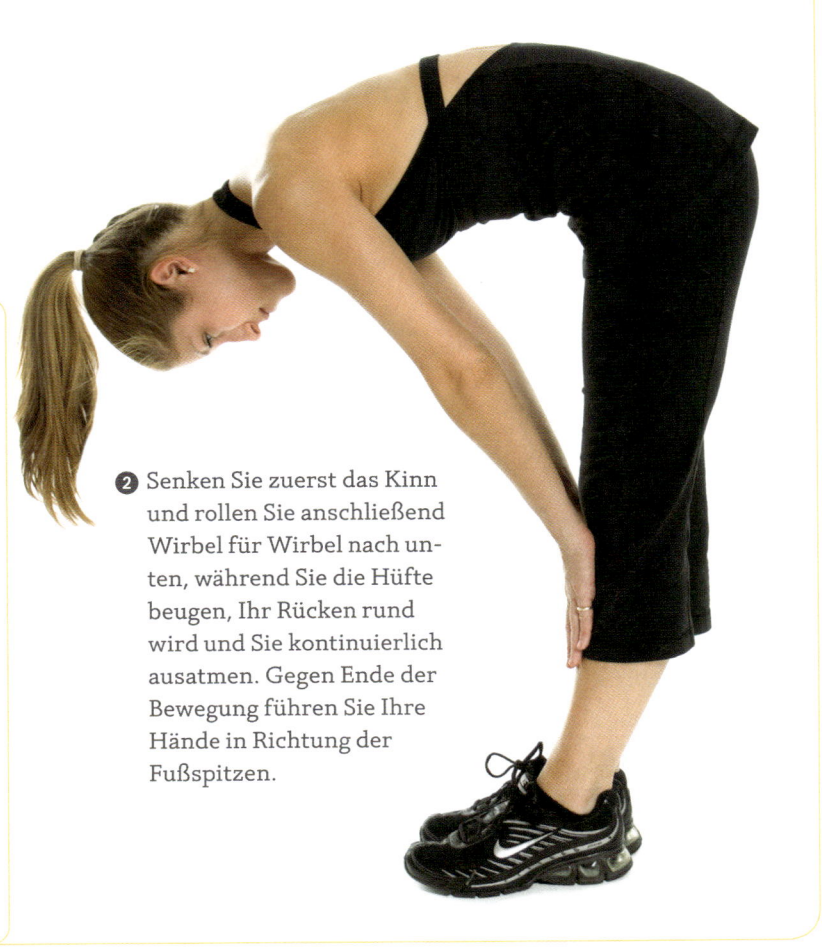

❷ Senken Sie zuerst das Kinn und rollen Sie anschließend Wirbel für Wirbel nach unten, während Sie die Hüfte beugen, Ihr Rücken rund wird und Sie kontinuierlich ausatmen. Gegen Ende der Bewegung führen Sie Ihre Hände in Richtung der Fußspitzen.

❸ Beginnen Sie das Aufrichten des Oberkörpers aus der Lendenwirbelsäule heraus und rollen Sie diese Wirbel für Wirbel auf. Strecken Sie nach und nach die Hüfte und kehren Sie in den Stand zurück. Wiederholen Sie die Übung dreimal.

TRAINING

- Latissimus dorsi
- Erector spinae
- Rhomboideus
- Biceps femoris
- Quadratus lumborum
- Gluteus maximus

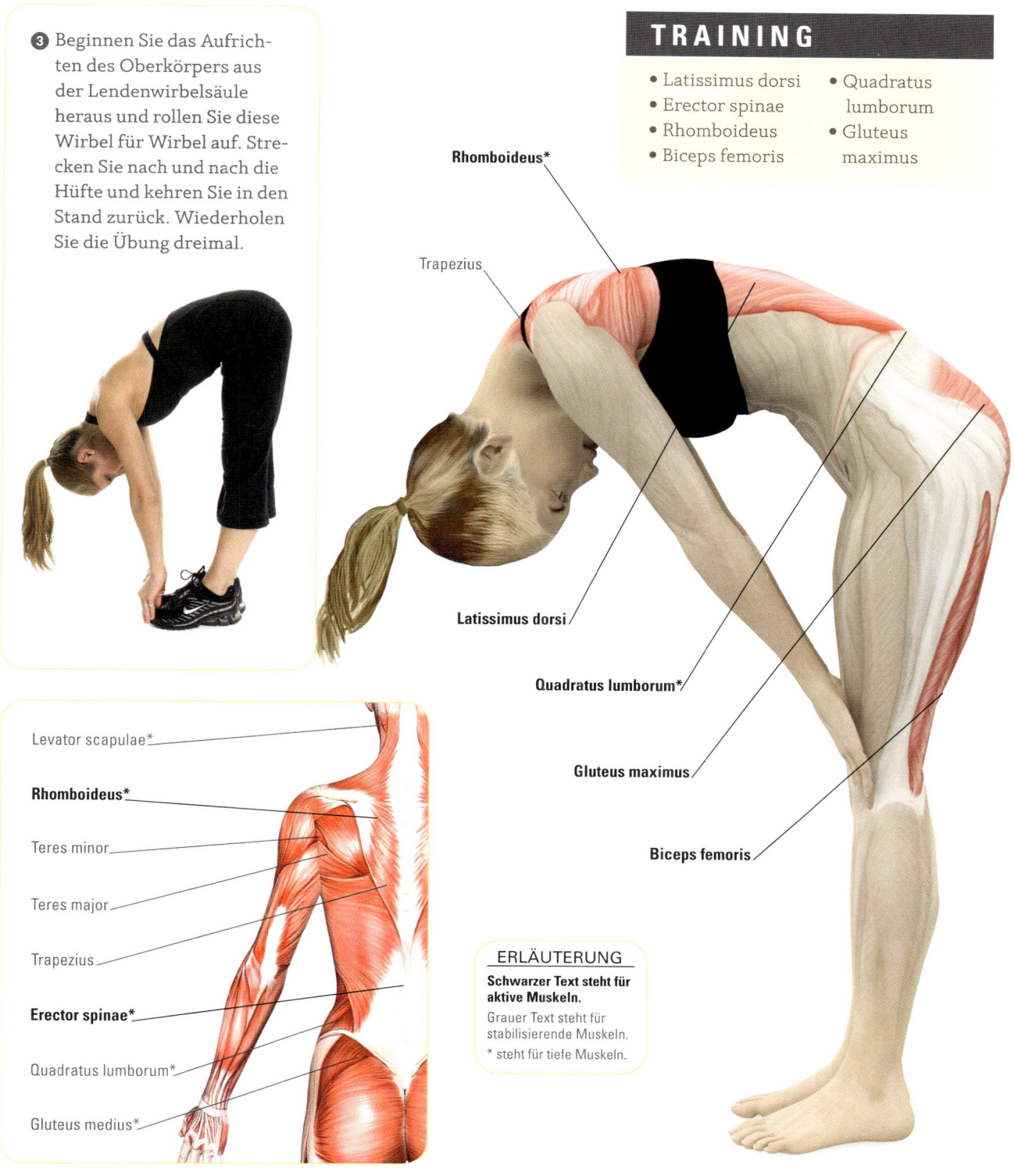

Rhomboideus*

Trapezius

Latissimus dorsi

Quadratus lumborum*

Gluteus maximus

Biceps femoris

Levator scapulae*

Rhomboideus*

Teres minor

Teres major

Trapezius

Erector spinae*

Quadratus lumborum*

Gluteus medius*

ERLÄUTERUNG

Schwarzer Text steht für aktive Muskeln.
Grauer Text steht für stabilisierende Muskeln.
* steht für tiefe Muskeln.

KNIE ZUR BRUST ZIEHEN

UNTERER RÜCKEN

❶ Legen Sie sich rücklings mit ausgestreckten Beinen auf den Boden.

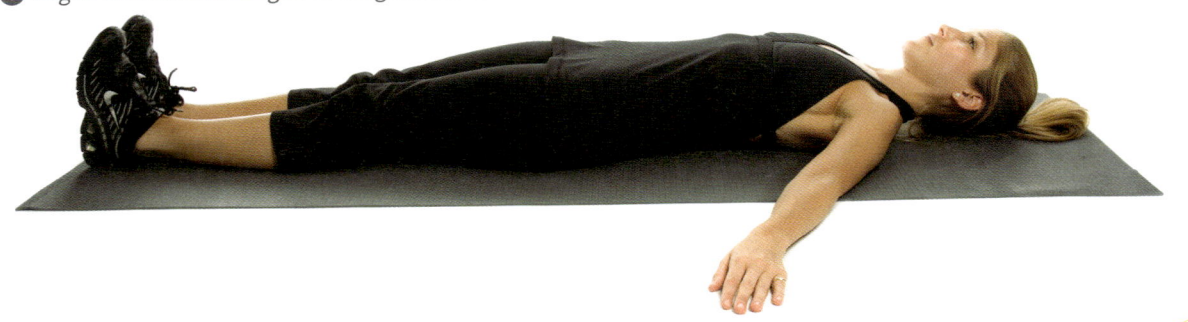

❷ Beugen Sie das rechte Knie und ziehen Sie es mit beiden Händen in Richtung Brustkorb. Ziehen Sie die Fußspitzen an. Halten Sie die Dehnung 15 Sekunden.

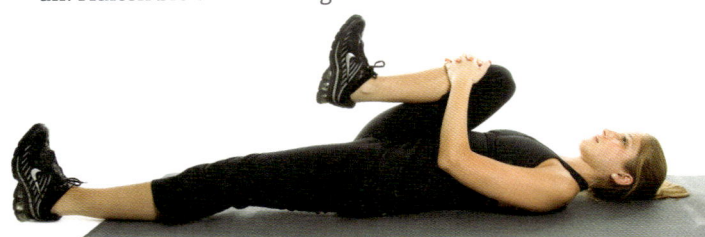

ÜBUNGSTIPPS

RICHTIG
- die Wirbelsäule neutral halten

FALSCH
- das Gesäß vom Boden abheben

❸ Kehren Sie in die Ausgangsstellung zurück.

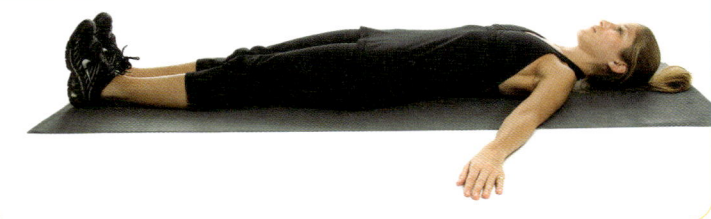

❹ Führen Sie das gebeugte rechte Knie erneut zur Brust, ziehen Sie es anschließend so über die Körpermitte hinweg zur linken Seite, dass sich die Innenseite des Oberschenkels dem Brustkorb annähert.

❺ Halten Sie die Dehnung 15 Sekunden. Kehren Sie in die Ausgangsposition zurück. Wiederholen Sie nun die Übung mit dem linken Bein.

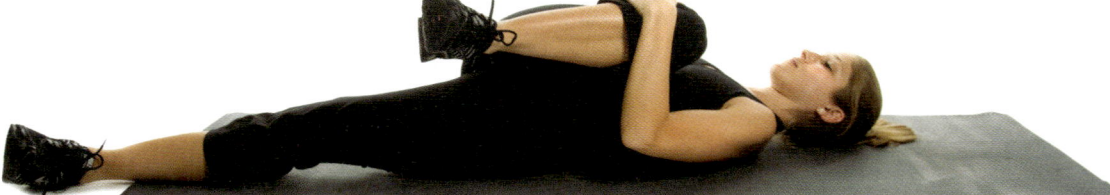

VARIANTE

Vergleichbar schwierig: Ziehen Sie nach Schritt 1 beide Beine zur Brust.

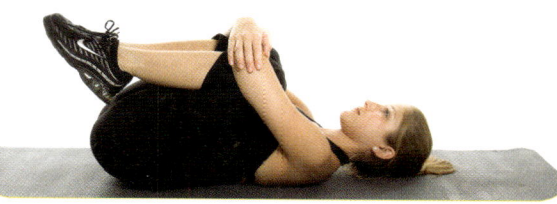

TRAINING

- Erector spinae
- Latissimus dorsi
- Gluteus maximus
- Gluteus minimus
- Piriformis
- Gemellus superior
- Gemellus inferior
- Obturator externus
- Obturator internus
- Quadratus femoris

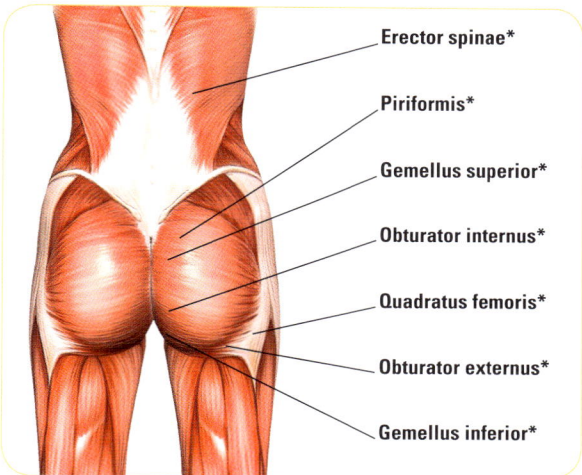

Erector spinae*
Piriformis*
Gemellus superior*
Obturator internus*
Quadratus femoris*
Obturator externus*
Gemellus inferior*

ÜBERBLICK

SCHWERPUNKT
- unterer Rücken
- Hüfte

TRAININGSZIEL
- Beweglichkeit

SCHWIERIGKEITSGRAD
- Einsteiger

TRAININGSVORTEIL
- dehnt unteren Rücken, Hüftstrecker und Hüftrotatoren

NICHT ANGERATEN BEI
- fortgeschrittener Arthrose

ERLÄUTERUNG

Schwarzer Text steht für aktive Muskeln.

Grauer Text steht für stabilisierende Muskeln.

* steht für tiefe Muskeln.

Obliquus externus

Biceps femoris

Latissimus dorsi

Gluteus maximus

Gluteus medius*

LENDENWIRBELSÄULE DEHNEN

UNTERER RÜCKEN

❶ Breiten Sie in Rückenlage Ihre Arme aus und stellen Sie die linke Fußsohle auf das rechte Schienbein.

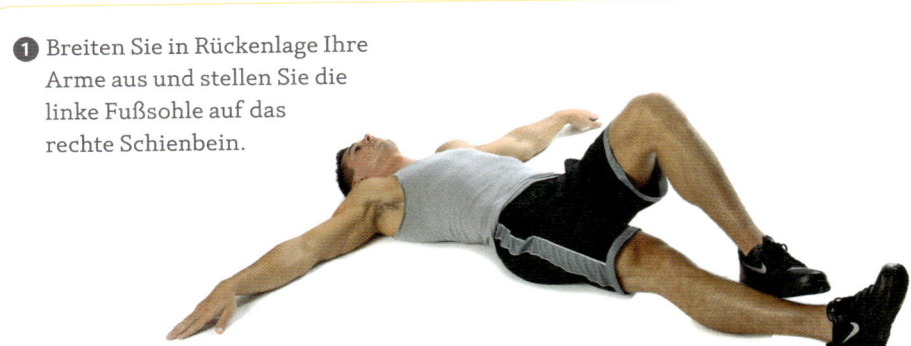

TRAINING

- Quadratus lumborum
- Erector spinae
- Vastus lateralis
- Tractus iliotibialis
- Tensor fasciae latae

ÜBUNGSTIPPS

RICHTIG
- den unteren Rücken entspannen

FALSCH
- die Schultern vom Boden abheben

❷ Führen Sie Ihr linkes Knie über das gestreckte rechte Bein zur rechten Seite, bis Sie eine Dehnung zwischen dem unteren Rücken und dem Becken spüren. Beide Schultern bleiben am Boden.

❸ Halten Sie die Position 15 Sekunden, bevor Sie wieder in die Ausgangsstellung zurückgehen. Wiederholen Sie den Ablauf dreimal und wechseln Sie danach die Seite.

ÜBERBLICK

SCHWERPUNKT
- unterer Rücken

TRAININGSZIEL
- Beweglichkeit

SCHWIERIGKEITSGRAD
- Einsteiger

TRAININGSVORTEIL
- steigert die Beweglichkeit des unteren Rückens

NICHT ANGERATEN BEI
- starken Rückenschmerzen

ERLÄUTERUNG
Schwarzer Text steht für aktive Muskeln.
Grauer Text steht für stabilisierende Muskeln.
* steht für tiefe Muskeln.

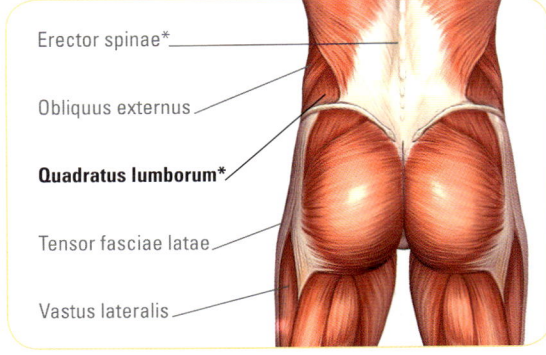

Erector spinae*

Obliquus externus

Quadratus lumborum*

Tensor fasciae latae

Vastus lateralis

UNTEREN RÜCKEN DREHEN

1 Breiten Sie in Rückenlage mit ge-schlossenen Beinen Ihre Arme aus und stellen Sie die die Füße auf.

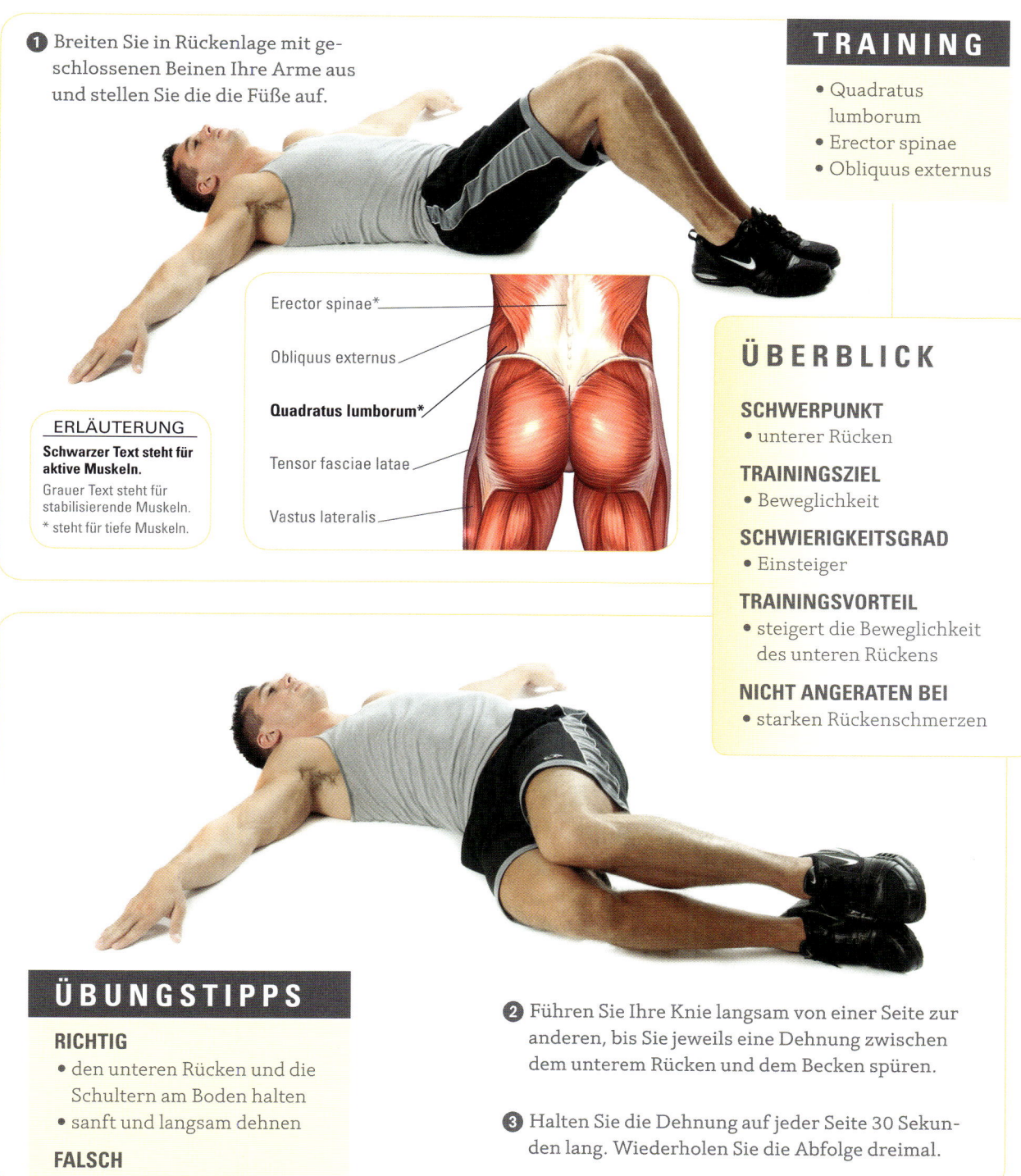

Erector spinae*

Obliquus externus

Quadratus lumborum*

Tensor fasciae latae

Vastus lateralis

ERLÄUTERUNG

Schwarzer Text steht für aktive Muskeln.
Grauer Text steht für stabilisierende Muskeln.
* steht für tiefe Muskeln.

TRAINING

- Quadratus lumborum
- Erector spinae
- Obliquus externus

ÜBERBLICK

SCHWERPUNKT
- unterer Rücken

TRAININGSZIEL
- Beweglichkeit

SCHWIERIGKEITSGRAD
- Einsteiger

TRAININGSVORTEIL
- steigert die Beweglichkeit des unteren Rückens

NICHT ANGERATEN BEI
- starken Rückenschmerzen

ÜBUNGSTIPPS

RICHTIG
- den unteren Rücken und die Schultern am Boden halten
- sanft und langsam dehnen

FALSCH
- während des Dehnens federn

2 Führen Sie Ihre Knie langsam von einer Seite zur anderen, bis Sie jeweils eine Dehnung zwischen dem unterem Rücken und dem Becken spüren.

3 Halten Sie die Dehnung auf jeder Seite 30 Sekun-den lang. Wiederholen Sie die Abfolge dreimal.

UNTEREN RÜCKEN DEHNEN

UNTERER RÜCKEN

❶ Führen Sie aus der Bankstellung
mit leicht geöffneten Knien die
Hände etwas nach vorne. Ihre
großen Zehen berühren sich.

❷ Setzen Sie sich sanft auf die
Fersen.

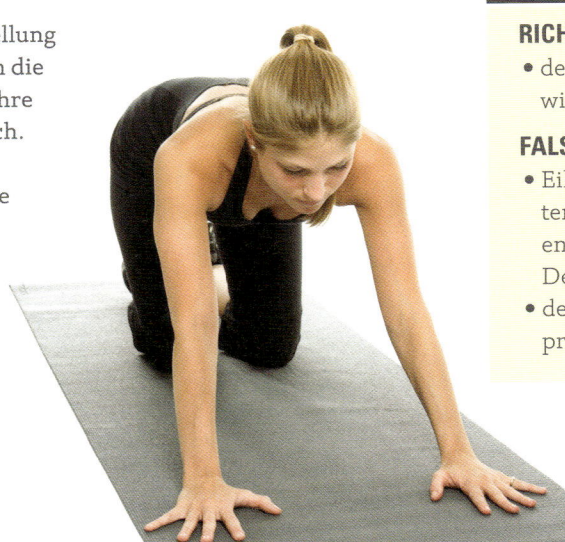

ÜBUNGSTIPPS

RICHTIG
- den Rücken rund machen
  wie eine Kuppel

FALSCH
- Eile; es kann einige Minuten dauern, bis Ihr Körper
  entspannt ist und die volle
  Dehnung annimmt
- den Nacken zusammen-
  pressen

❸ Senken Sie den Oberkörper bis auf die
Beine, während Sie gleichzeitig die
Hände der gestreckten Arme nach
vorne schieben. Strecken Sie den
Körper von den Fingerspitzen
bis zum Steißbein.

❹ Legen Sie die Stirn auf den Boden.
Halten Sie die Position 30 Sekunden
bis drei Minuten lang.

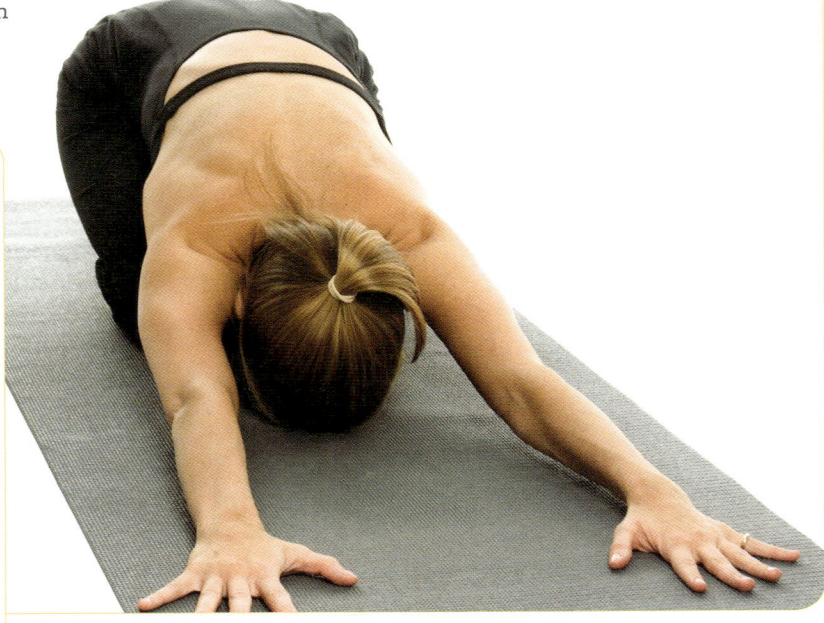

ÜBERBLICK

SCHWERPUNKT
- unterer Rücken

TRAININGSZIEL
- Beweglichkeit

SCHWIERIGKEITSGRAD
- Einsteiger

TRAININGSVORTEIL
- dehnt und entspannt den Rücken

NICHT ANGERATEN BEI
- Knieverletzungen

TRAINING

- Latissimus dorsi
- Trapezius
- Deltoideus anterior
- Deltoideus posterior
- Rhomboideus
- Teres major
- Serratus anterior
- Gluteus maximus
- Erector spinae
- Quadratus lumborum

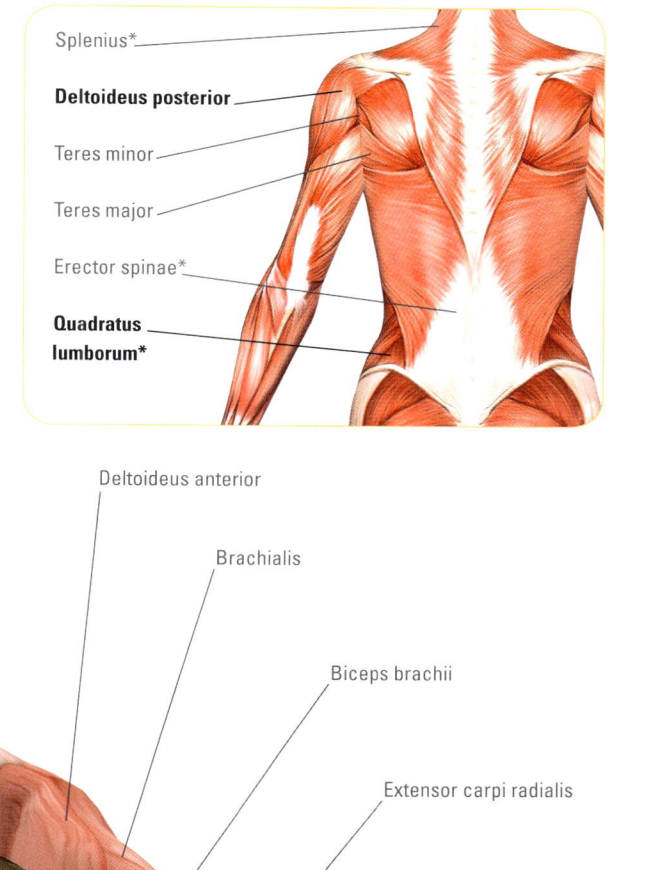

Splenius*

Deltoideus posterior

Teres minor

Teres major

Erector spinae*

Quadratus lumborum*

Trapezius

Rhomboideus*

Latissimus dorsi

Serratus anterior

Gluteus maximus

Vastus lateralis

Triceps brachii

Deltoideus anterior

Brachialis

Biceps brachii

Extensor carpi radialis

Flexor digitorum*

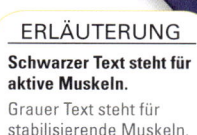

ERLÄUTERUNG

Schwarzer Text steht für aktive Muskeln.

Grauer Text steht für stabilisierende Muskeln.

* steht für tiefe Muskeln.

KATZE UND HUND

UNTERER RÜCKEN

❶ In der Bankstellung befinden sich die Knie direkt unter der Hüfte und die Hände unter den Schultern; die Fingerspitzen zeigen nach vorne. Schauen Sie auf den Boden und halten Sie den Kopf in neutraler Stellung.

TRAINING

- Erector spinae
- Multifidus spinae
- Latissimus dorsi
- Trapezius
- Deltoideus posterior
- Deltoideus anterior
- Deltoideus medialis
- Rectus abdominis
- Transversus abdominis
- Ligamentum longitudinale posterius
- Articulationes zygapophysiales

❷ Atmen Sie langsam aus. Spannen Sie dabei die Muskulatur der Körpervorderseite an, ziehen Sie den Bauchnabel zur Lendenwirbelsäule und bilden Sie mit Ihrem Oberkörper eine Kuppel. Das ist die Katzenpose.

❸ Atmen Sie ein. Bewegen Sie sich dabei zurück in die Ausgangsstellung.

❹ Mit der nächsten Einatmung überstrecken Sie den Rücken und heben Brust sowie Kopf an. Schauen Sie nach vorne. Das ist die Hundepose.

❺ Atmen Sie aus. Bewegen Sie sich dabei zurück in die Ausgangsstellung.

❻ Wiederholen Sie den Ablauf 10- bis 20-mal.

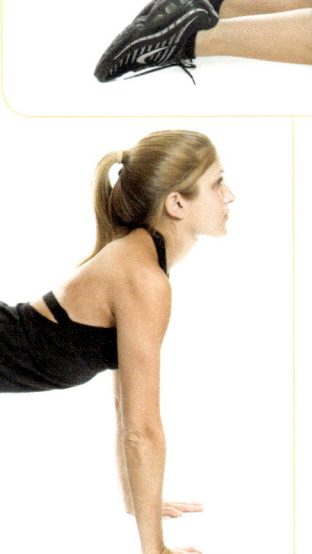

ÜBUNGSTIPPS

RICHTIG
- die Schultern tief und damit vom Hals entfernt halten

FALSCH
- ausschließlich im unteren Rücken bewegen
- in der Katzenpose das Kinn auf die Brust nehmen
- in der Hundepose den Brustkorb herausschieben

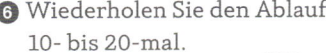

ÜBERBLICK

SCHWERPUNKT
- mittlere und untere Rücken-strecker
- gerade Bauchmuskeln
- schräge Bauchmuskeln

TRAININGSZIEL
- Beweglichkeit

SCHWIERIGKEITSGRAD
- Einsteiger

TRAININGSVORTEIL
- mobilisiert Nacken, Schultern, Brust, Rücken, Bauch und Wirbelsäule

NICHT ANGERATEN BEI
- Knieverletzungen

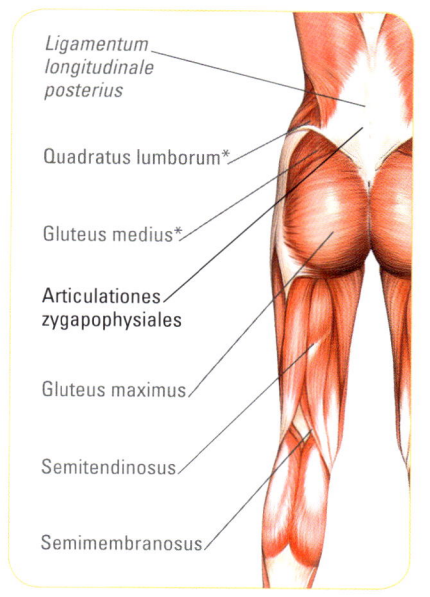

Ligamentum longitudinale posterius

Quadratus lumborum*

Gluteus medius*

Articulationes zygapophysiales

Gluteus maximus

Semitendinosus

Semimembranosus

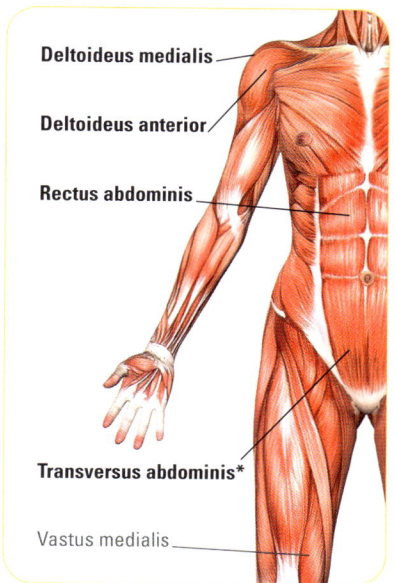

Deltoideus medialis

Deltoideus anterior

Rectus abdominis

Transversus abdominis*

Vastus medialis

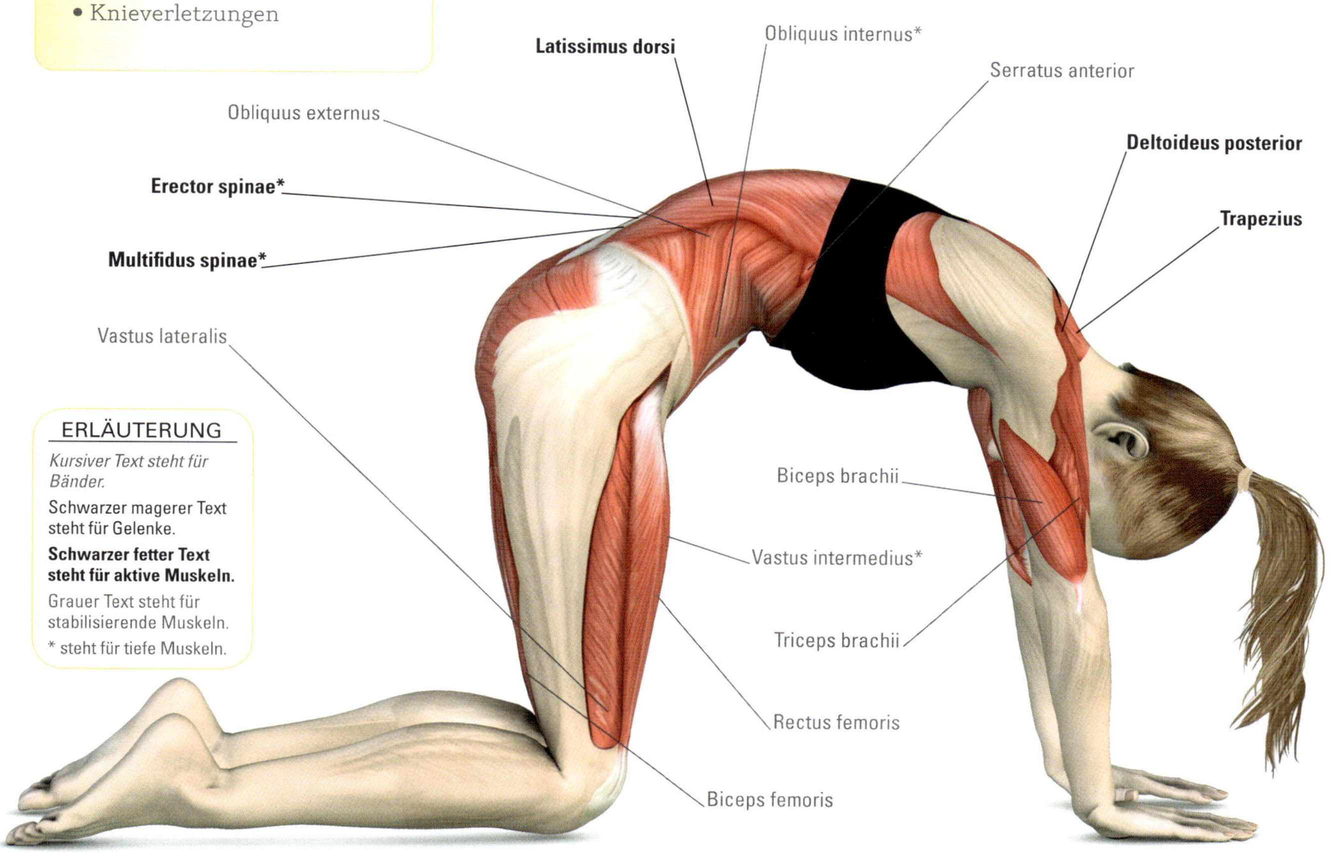

ERLÄUTERUNG

Kursiver Text steht für Bänder.

Schwarzer magerer Text steht für Gelenke.

Schwarzer fetter Text steht für aktive Muskeln.

Grauer Text steht für stabilisierende Muskeln.

* steht für tiefe Muskeln.

Obliquus internus*

Latissimus dorsi

Serratus anterior

Obliquus externus

Deltoideus posterior

Erector spinae*

Trapezius

Multifidus spinae*

Vastus lateralis

Biceps brachii

Vastus intermedius*

Triceps brachii

Rectus femoris

Biceps femoris

HÜFTKREISEN AUF DEM BALL

UNTERER RÜCKEN

❶ Setzen Sie sich auf einen Gymnastik-ball, die Füße sind geschlossen. Legen Sie die Hände an die Hüften.

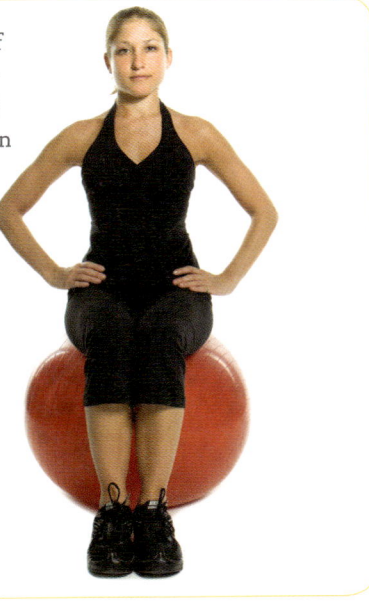

ÜBERBLICK

SCHWERPUNKT
- unterer Rücken
- Hüfte
- Bauchmuskeln

TRAININGSZIEL
- Stabilisation/Beweglichkeit

SCHWIERIGKEITSGRAD
- Fortgeschrittene

TRAININGSVORTEIL
- stabilisiert die Körpermitte
- dehnt den unteren Rücken

NICHT ANGERATEN BEI
- starken Rückenschmerzen

❷ Kreisen Sie durch Aktivität des Beckens so mit den Hüften, dass der Ball kleine Kreise gegen den Uhrzeigersinn beschreibt.

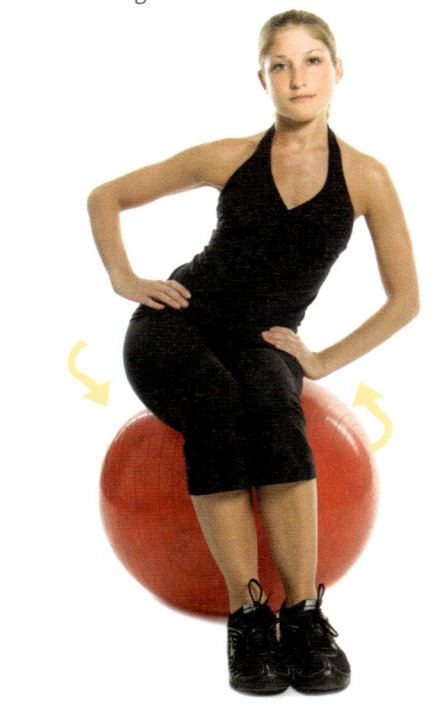

❸ Wiederholen Sie die Übung aus der Ausgangs-stellung heraus zur anderen Seite.

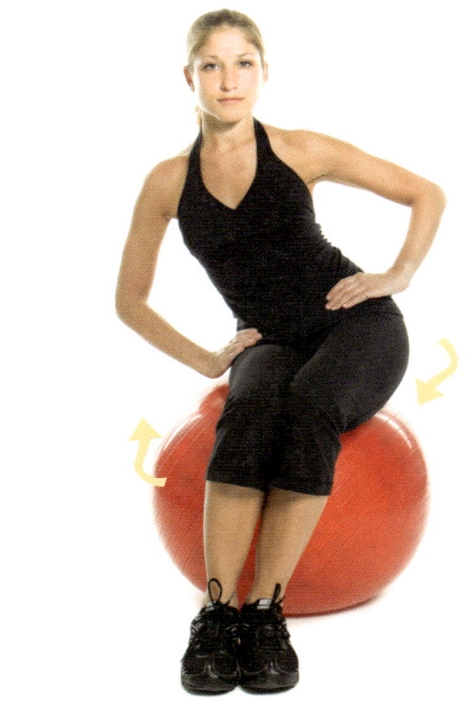

TRAINING

- Erector spinae
- Multifidus spinae
- Transversus abdominis
- Obliquus externus
- Quadratus lumborum
- Infraspinatus
- Gluteus medius
- Iliopsoas
- Iliacus

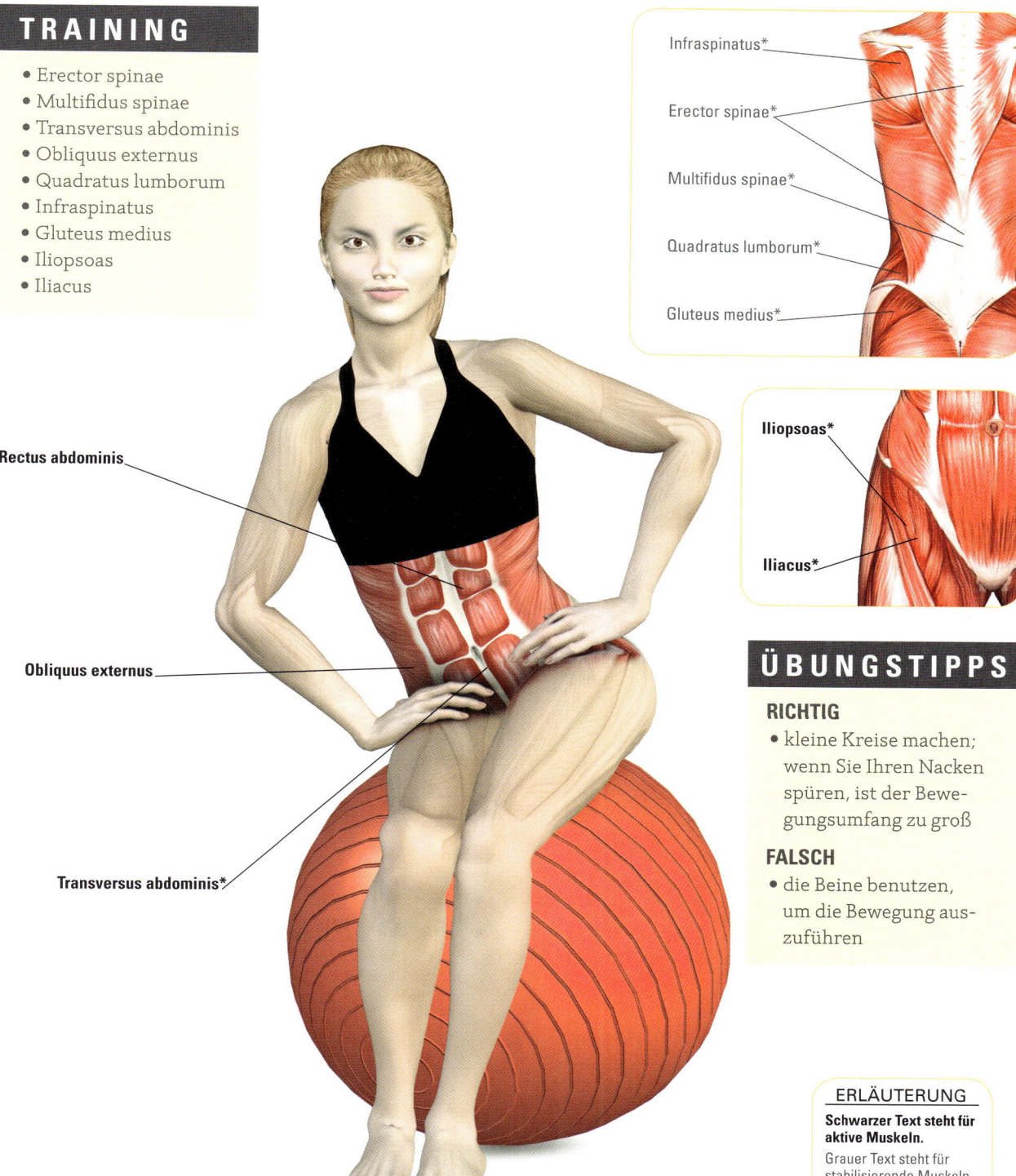

Infraspinatus*

Erector spinae*

Multifidus spinae*

Quadratus lumborum*

Gluteus medius*

Iliopsoas*

Iliacus*

Rectus abdominis

Obliquus externus

Transversus abdominis*

ÜBUNGSTIPPS

RICHTIG

- kleine Kreise machen; wenn Sie Ihren Nacken spüren, ist der Bewegungsumfang zu groß

FALSCH

- die Beine benutzen, um die Bewegung auszuführen

ERLÄUTERUNG

Schwarzer Text steht für aktive Muskeln.

Grauer Text steht für stabilisierende Muskeln.

* steht für tiefe Muskeln.

SCHWIMMEN

UNTERER RÜCKEN

1 Legen Sie sich bäuchlings auf den Boden und strecken Sie die Arme und Beine. Die Füße sind hüftbreit voneinander entfernt. Ziehen Sie den Bauchnabel zur Wirbelsäule.

2 Strecken Sie den Körper und heben Sie gleichzeitig den linken Arm und das rechte Bein. Heben Sie auch Kopf und Schultern vom Boden ab.

3 Senken Sie Bein und Arm zurück in die Ausgangsposition. Halten Sie den Körper dabei weiterhin gestreckt.

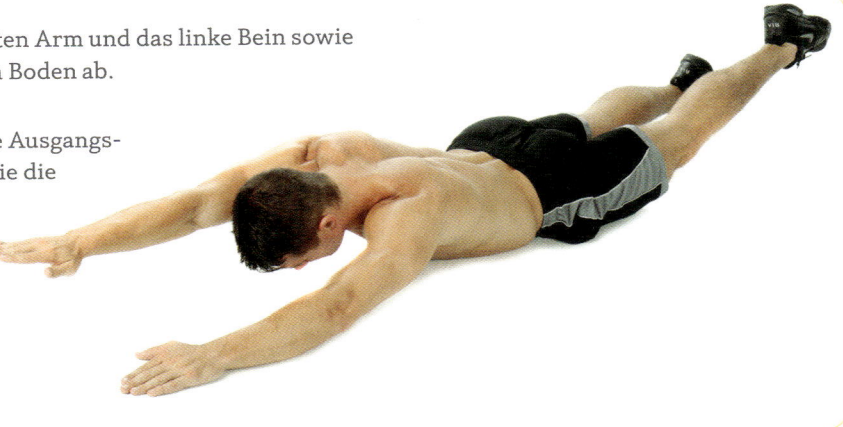

4 Heben Sie nun den rechten Arm und das linke Bein sowie Kopf und Schultern vom Boden ab.

5 Kehren Sie zurück in die Ausgangsstellung. Wiederholen Sie die Abfolge sechs- bis achtmal.

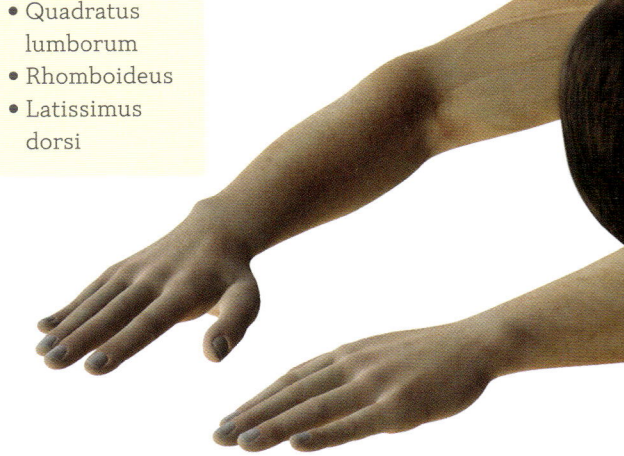

ÜBERBLICK

SCHWERPUNKT
- Rückenstrecker
- Hüftstrecker

TRAININGSZIEL
- Stabilisation/Kräftigung

SCHWIERIGKEITSGRAD
- Fortgeschrittene

TRAININGSVORTEIL
- stärkt die Hüfte und kräftigt die Rückenstrecker
- stabilisiert die Wirbelsäule

NICHT ANGERATEN BEI
- starken Rückenschmerzen
- ausgeprägter und auffällig starker Krümmung der oberen und unteren Wirbelsäule

TRAINING
- Gluteus maximus
- Trapezius
- Biceps femoris
- Erector spinae
- Quadratus lumborum
- Rhomboideus
- Latissimus dorsi

VARIANTE

Schwieriger: Anstatt einen Arm und ein Bein zu bewegen, heben Sie gleichzeitig alle vier Extremitäten vom Boden ab und ziehen dabei den Bauchnabel ein. Diese Position nennt man „Supermann".

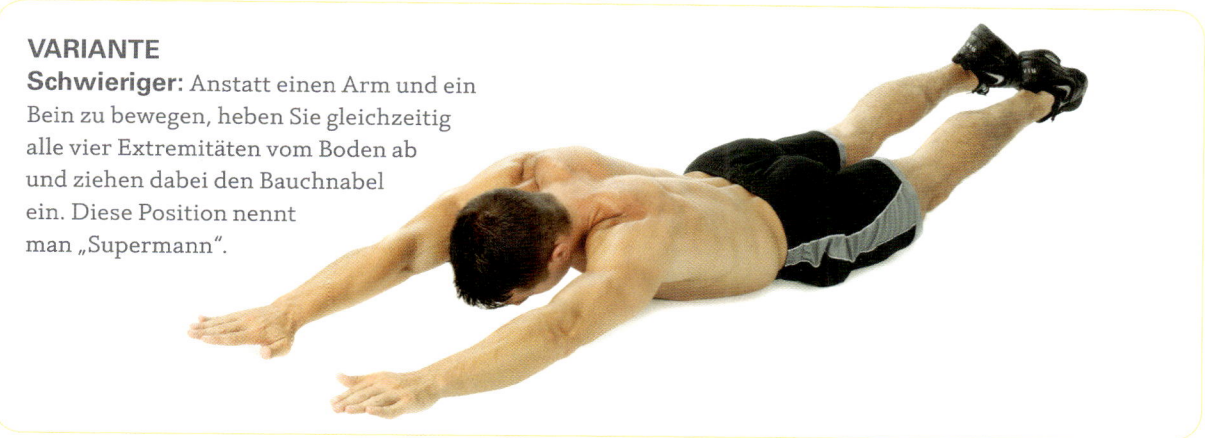

ERLÄUTERUNG
Schwarzer Text steht für aktive Muskeln.
Grauer Text steht für stabilisierende Muskeln.
* steht für tiefe Muskeln.

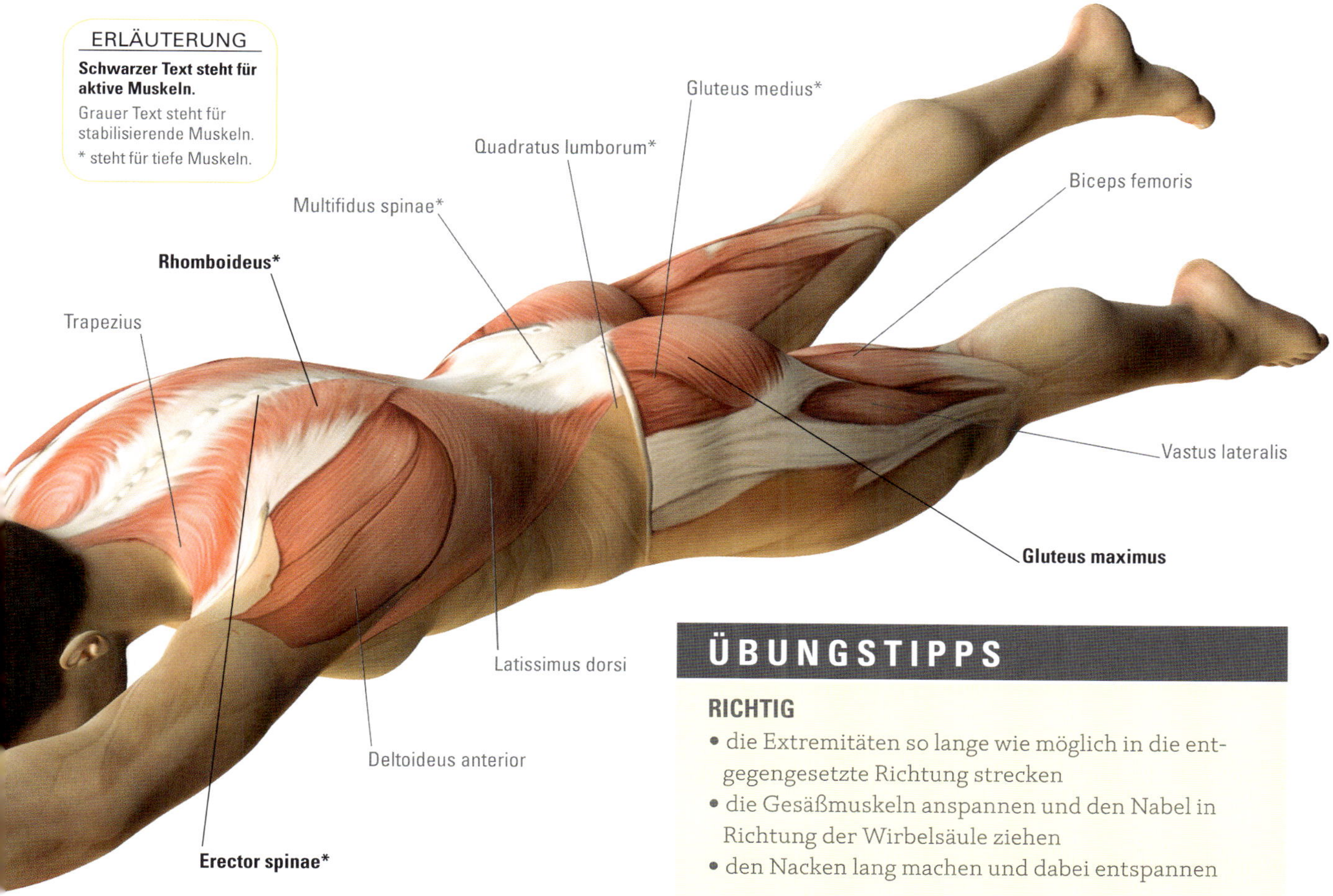

Gluteus medius*

Quadratus lumborum*

Biceps femoris

Multifidus spinae*

Rhomboideus*

Trapezius

Vastus lateralis

Gluteus maximus

Latissimus dorsi

Deltoideus anterior

Erector spinae*

ÜBUNGSTIPPS

RICHTIG
- die Extremitäten so lange wie möglich in die entgegengesetzte Richtung strecken
- die Gesäßmuskeln anspannen und den Nabel in Richtung der Wirbelsäule ziehen
- den Nacken lang machen und dabei entspannen

FALSCH
- die Schultern zu den Ohren hochziehen

BECKEN HEBEN

UNTERER RÜCKEN

❶ Stellen Sie in Rückenlage mit gebeugten Beinen die Füße nahe an das Gesäß. Legen Sie Arme und Hände entspannt zur jeweiligen Körperseite.

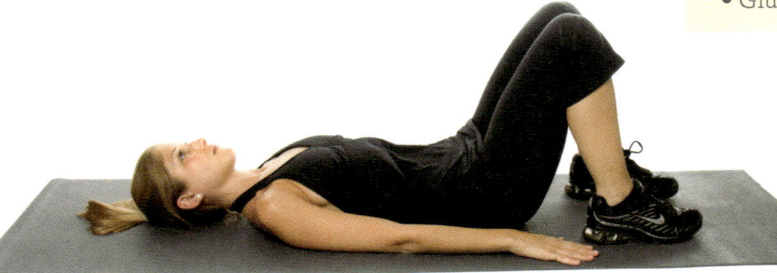

TRAINING

- Erector spinae
- Iliopsoas
- Gluteus maximus
- Gluteus medius
- Sartorius
- Rectus femoris

ÜBERBLICK

SCHWERPUNKT
- unterer Rücken
- Quadrizeps
- Gesäßmuskeln
- Brust

TRAININGSZIEL
- Kräftigung

SCHWIERIGKEITSGRAD
- Fortgeschrittene

TRAININGSVORTEIL
- stärkt die Oberschenkel-vorder- und -rückseite sowie das Gesäß
- mobilisiert die Wirbelsäule

NICHT ANGERATEN BEI
- Schulterverletzungen
- Rückenverletzungen

❷ Spannen Sie die Muskulatur der Körperrückseite an und stemmen Sie die Füße in den Boden. Strecken Sie die Hüfte und heben Sie das Becken. Ihre Arme und Hände stützen den Körper.

❸ Verstärken Sie die Hüftstreckung, indem Sie die Gesäßmuskeln anspannen. Ihr Nacken bleibt aber locker und gestreckt.

❹ Halten Sie die Position 30 Sekunden bis eine Minute. Kehren Sie langsam – Wirbel für Wirbel – in die Ausgangsstellung zurück. Wiederholen Sie die Übung mindestens einmal.

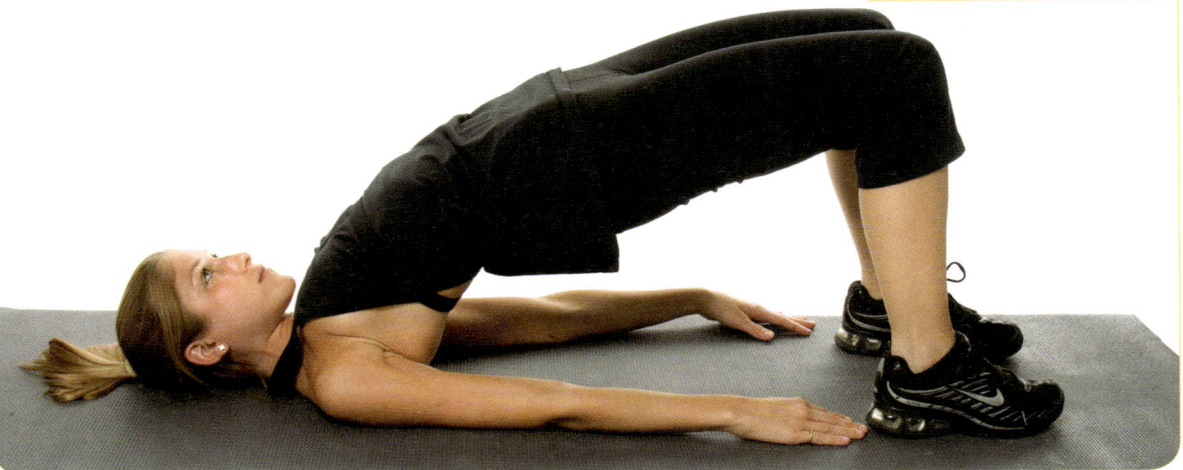

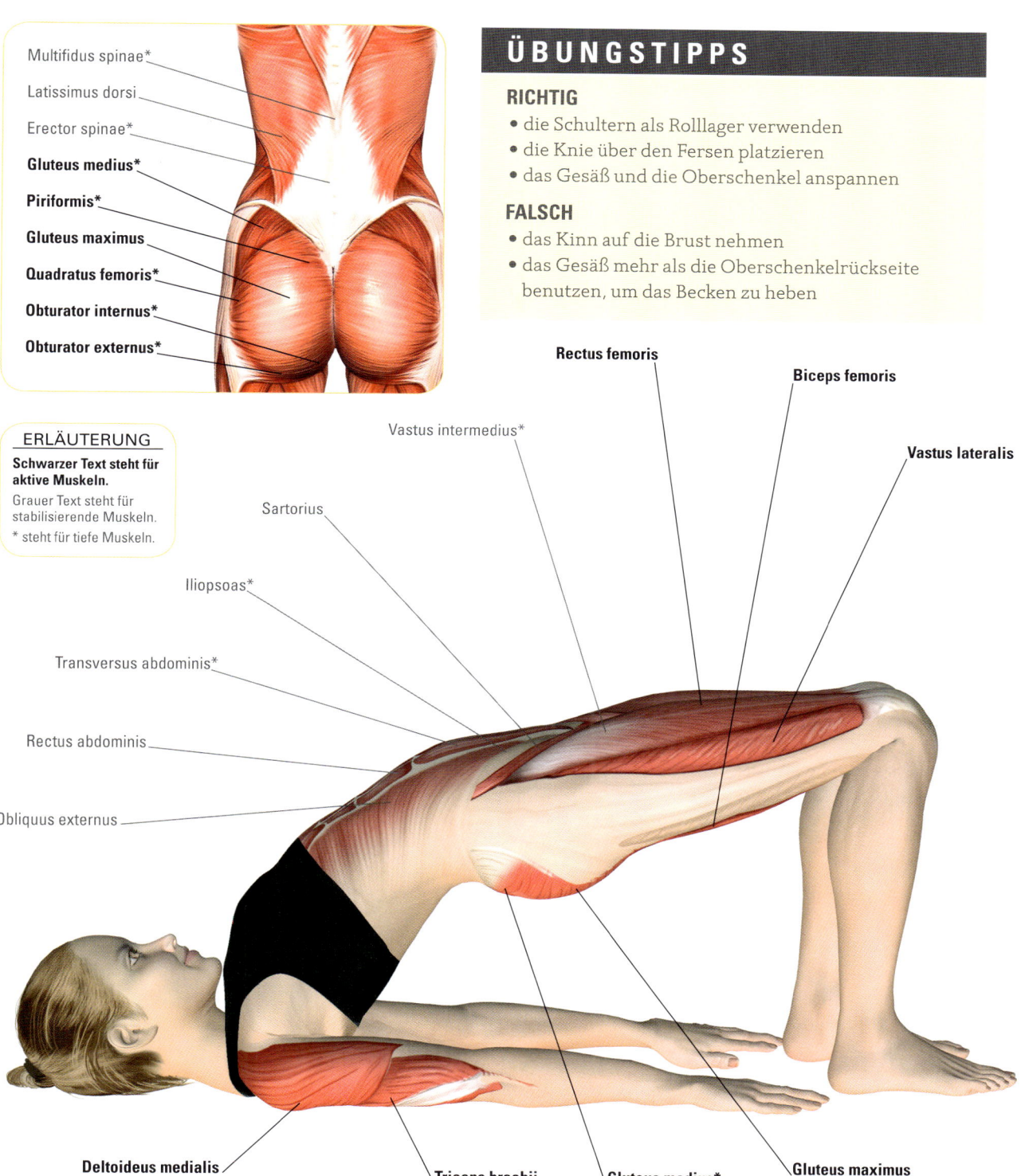

Multifidus spinae*
Latissimus dorsi
Erector spinae*
Gluteus medius*
Piriformis*
Gluteus maximus
Quadratus femoris*
Obturator internus*
Obturator externus*

ÜBUNGSTIPPS

RICHTIG
- die Schultern als Rolllager verwenden
- die Knie über den Fersen platzieren
- das Gesäß und die Oberschenkel anspannen

FALSCH
- das Kinn auf die Brust nehmen
- das Gesäß mehr als die Oberschenkelrückseite benutzen, um das Becken zu heben

ERLÄUTERUNG
Schwarzer Text steht für aktive Muskeln.
Grauer Text steht für stabilisierende Muskeln.
* steht für tiefe Muskeln.

Rectus femoris

Biceps femoris

Vastus lateralis

Vastus intermedius*

Sartorius

Iliopsoas*

Transversus abdominis*

Rectus abdominis

Obliquus externus

Deltoideus medialis

Triceps brachii

Gluteus medius*

Gluteus maximus

BECKEN UND BEIN HEBEN

UNTERER RÜCKEN

❶ Stellen Sie in Rückenlage mit gebeugten Beinen die Füße nahe an das Gesäß. Breiten Sie Arme und Hände entspannt zur Körperseite aus.

❷ Spannen Sie die Muskulatur der Körperrückseite an und stemmen Sie die Füße in den Boden. Strecken Sie die Hüfte und heben Sie das Becken. Ihre Arme und Hände stützen den Körper.

❸ Verstärken Sie die Hüftstreckung, indem Sie die Gesäßmuskeln anspannen. Ihr Nacken bleibt aber locker und gestreckt.

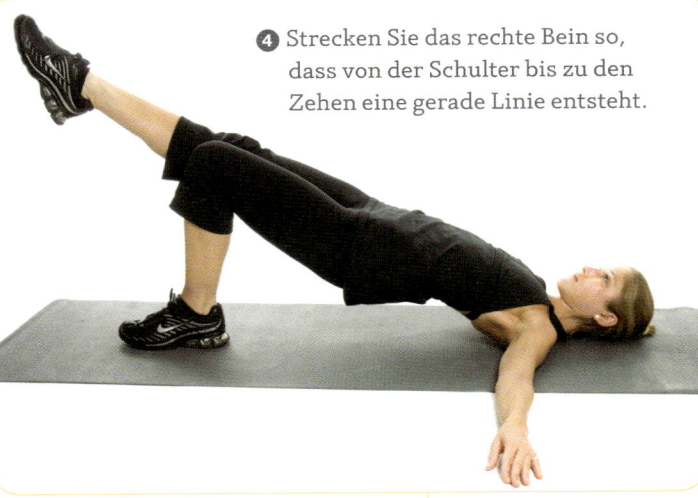

❹ Strecken Sie das rechte Bein so, dass von der Schulter bis zu den Zehen eine gerade Linie entsteht.

❺ Halten Sie die Position 30 Sekunden bis eine Minute.

❻ Kehren Sie zurück in die Brückenposition und wechseln Sie die Beine. Wiederholen Sie den Ablauf mindestens einmal.

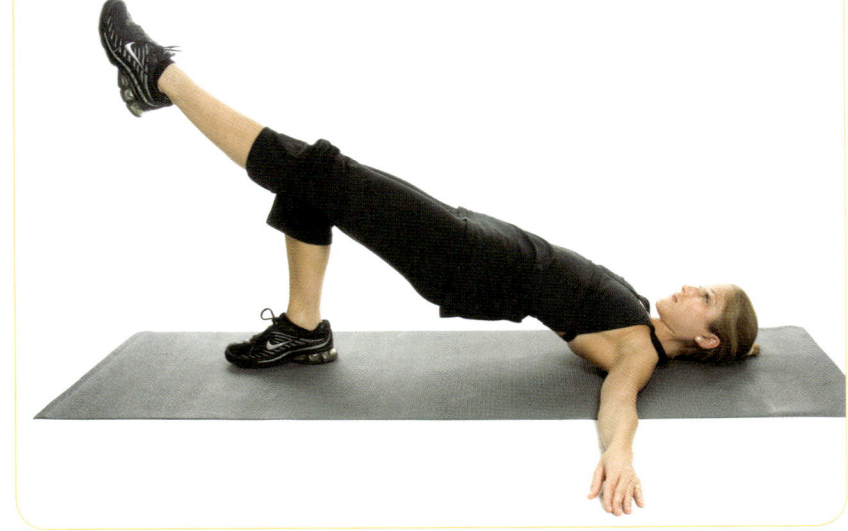

ÜBUNGSTIPPS

RICHTIG
- eine gerade Linie von der Schulter bis zu den Zehen herstellen
- die Gesäßmuskeln anspannen, um das Becken zu stabilisieren

FALSCH
- das Becken auf der Seite des gestreckten Beins nach unten neigen

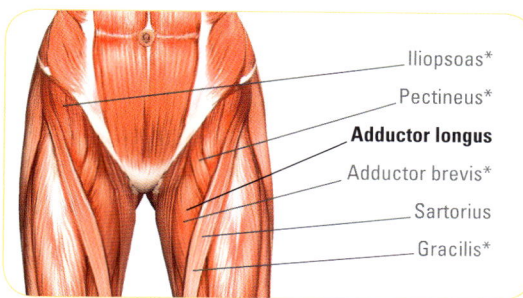

Iliopsoas*
Pectineus*
Adductor longus
Adductor brevis*
Sartorius
Gracilis*

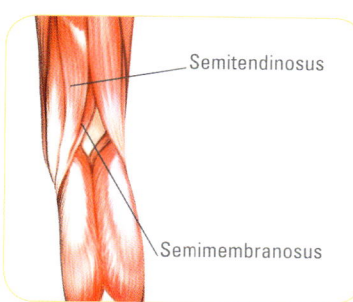

Semitendinosus
Semimembranosus

TRAINING

- Gluteus maximus
- Gluteus medius
- Erector spinae
- Rectus femoris
- Transversus abdominis

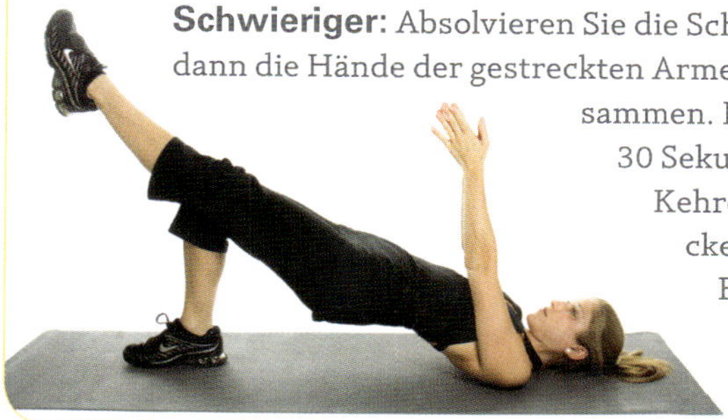

VARIANTE

Schwieriger: Absolvieren Sie die Schritte 1 bis 5, führen Sie dann die Hände der gestreckten Arme über dem Brustbein zusammen. Halten Sie diese Position 30 Sekunden bis eine Minute. Kehren Sie zurück in die Brücke und wechseln Sie die Beine. Wiederholen Sie die Übung einmal.

ÜBERBLICK

SCHWERPUNKT
- unterer Rücken
- Quadrizeps
- Gesäßmuskeln
- Bauchmuskeln

TRAININGSZIEL
- Kräftigung/Balance

SCHWIERIGKEITSGRAD
- Trainierte

TRAININGSVORTEIL
- stärkt die Oberschenkel- vorder- und -rückseite sowie das Gesäß
- mobilisiert die Wirbelsäule

NICHT ANGERATEN BEI
- Schulterverletzungen
- Rückenverletzungen

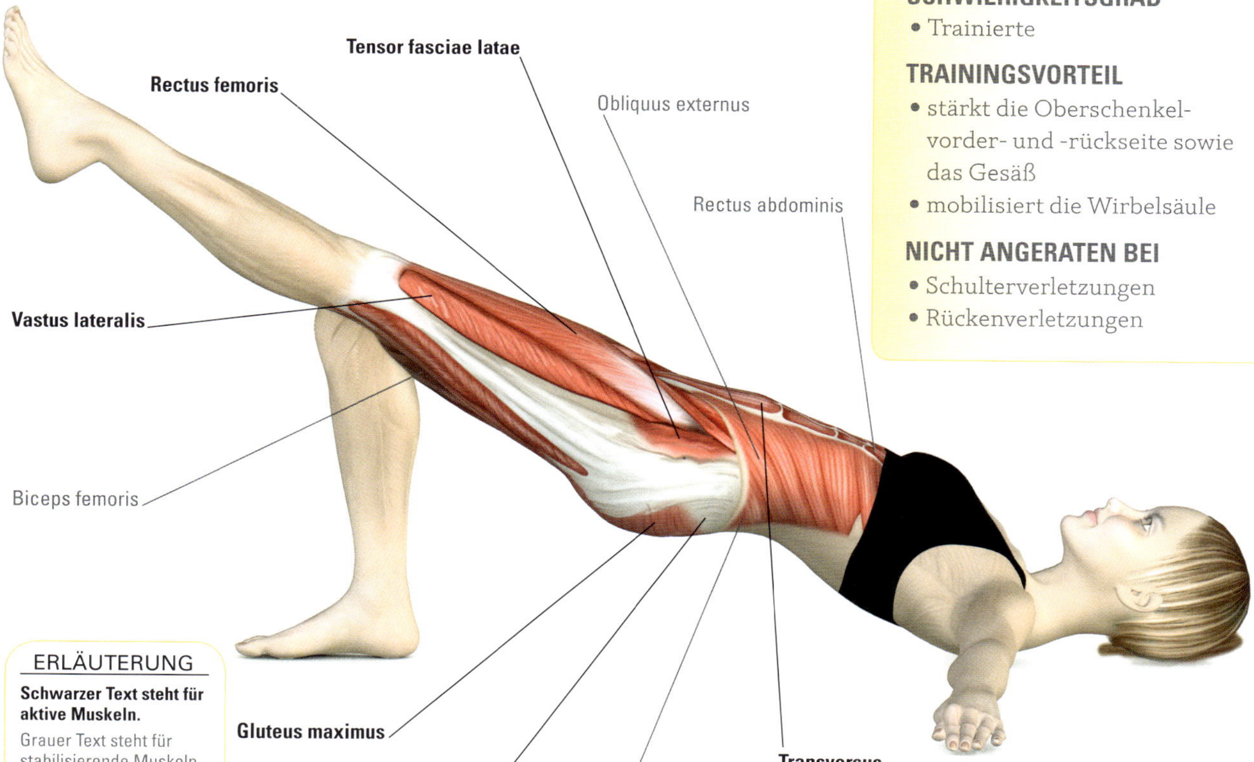

Tensor fasciae latae
Rectus femoris
Obliquus externus
Rectus abdominis
Vastus lateralis
Biceps femoris

ERLÄUTERUNG
Schwarzer Text steht für aktive Muskeln.
Grauer Text steht für stabilisierende Muskeln.
* steht für tiefe Muskeln.

Gluteus maximus
Gluteus medius*
Quadratus lumborum*
Transversus abdominis*

UNTERKÖRPER

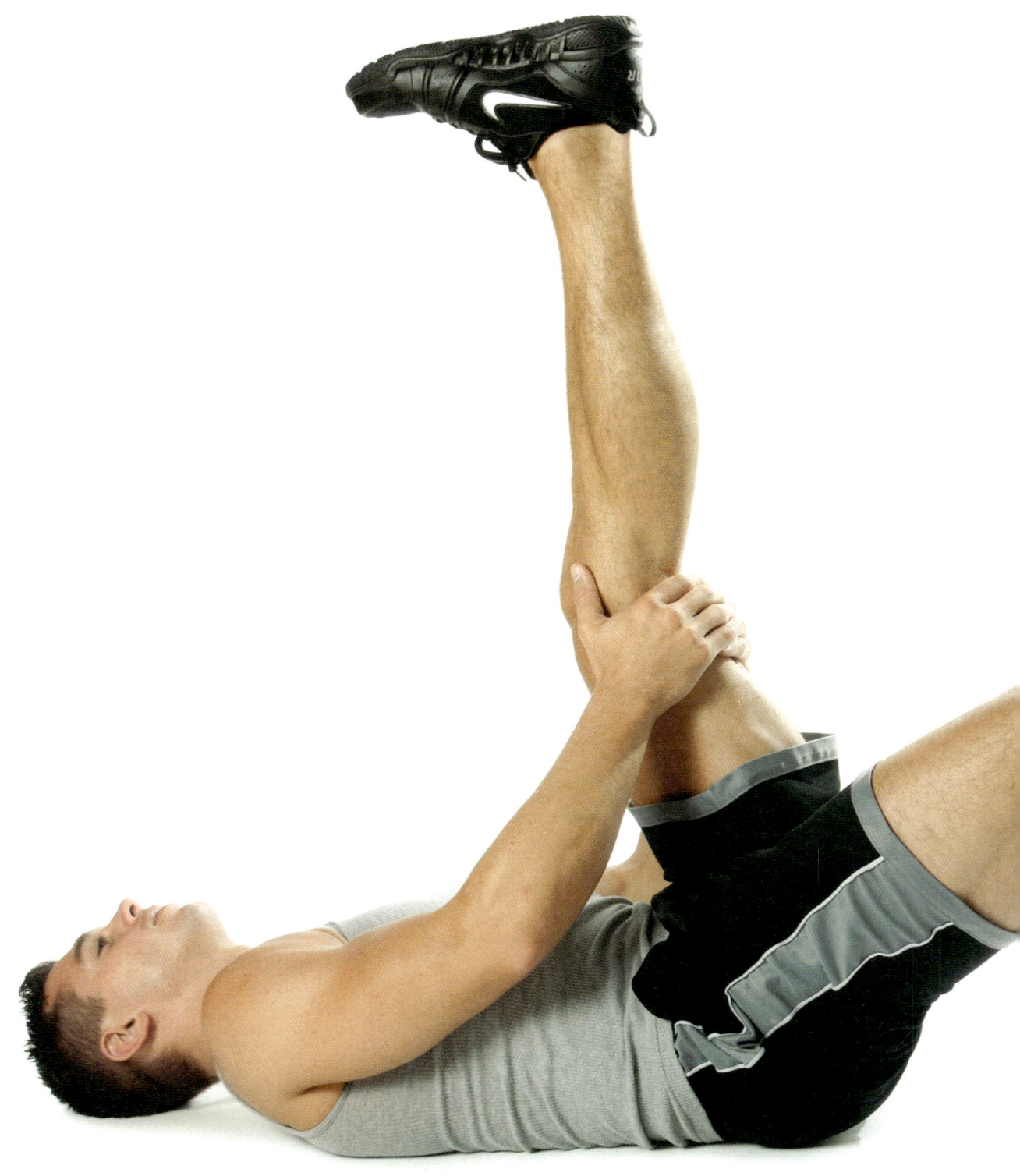

Wenn es darum geht, ein ausgefeiltes Trainings-
programm für den Rücken zusammenzustellen,
denkt kaum jemand daran, auch Übungen zum Dehnen
der Beinmuskulatur einzuplanen. Da aber in unserem
Körper alle Bereiche miteinander zusammenhängen,
ist für einen geschmeidigen und gesunden Rücken
ein leistungsfähiger Unterbau unerlässlich. Deshalb
sind einige Dehnübungen, unterstützt von Stabilisa-
tions- und Kräftigungsaufgaben, die ideale Ergänzung.
Schließlich tragen ein strapazierfähiger Unterkörper
und kräftige Beine zu einem kräftigen unteren Rücken
bei. Eine Empfehlung: Integrieren Sie zusätzlich zu
Ihren Übungen regelmäßiges Gehen bzw. Walking in
Ihren Fitnessplan, erst recht, wenn Sie bereits schon
einmal unter Rückenschmerzen gelitten haben. Etwa
20 bis 30 Minuten am Stück zu gehen nutzt nicht nur
den Beinen, sondern bringt obendrein auch Herz und
Kreislauf in Schwung.

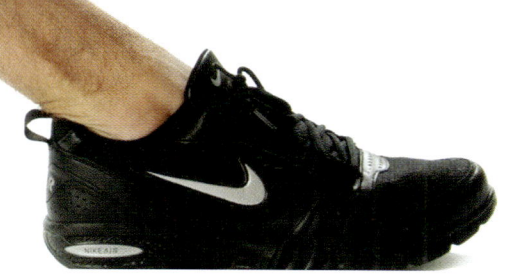

QUADRIZEPS DEHNEN

UNTERKÖRPER

❶ Beginnen Sie im Stand mit geschlossenen Füßen. Die Arme hängen entspannt an der Seite.

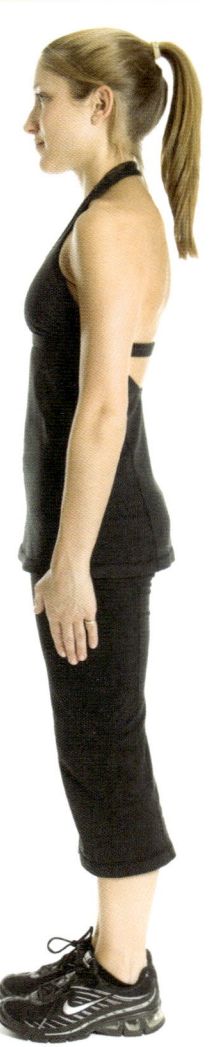

❷ Beugen Sie das linke Bein und führen Sie den Fuß zum Gesäß. Fassen Sie mit der linken Hand den Fußrist. Spannen Sie die Körpermitte an, um das Gleichgewicht besser halten zu können.

❸ Strecken Sie die Hüfte und ziehen Sie die Ferse mit der Hand ans Gesäß, bis Sie die Dehnung im vorderen Oberschenkel spüren. Ihre Knie liegen fest aneinander. Die beiden Oberschenkel sind parallel.

❹ Halten Sie die Dehnung 15 Sekunden. Wiederholen Sie die Übung dreimal mit jedem Bein.

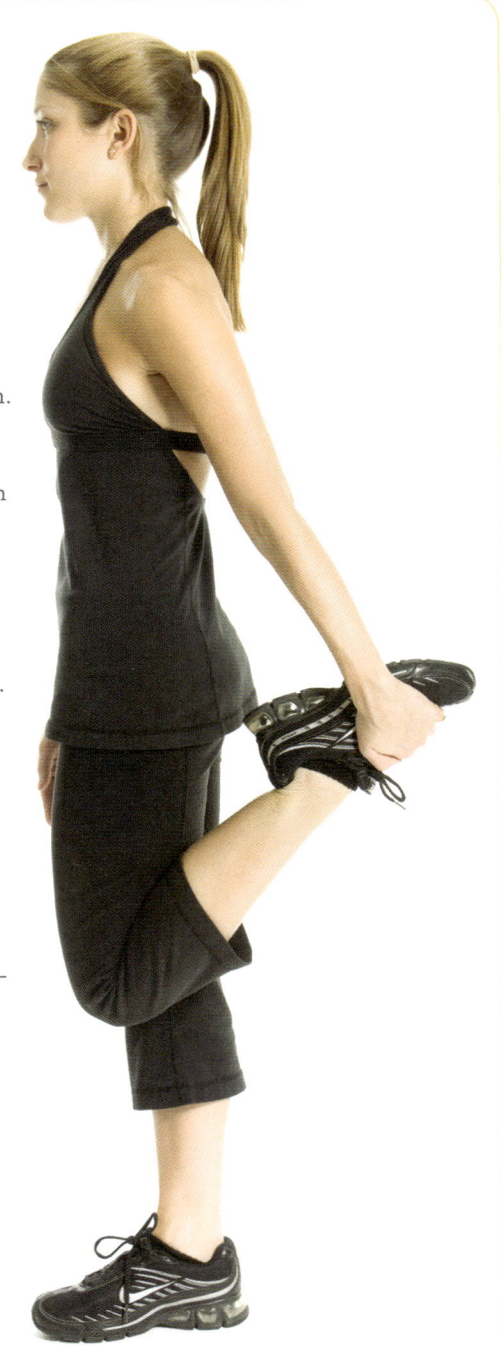

ÜBUNGSTIPPS

RICHTIG
- die Knie aneinanderdrücken und parallel halten

FALSCH
- den Oberkörper nach vorne neigen

ÜBERBLICK

SCHWERPUNKT

- Quadrizeps
- Hüftbeuger
- Kniestrecker
- vordere Hüftgelenkskapsel

TRAININGSZIEL

- Beweglichkeit

SCHWIERIGKEITSGRAD

- Einsteiger

TRAININGSVORTEIL

- macht nach langem Sitzen wieder beweglich
- steigert die Beweglichkeit von Hüften, Beinen und Knien

NICHT ANGERATEN BEI

- Knieverletzungen
- Hüftverletzungen

TRAINING

- Rectus femoris
- Vastus lateralis
- Vastus medialis
- Vastus intermedius

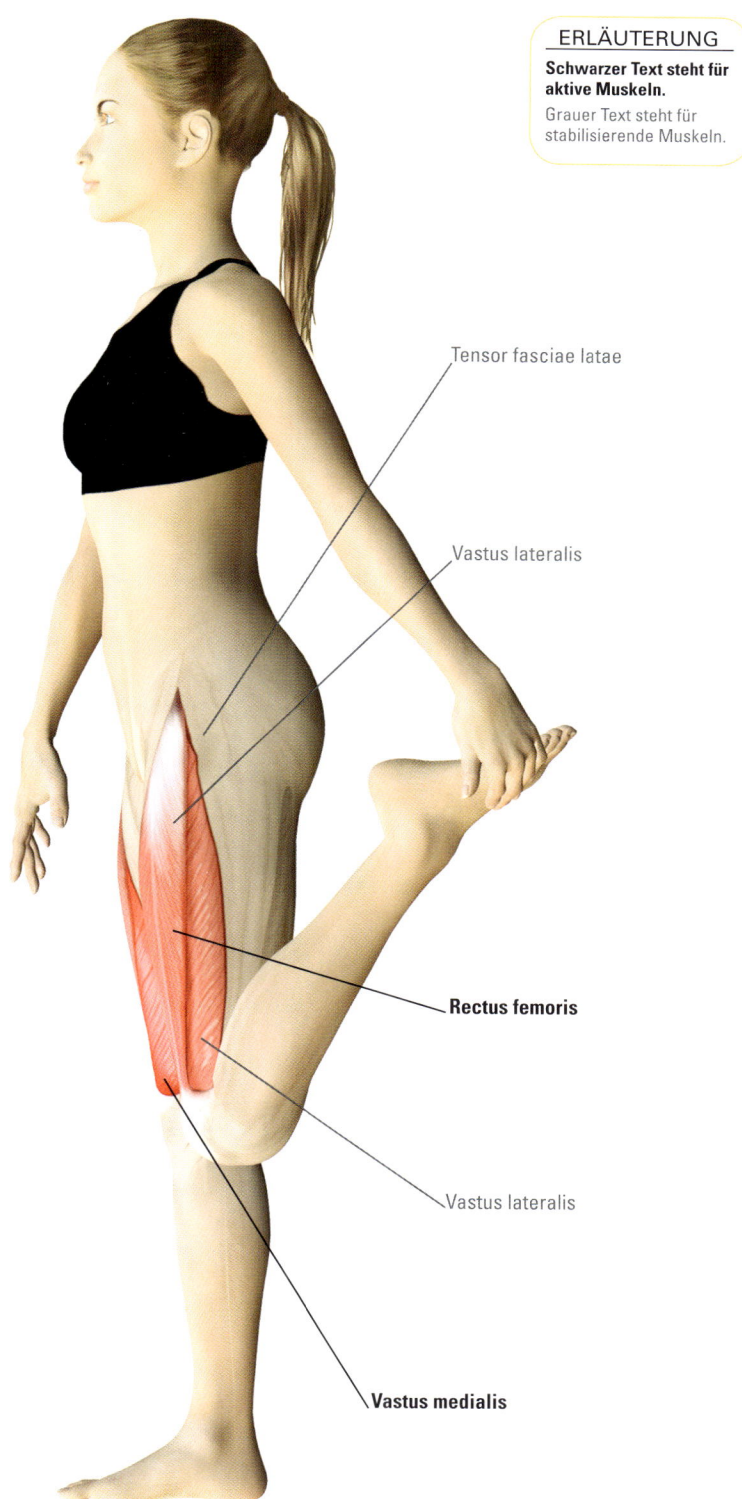

ERLÄUTERUNG

Schwarzer Text steht für aktive Muskeln.
Grauer Text steht für stabilisierende Muskeln.

Tensor fasciae latae

Vastus lateralis

Rectus femoris

Vastus lateralis

Vastus medialis

TRACTUS ILIOTIBIALIS DEHNEN

UNTERKÖRPER

❶ Stellen Sie im Stand den linken Fuß dicht vor den rechten. Strecken Sie die Beine.

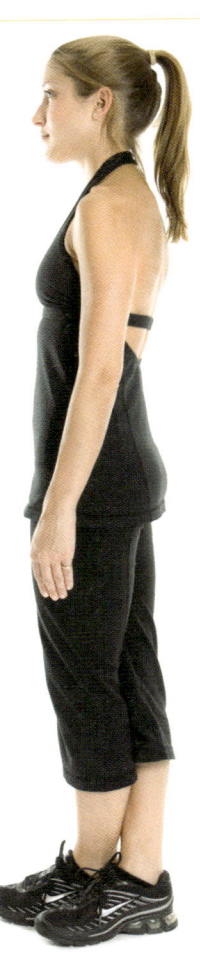

TRAINING

- Tractus iliotibialis
- Vastus lateralis
- Gluteus maximus
- Biceps femoris
- Semitendinosus
- Semimembranosus

❷ Beugen Sie die Hüfte und neigen Sie sich nach vorne. Reichen Sie mit den Händen in Richtung Boden. Ihre Knie sind gestreckt, der Oberkörper ist gerade.

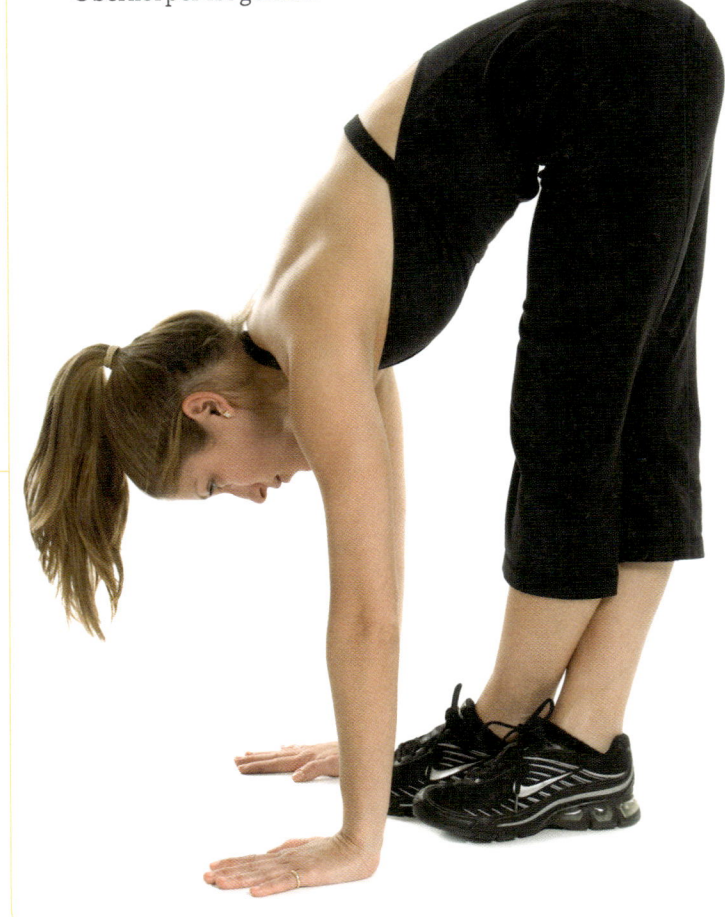

ÜBUNGSTIPPS

RICHTIG
- die Knie strecken
- langsam und sanft dehnen

FALSCH
- federn, während Sie mit den Händen zum Boden reichen – beugen Sie sich nur so weit nach unten, wie es Ihnen angenehm ist

3 Halten Sie die Dehnung 15 Sekunden. Wiederholen Sie die Übung dreimal mit jedem Bein.

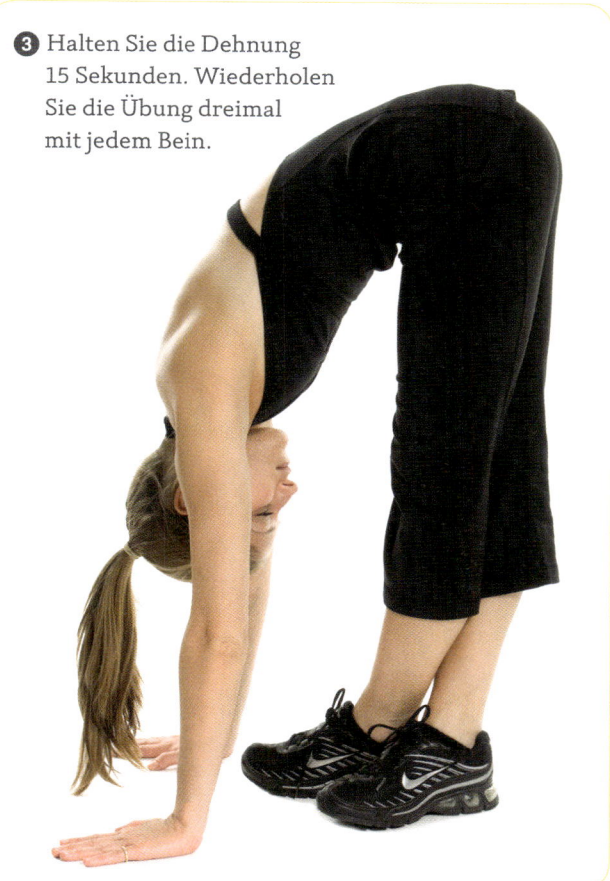

ÜBERBLICK

SCHWERPUNKT
• Tractus iliotibialis

TRAININGSZIEL
• Beweglichkeit

SCHWIERIGKEITSGRAD
• Einsteiger

TRAININGSVORTEIL
• dehnt die Oberschenkelrückseite, den unteren Rücken und die Gesäßmuskeln

NICHT ANGERATEN BEI
• Nackenschmerzen
• Schmerzen im unteren Rücken

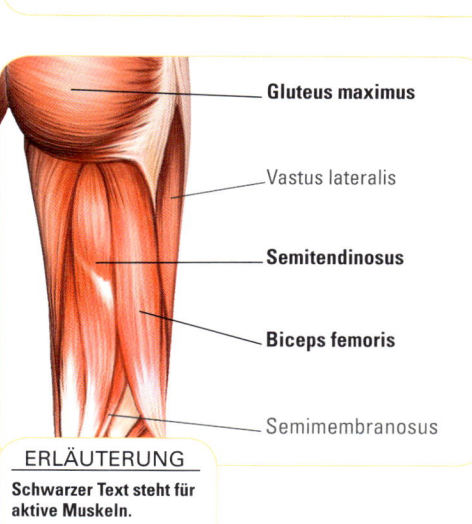

Gluteus maximus

Vastus lateralis

Semitendinosus

Biceps femoris

Semimembranosus

ERLÄUTERUNG
Schwarzer Text steht für aktive Muskeln.
Grauer Text steht für stabilisierende Muskeln.

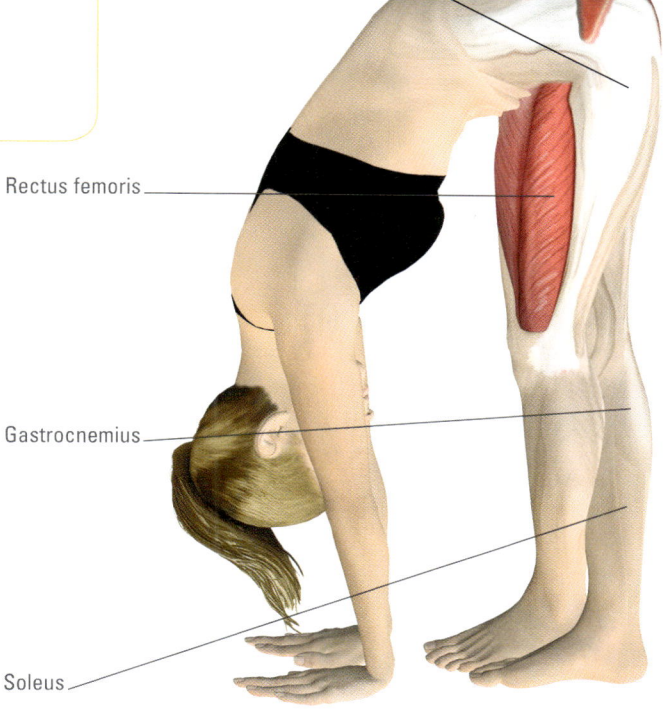

Tractus iliotibialis

Rectus femoris

Gastrocnemius

Soleus

OBERSCHENKELRÜCKSEITE DEHNEN (I)

UNTERKÖRPER

❶ Beginnen Sie im aufrechten Stand mit geschlossenen Füßen.

❷ Stellen Sie den Fuß Ihres rechten gestreckten Beins etwa eine Fußlänge vor den linken.

❸ Während Sie das rechte Knie gestreckt halten, beugen Sie das linke, neigen den Oberkörper nach vorne und reichen mit der rechten Hand zu Ihrer rechten Fußspitze.

❹ Halten Sie die Dehnung fünf Sekunden lang und kehren Sie danach in die Ausgangsstellung zurück.

❺ Wiederholen Sie dies fünfmal zu jeder Seite.

TRAINING

- Semitendinosus
- Semimembranosus
- Biceps femoris
- Gluteus maximus
- Erector spinae
- Gastrocnemius

ÜBERBLICK

SCHWERPUNKT
- Oberschenkelrückseite
- Kniebeuger

TRAININGSZIEL
- Beweglichkeit

SCHWIERIGKEITSGRAD
- Einsteiger

TRAININGSVORTEIL
- macht nach langem Sitzen wieder beweglich
- steigert die Beweglichkeit von Hüfte, Bein und Knie

NICHT ANGERATEN BEI
- Knieschmerzen
- Schmerzen im unteren Rücken

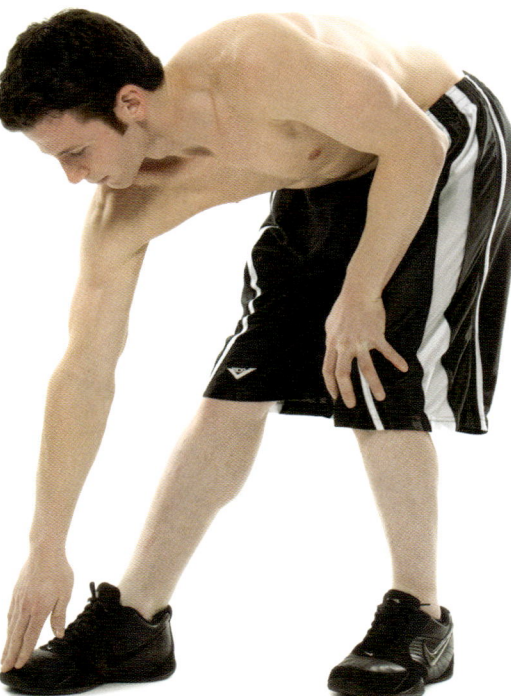

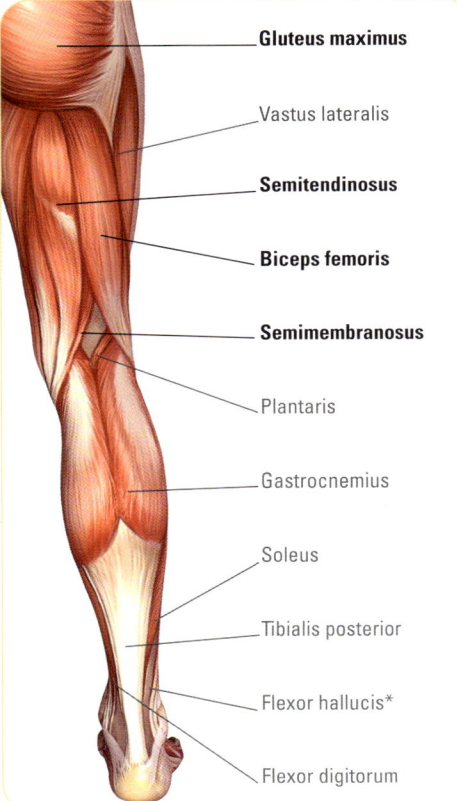

Gluteus maximus

Vastus lateralis

Semitendinosus

Biceps femoris

Semimembranosus

Plantaris

Gastrocnemius

Soleus

Tibialis posterior

Flexor hallucis*

Flexor digitorum

ÜBUNGSTIPPS

RICHTIG
- in der Hüfte beugen

FALSCH
- das vordere Knie beugen

ERLÄUTERUNG

Schwarzer Text steht für aktive Muskeln.
Grauer Text steht für stabilisierende Muskeln.
* steht für tiefe Muskeln.

OBERSCHENKELRÜCKSEITE DEHNEN (II)

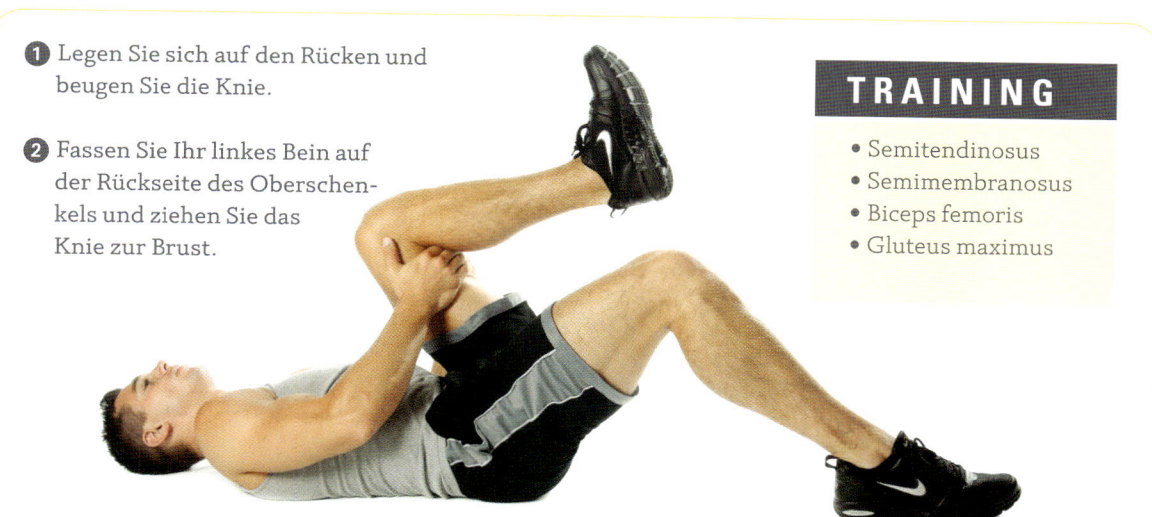

❶ Legen Sie sich auf den Rücken und beugen Sie die Knie.

❷ Fassen Sie Ihr linkes Bein auf der Rückseite des Oberschenkels und ziehen Sie das Knie zur Brust.

TRAINING

- Semitendinosus
- Semimembranosus
- Biceps femoris
- Gluteus maximus

ÜBERBLICK

SCHWERPUNKT
- Oberschenkelrückseite

TRAININGSZIEL
- Beweglichkeit

SCHWIERIGKEITSGRAD
- Einsteiger

TRAININGSVORTEIL
- macht nach langem Sitzen wieder beweglich
- steigert die Beweglichkeit von Hüfte, Bein und Knie

NICHT ANGERATEN BEI
- Knieschmerzen

❸ Ziehen Sie die Fußspitze an und strecken Sie durch Anspannen des Quadrizeps nach und nach das Bein.

❹ Ziehen Sie während des Dehnens den Oberschenkel mit den Händen näher an die Brust. Wiederholen Sie dies zehnmal pro Bein.

ÜBUNGSTIPPS

RICHTIG
- das Knie während der Dehnung stets in Richtung Brust ziehen
- den Nacken und die Schultern entspannen
- Fußspitzen anziehen

FALSCH
- die Schultern nach oben führen und den Kopf heben
- das stabilisierende Bein aus der Neutralstellung nehmen

AUSFALLSCHRITT NACH VORNE

UNTERKÖRPER

❶ Beginnen Sie im Stand mit geschlossenen Füßen. Die Arme hängen entspannt an der Seite.

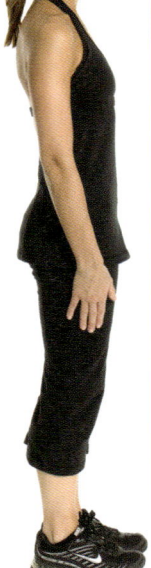

ÜBUNGSTIPPS

RICHTIG
- die Position von Schultern und Oberkörper beibehalten, um die Wirbelsäule zu strecken

FALSCH
- das hintere Bein beugen

❷ Stellen Sie den Fuß Ihres rechten Beins nach hinten. Das Bein bleibt dabei mit der Hüfte in einer Linie. Balancieren Sie mit dem linken Fuß und den Händen aus.

❸ Gleiten Sie mit dem rechten Fuß langsam weiter nach hinten. Beugen Sie das linke Knie immer mehr, bis es sich genau über dem Sprunggelenk befindet.

❹ Stützen Sie sich mit den Händen oder Fingerspitzen rechts und links des Fußes ab, um die richtige Haltung des Oberkörpers und des Kopfes zu erleichtern.

❺ Ihr Brustkorb berührt den Oberschenkel des linken Beins. Heben Sie den Kopf, sodass Ihr Körper von der Stirn bis zu den Fersen eine gerade Linie bildet.

❻ Drücken Sie den Ballen des rechten Fußes stärker in den Boden und spannen Sie die Oberschenkelmuskulatur an, um das Bein gestreckt zu halten.

❼ Halten Sie diese Position fünf Sekunden lang. Kehren Sie in die Ausgangsstellung zurück und wiederholen Sie die Abfolge mit dem anderen Bein.

ÜBERBLICK

SCHWERPUNKT
- Quadrizeps
- Oberschenkelrückseite
- Wadenmuskeln

TRAININGSZIELE
- Kräftigung/Beweglichkeit

SCHWIERIGKEITSGRAD
- Fortgeschrittene

TRAININGSVORTEIL
- kräftigt Beine und Hüfte
- dehnt die Leiste

NICHT ANGERATEN BEI
- Armverletzungen
- Schulterverletzungen
- Hüftverletzungen
- Blutdruckproblemen

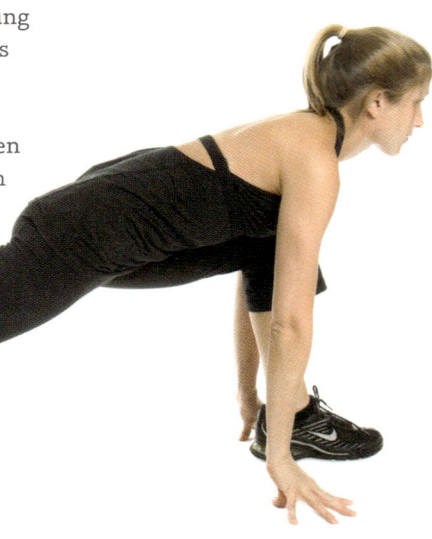

VARIANTE

Schwieriger: Stellen Sie das rechte Bein nach vorne. Stützen Sie sich mit der linken Hand am Boden ab und legen Sie die rechte Hand an den Hinterkopf. Nähern Sie nun den rechten Ellenbogen der Innenseite des rechten Sprunggelenks so weit wie möglich an. Wiederholen Sie die Übung zur anderen Seite.

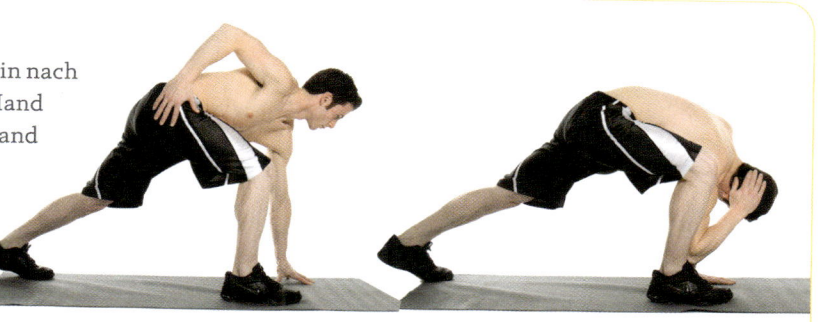

TRAINING

- Biceps femoris
- Adductor longus
- Adductor magnus
- Gastrocnemius
- Tibialis posterior
- Iliopsoas
- Biceps femoris
- Rectus femoris

ERLÄUTERUNG

Schwarzer Text steht für aktive Muskeln.
Grauer Text steht für stabilisierende Muskeln.
* steht für tiefe Muskeln.

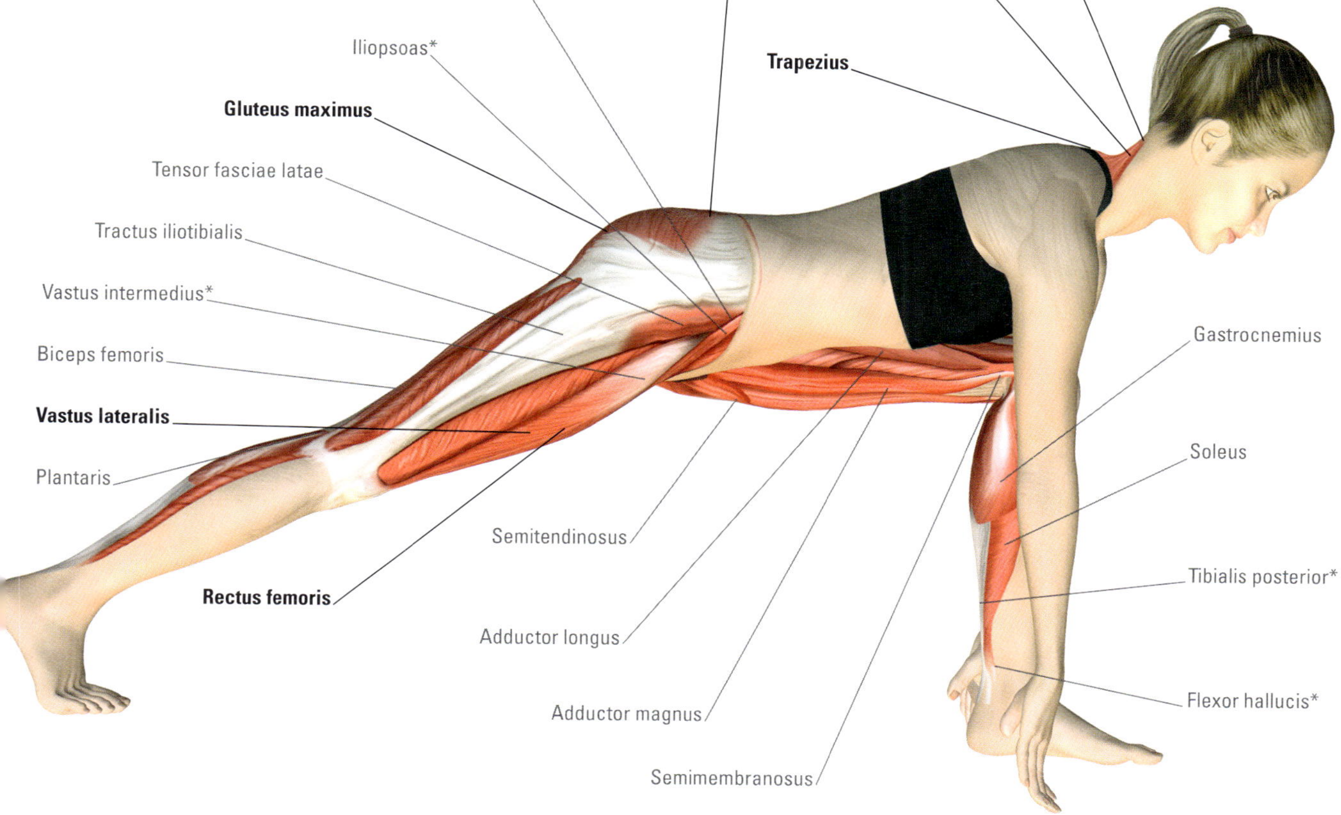

Gluteus medius*

Splenius*

Levator scapulae*

Trapezius

Pectineus*

Iliopsoas*

Gluteus maximus

Tensor fasciae latae

Tractus iliotibialis

Vastus intermedius*

Biceps femoris

Vastus lateralis

Plantaris

Gastrocnemius

Soleus

Tibialis posterior*

Flexor hallucis*

Semitendinosus

Rectus femoris

Adductor longus

Adductor magnus

Semimembranosus

HÜFTBEUGER DEHNEN

UNTERKÖRPER

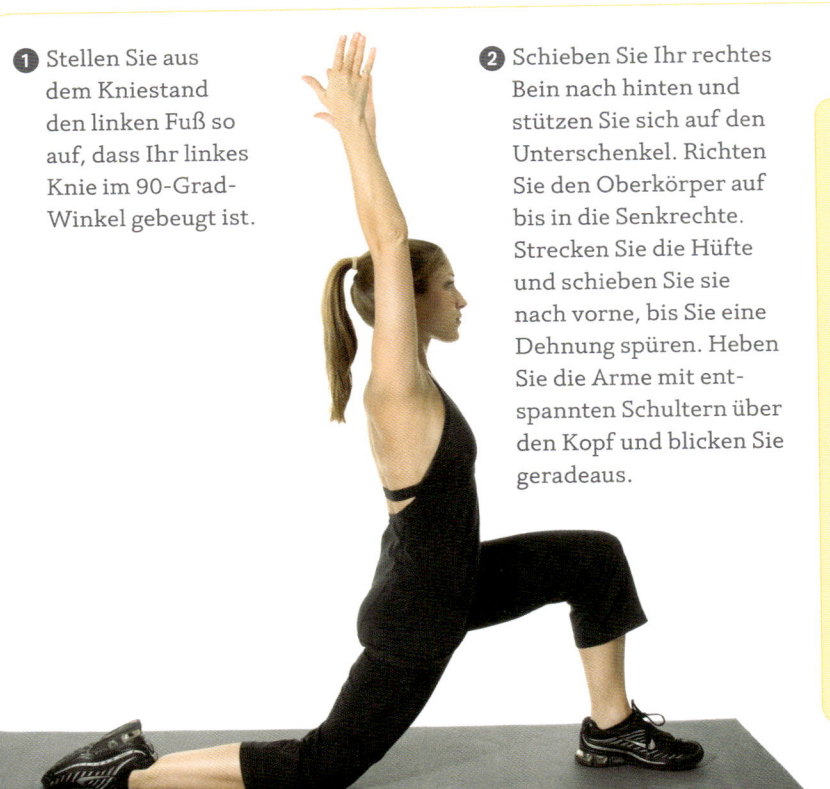

❶ Stellen Sie aus dem Kniestand den linken Fuß so auf, dass Ihr linkes Knie im 90-Grad-Winkel gebeugt ist.

❷ Schieben Sie Ihr rechtes Bein nach hinten und stützen Sie sich auf den Unterschenkel. Richten Sie den Oberkörper auf bis in die Senkrechte. Strecken Sie die Hüfte und schieben Sie sie nach vorne, bis Sie eine Dehnung spüren. Heben Sie die Arme mit entspannten Schultern über den Kopf und blicken Sie geradeaus.

ÜBERBLICK

SCHWERPUNKT
- Quadrizeps
- Oberschenkelrückseite

TRAININGSZIEL
- Beweglichkeit

SCHWIERIGKEITSGRAD
- Fortgeschrittene

TRAININGSVORTEIL
- dehnt Hüftbeuger und Hüftstrecker

NICHT ANGERATEN BEI
- starken Nackenschmerzen
- Schmerzen im unteren Rücken

ÜBUNGSTIPPS

RICHTIG
- die Schultern und den Nacken entspannen
- mit dem ganzen Körper als Einheit in die Dehnung hineingehen

FALSCH
- das vordere Knie zu weit nach vorne über den Fuß hinausschieben
- in der Hüfte drehen
- das hintere Knie nach außen aus der Linie nehmen

❸ Führen Sie die Arme nach unten. Strecken Sie das linke Bein und schieben Sie die Hüfte nach hinten. Neigen Sie den Oberkörper gestreckt nach vorne. Stützen Sie sich mit den Händen am Boden ab.

❹ Halten Sie die Position zehn Sekunden. Wiederholen Sie den gesamten Ablauf fünfmal zu jeder Seite.

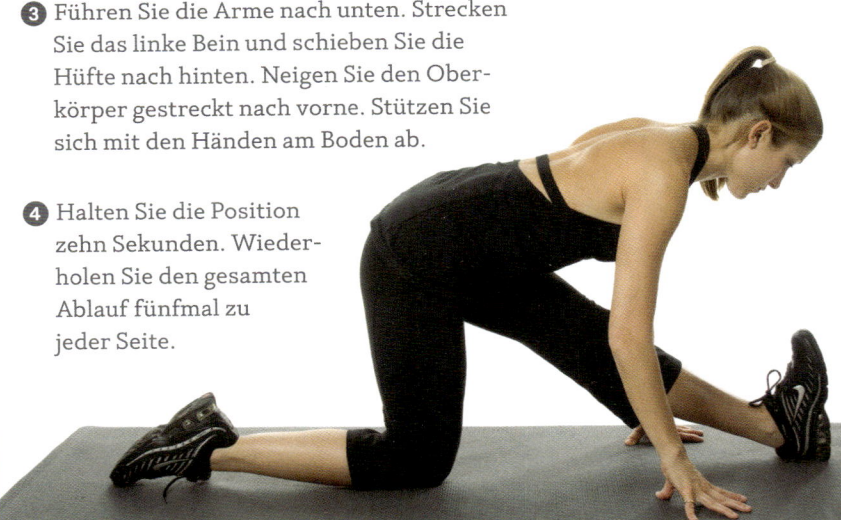

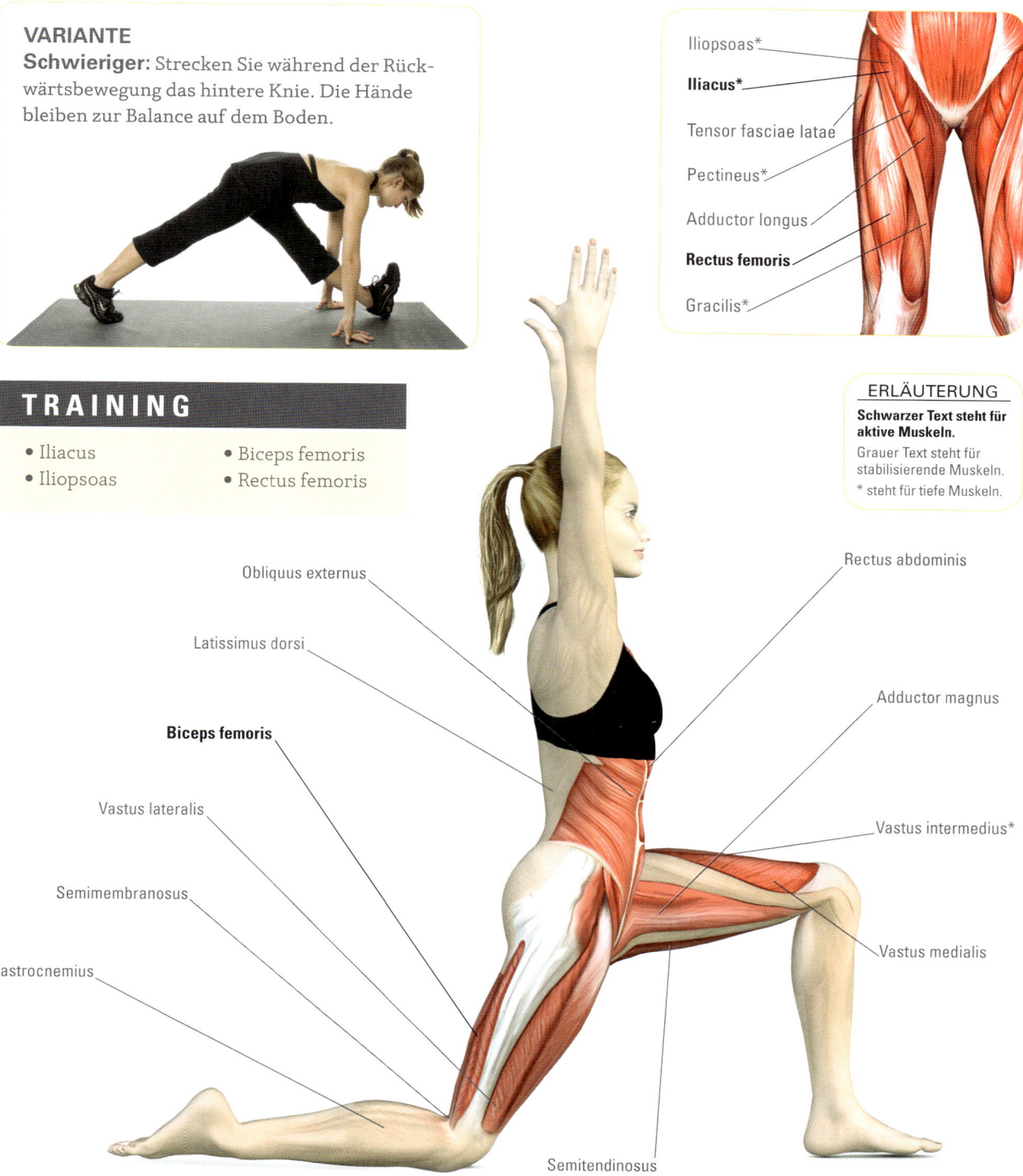

VARIANTE
Schwieriger: Strecken Sie während der Rück-wärtsbewegung das hintere Knie. Die Hände bleiben zur Balance auf dem Boden.

TRAINING

- Iliacus
- Iliopsoas
- Biceps femoris
- Rectus femoris

Iliopsoas*
Iliacus*
Tensor fasciae latae
Pectineus*
Adductor longus
Rectus femoris
Gracilis*

ERLÄUTERUNG
Schwarzer Text steht für aktive Muskeln.
Grauer Text steht für stabilisierende Muskeln.
* steht für tiefe Muskeln.

Obliquus externus
Latissimus dorsi
Biceps femoris
Vastus lateralis
Semimembranosus
Gastrocnemius

Rectus abdominis
Adductor magnus
Vastus intermedius*
Vastus medialis
Semitendinosus

DREHSITZ

UNTERKÖRPER

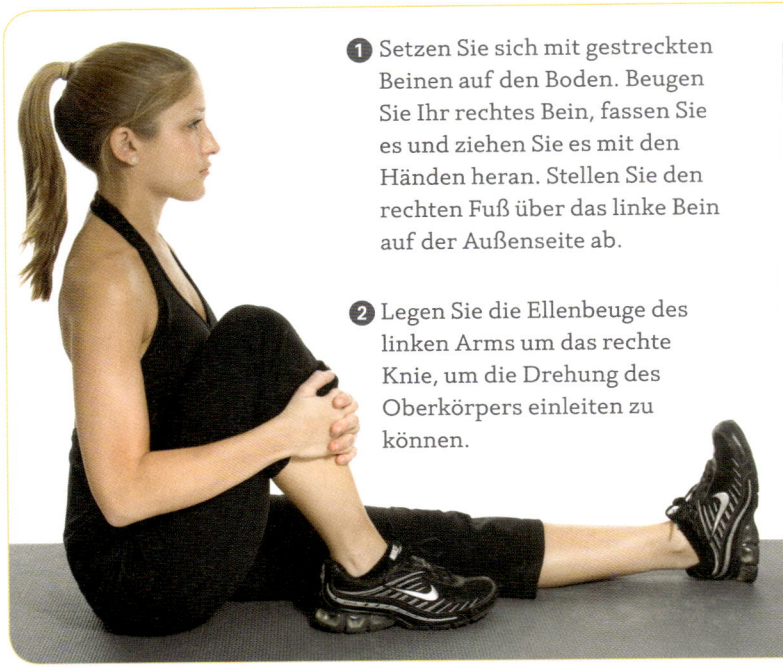

❶ Setzen Sie sich mit gestreckten Beinen auf den Boden. Beugen Sie Ihr rechtes Bein, fassen Sie es und ziehen Sie es mit den Händen heran. Stellen Sie den rechten Fuß über das linke Bein auf der Außenseite ab.

❷ Legen Sie die Ellenbeuge des linken Arms um das rechte Knie, um die Drehung des Oberkörpers einleiten zu können.

ÜBUNGSTIPPS

RICHTIG
- die Schultern und den Nacken entspannen
- mit dem aktiven Arm gleichmäßigen Druck auf das Bein ausüben
- den Oberkörper aufrecht halten, während das Knie herangeführt wird

FALSCH
- den Oberkörper beugen
- den Fuß des gebeugten Beins vom Boden heben
- den Nacken während des Drehens belasten

TRAINING

- Adductor longus
- Iliopsoas
- Rhomboideus
- Sternocleidomastoideus
- Latissimus dorsi
- Obliquus internus
- Obliquus externus
- Quadratus lumborum
- Erector spinae
- Multifidus spinae
- Tractus iliotibialis
- Gluteus maximus
- Gluteus medius
- Piriformis

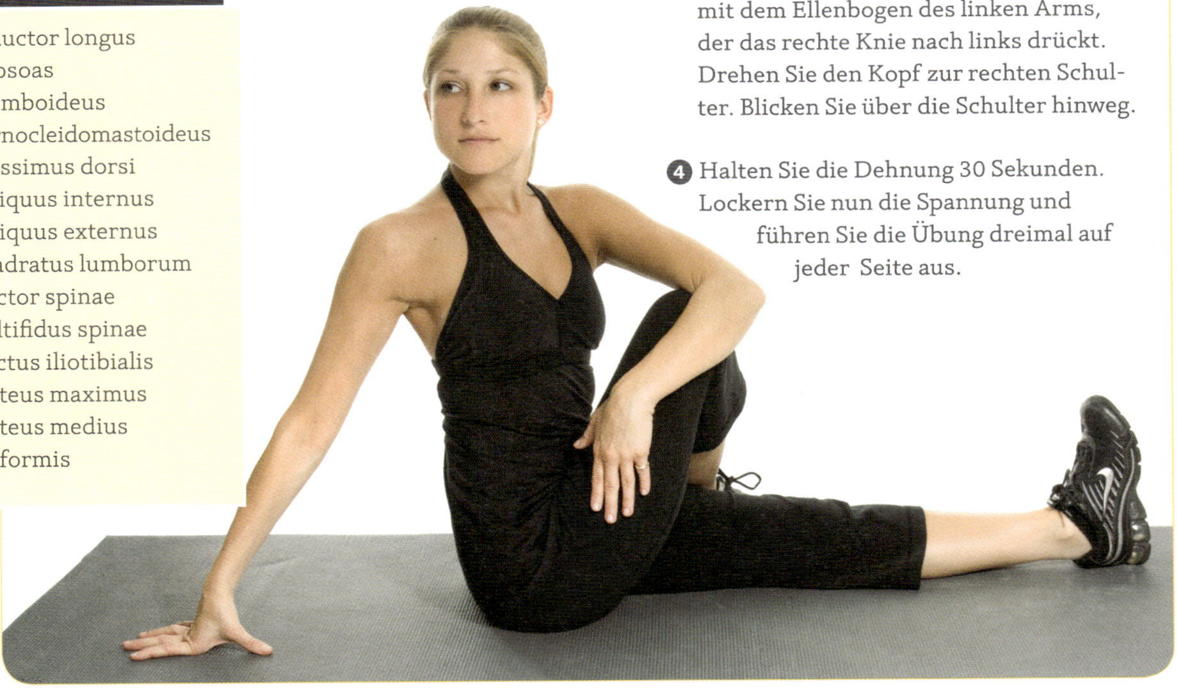

❸ Drehen Sie Ihren Oberkörper zur rechten Seite. Unterstützen Sie die Drehung mit dem Ellenbogen des linken Arms, der das rechte Knie nach links drückt. Drehen Sie den Kopf zur rechten Schulter. Blicken Sie über die Schulter hinweg.

❹ Halten Sie die Dehnung 30 Sekunden. Lockern Sie nun die Spannung und führen Sie die Übung dreimal auf jeder Seite aus.

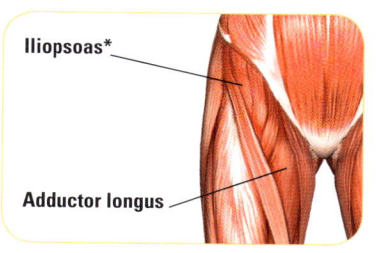

- Iliopsoas*
- Adductor longus

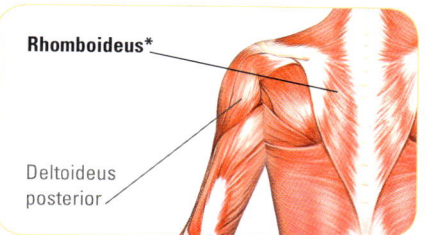

- Rhomboideus*
- Deltoideus posterior

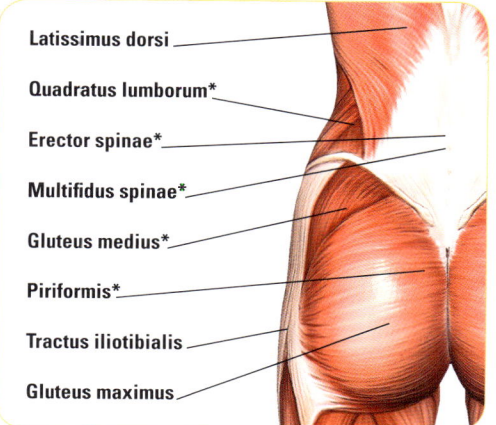

- Latissimus dorsi
- Quadratus lumborum*
- Erector spinae*
- Multifidus spinae*
- Gluteus medius*
- Piriformis*
- Tractus iliotibialis
- Gluteus maximus

ÜBERBLICK

SCHWERPUNKT
- Hüfte
- Gesäßmuskeln
- Wirbelsäule
- schräge Bauchmuskeln

TRAININGSZIEL
- Beweglichkeit

SCHWIERIGKEITSGRAD
- Fortgeschrittene

TRAININGSVORTEIL
- dehnt Hüftbeuger und Hüftstrecker
- dehnt die schrägen Bauchmuskeln

NICHT ANGERATEN BEI
- Schmerzen im unteren Rücken

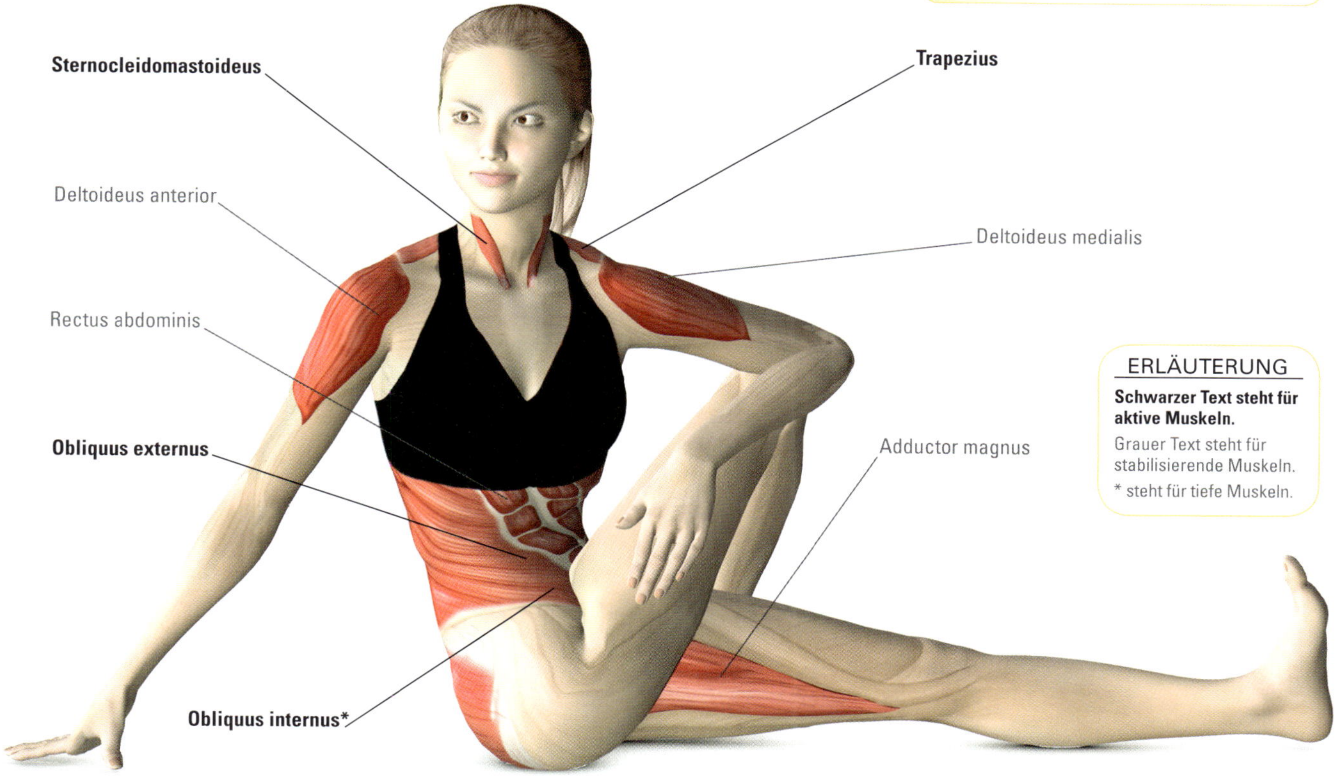

Sternocleidomastoideus

Trapezius

Deltoideus anterior

Deltoideus medialis

Rectus abdominis

Obliquus externus

Adductor magnus

ERLÄUTERUNG
Schwarzer Text steht für aktive Muskeln.
Grauer Text steht für stabilisierende Muskeln.
* steht für tiefe Muskeln.

Obliquus internus*

TRAININGSPLÄNE

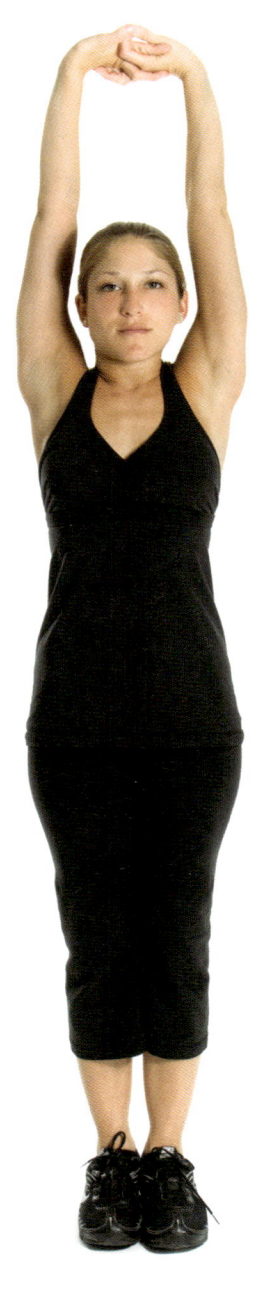

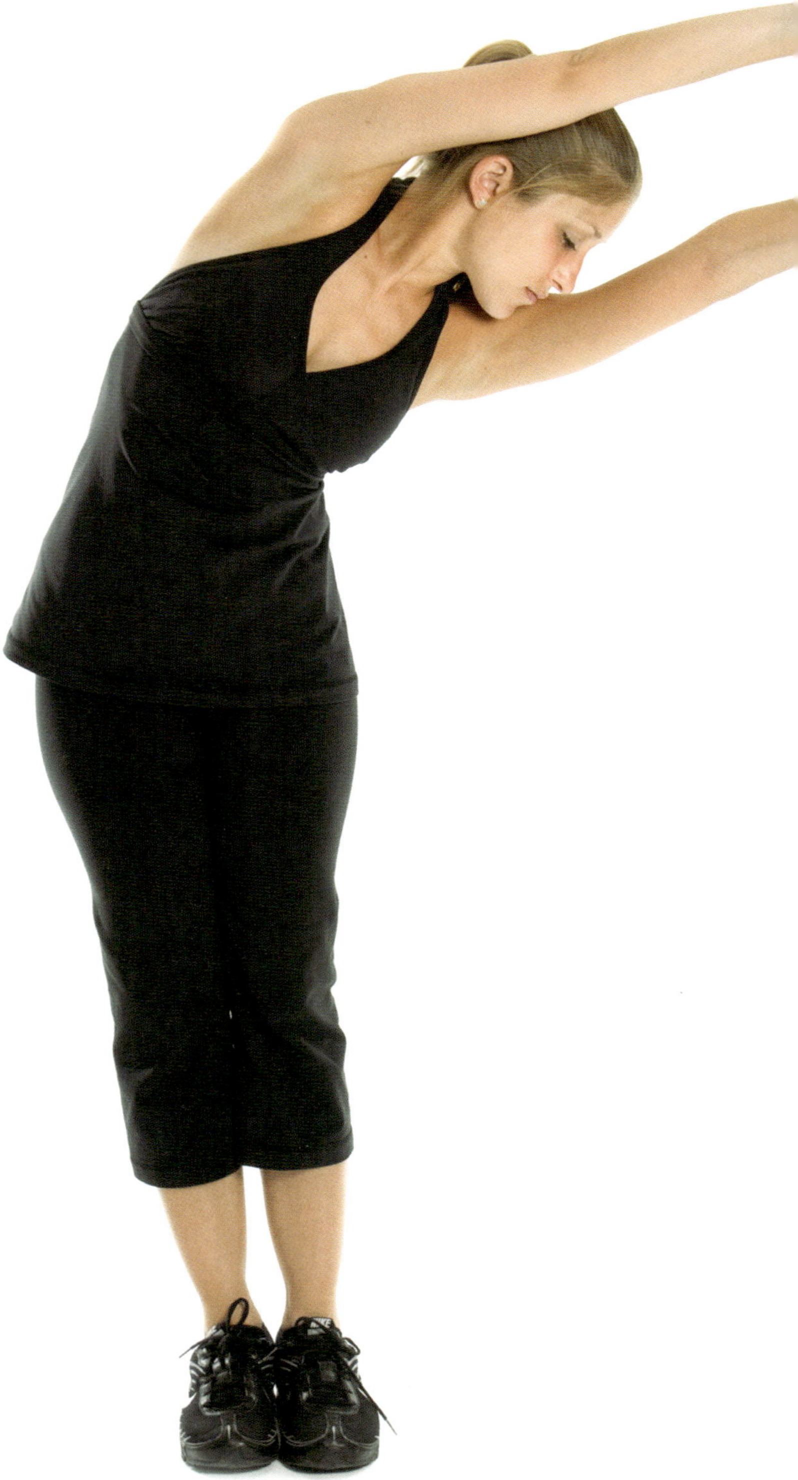

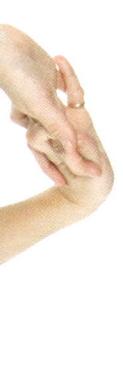

Nachdem wir Ihnen auf den vorangegangenen Seiten eine ganze Reihe effektiver Übungen für den Rücken vorgestellt haben, wird es Zeit für die Anwendung. Gleich im Anschluss finden Sie ein Programm für die Zone von der Hals- bis zur Brustwirbelsäule. Darauf folgen zwei Programme für die Körpermitte und den unteren Rücken. Das erste verfolgt den Zweck, Schmerzen zu lindern, die beim Strecken der Lendenwirbelsäule auftreten, das zweite widmet sich Beschwerden, die mit dem Beugen einhergehen. Das abschließende Programm kombiniert Übungen für alle Körperbereiche und hat die Absicht, sie zu kräftigen und zu stabilisieren. All diese Trainingspläne helfen Ihnen beim Einstieg in ein systematisches Work-out. Mit ein wenig Erfahrung wird es Ihnen bald leicht fallen, eigene Pläne zu entwickeln. Wichtig ist vor allem am Anfang: Beginnen Sie langsam und steigern Sie sich nach und nach.

HALS- UND BRUSTWIRBELSÄULE

TRAININGSPLÄNE

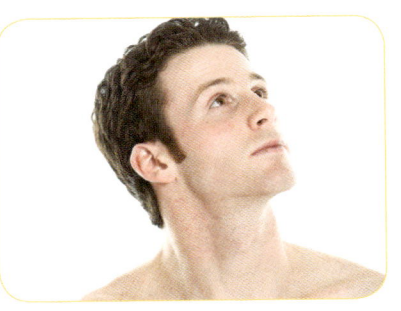

1. STERNBILD
Seite 34

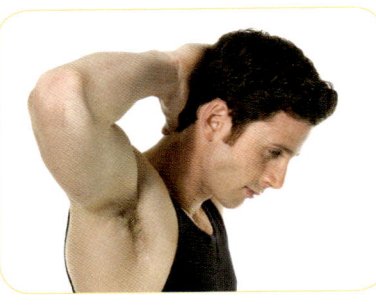

2. NACKEN DEHNEN
Seite 22

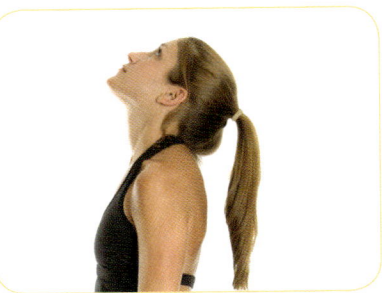

3. HALS STRECKEN
Seite 28

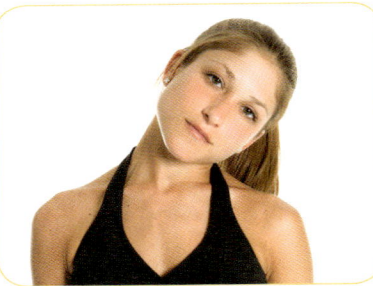

4. HALS DEHNEN
Seite 24

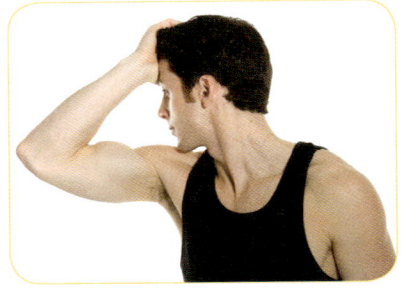

5. KOPF DREHEN
Seite 26

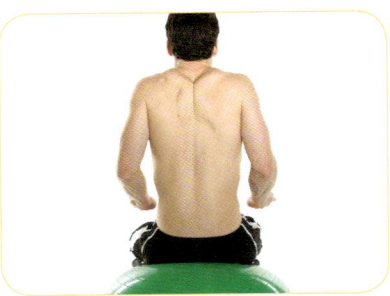

6. SCHULTERN HEBEN
Seite 32

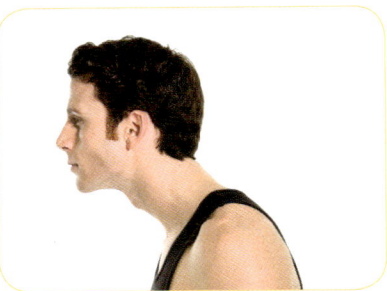

7. SCHILDKRÖTE
Seite 33

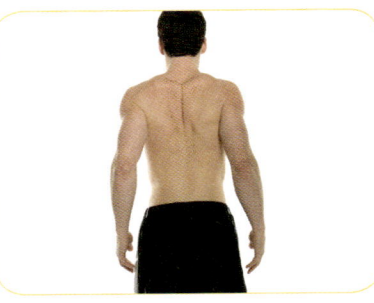

8. SCHULTERBLATT BEWEGEN
Seite 38

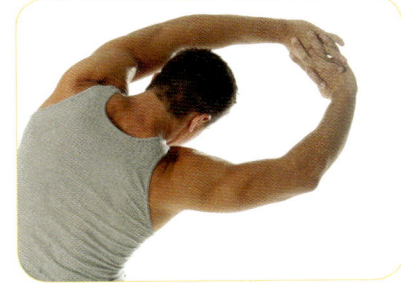

9. SEITNEIGEN
Seite 42

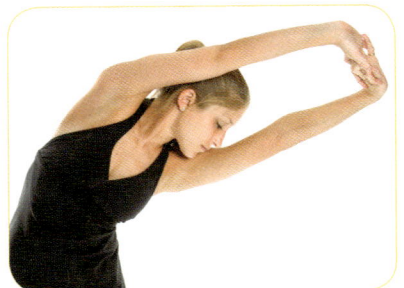

10. LATISSIMUS DEHNEN
Seite 44

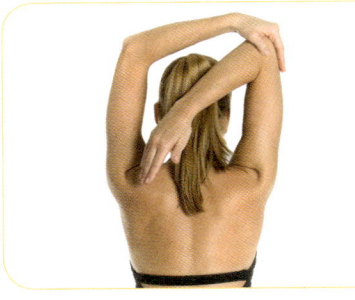

11. SCHULTER DEHNEN (I)
Seite 40

oder

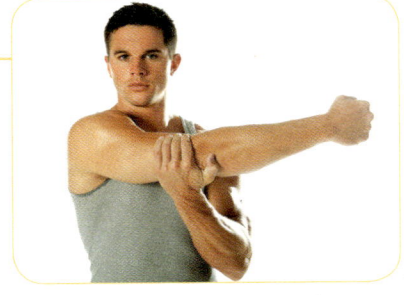

SCHULTER DEHNEN (II)
Seite 41

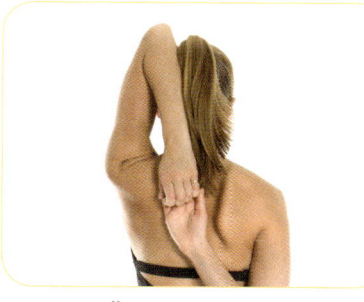

12. HÄNDE HINTER DEM RÜCKEN FASSEN Seite 50

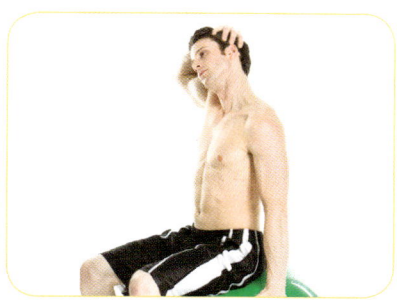

13. OBEREN TRAPEZIUS DEHNEN Seite 30

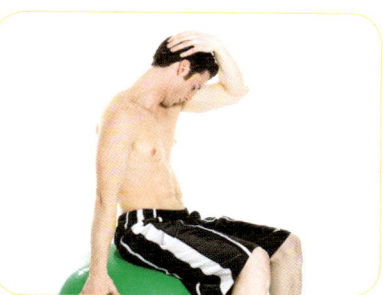

14. SCHULTERBLATTHEBER DEHNEN Seite 31

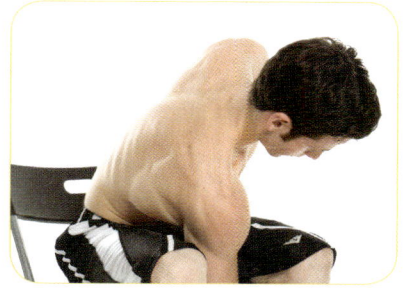

15. RUMPFTWIST AUF DEM STUHL Seite 48

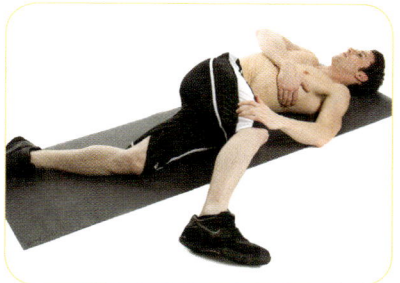

16. KÖRPER VERWRINGEN Seite 47

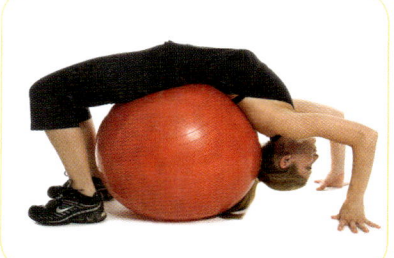

17. BRÜCKE AUF DEM GYMNASTIKBALL Seite 62

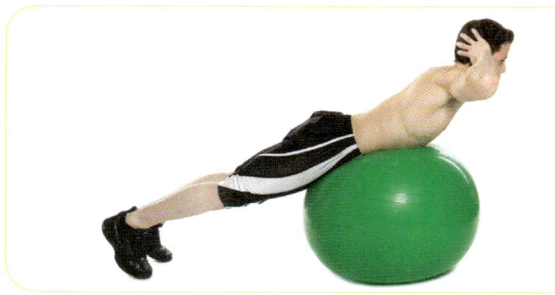

18. RÜCKEN STRECKEN Seite 60

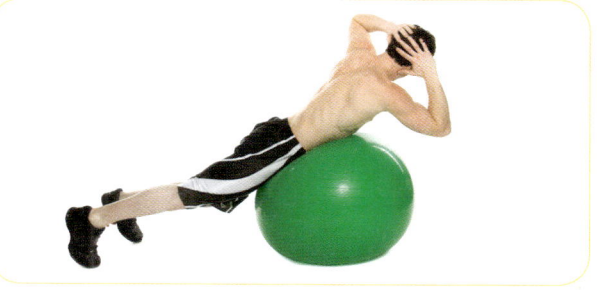

19. RÜCKEN STRECKEN MIT DREHUNG Seite 102

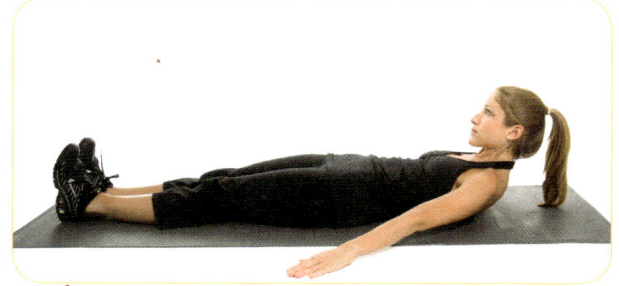

20. BAUCHPRESSE MIT GESTRECKTEN BEINEN Seite 82

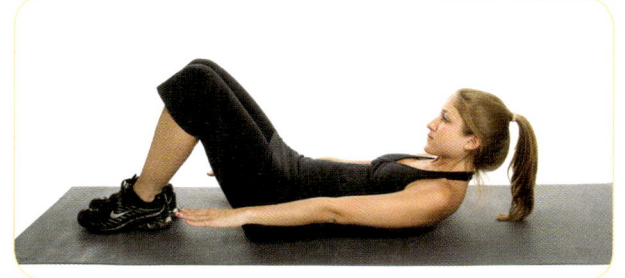

21. BAUCHPRESSE MIT GESTRECKTEN ARMEN Seite 74

RUMPF UND LENDENWIRBELSÄULE

❶ BEUGEÜBUNGEN FÜR SCHMERZFREIES STRECKEN

TRAININGSPLÄNE

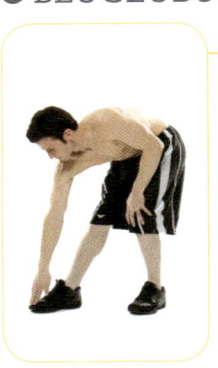
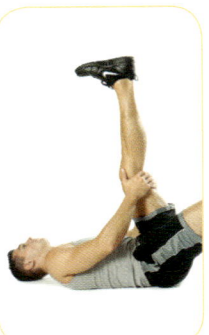

1.
OBERSCHENKEL-
RÜCKSEITE
DEHNEN (I)
Seite 140

oder

OBERSCHENKEL-
RÜCKSEITE
DEHNEN (II)
Seite 141

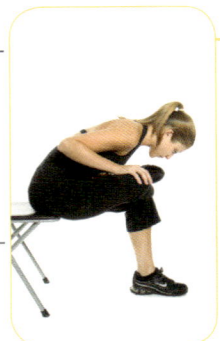

2.
PIRIFORMIS
DEHNEN IM
SITZEN
Seite 78

oder

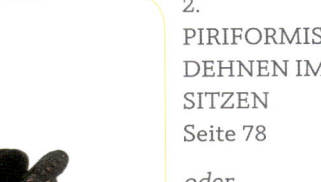

PIRIFORMIS
DEHNEN IN
RÜCKENLAGE
Seite 79

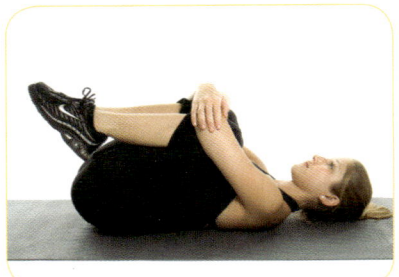

3. KNIE ZUR BRUST ZIEHEN
Seite 119 (Variante)

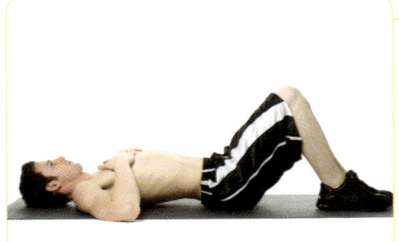

**4. BECKENWIEGE IN
RÜCKENLAGE** Seite 114

oder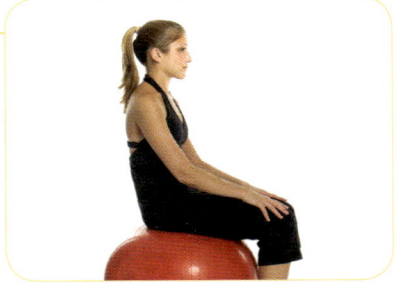

BECKENWIEGE IM SITZEN
Seite 115

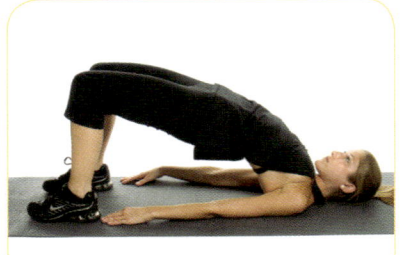

5. BECKEN HEBEN
Seite 130

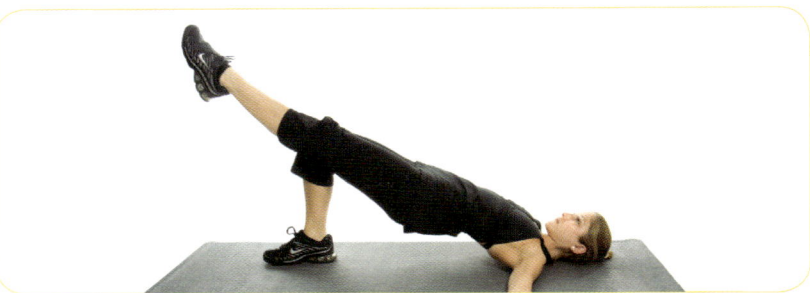

6. BECKEN UND BEIN HEBEN
Seite 132

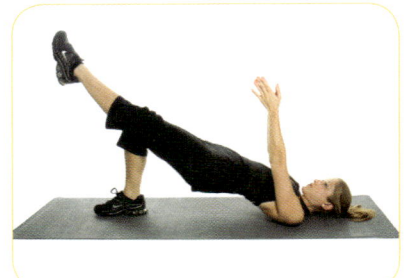

7. BECKEN UND BEIN HEBEN
Seite 133 (Variante)

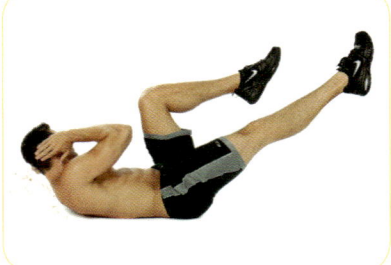

8. BEINE ÜBERKREUZEN
Seite 106

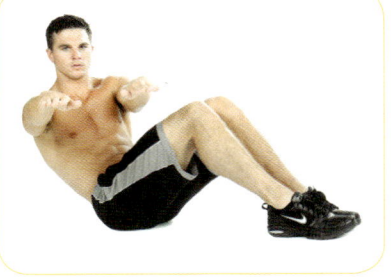

9. RUMPFTWIST IM SITZEN
Seite 80

❷ STRECKÜBUNGEN FÜR SCHMERZFREIES BEUGEN

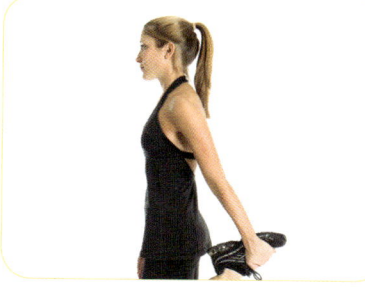

1. QUADRIZEPS DEHNEN
Seite 136

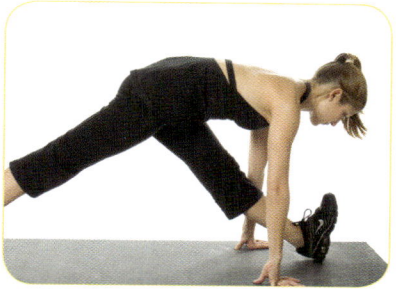

2. HÜFTBEUGER DEHNEN
Seite 144

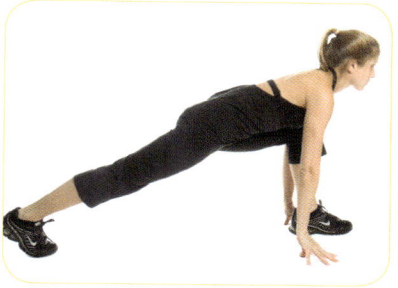

3. AUSFALLSCHRITT NACH VORNE Seite 142

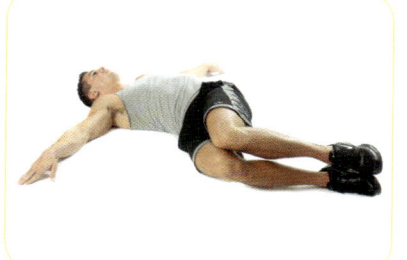

4. UNTEREN RÜCKEN DREHEN Seite 121

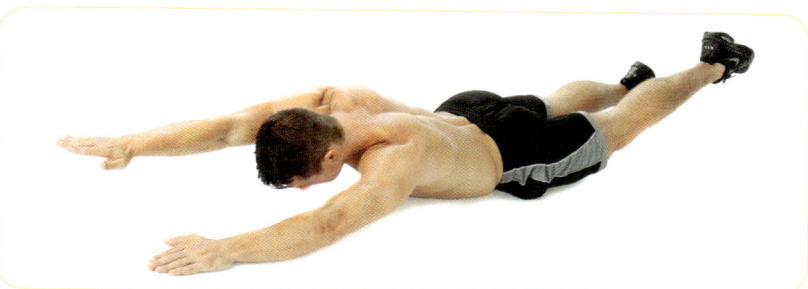

5. SCHWIMMEN
Seite 128

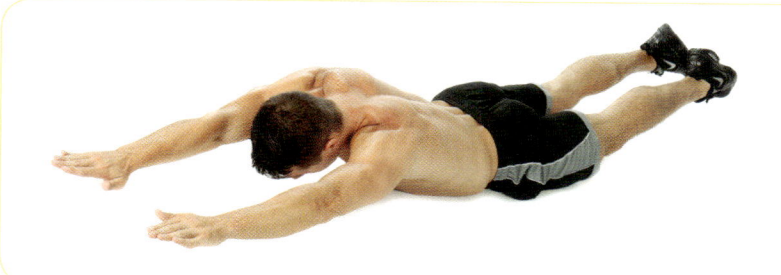

6. SCHWIMMEN
Seite 129 (Supermann-Variante)

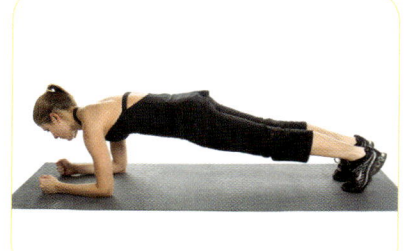

7. BRÜCKENSTÜTZ AUF DEN UNTERARMEN Seite 94

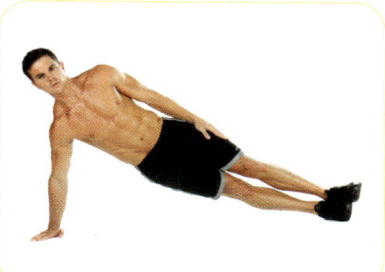

8. SEITSTÜTZ
Seite 110

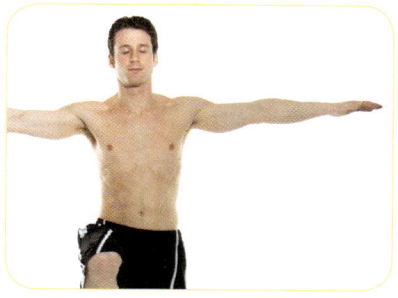

9. STABILITÄT IM STAND
Seite 68

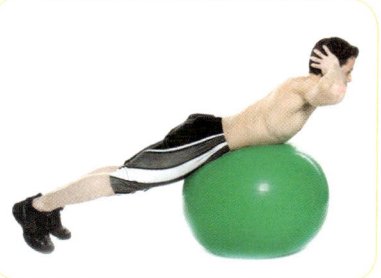

10. RÜCKEN STRECKEN
Seite 60

STABILISATION UND KRÄFTIGUNG

TRAININGSPLÄNE

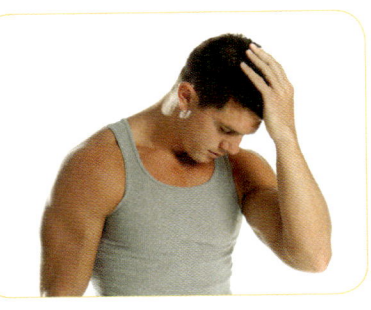

1. NACKEN BEUGEN
Seite 23

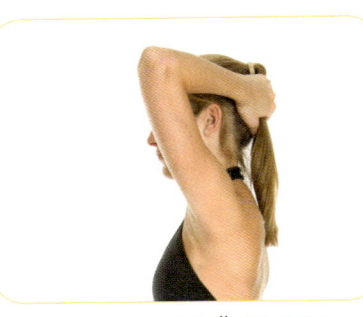

2. NACKEN KRÄFTIGEN
Seite 29

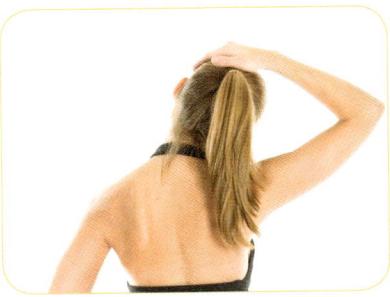

3. HALS KRÄFTIGEN
Seite 25

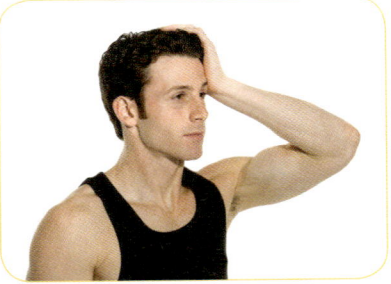

4. KOPF ISOMETRISCH DREHEN Seite 27

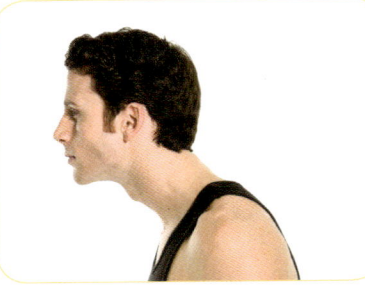

5. SCHILDKRÖTE
Seite 33

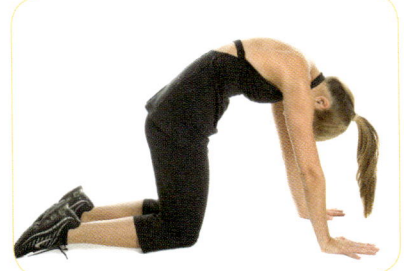

6. KATZE UND HUND
Seite 124

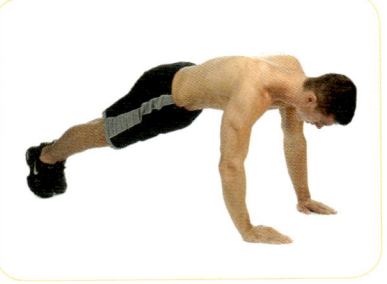

7. BRÜCKENSTÜTZ AUF DEN HÄNDEN Seite 90

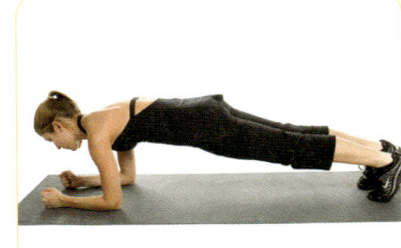

8. BRÜCKENSTÜTZ AUF DEN UNTERARMEN Seite 94

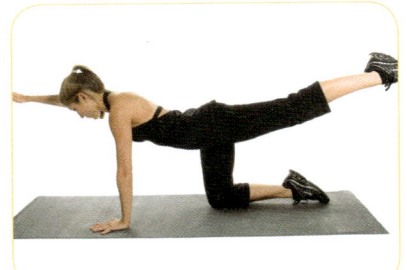

9. DIAGONAL ARM UND BEIN HEBEN Seite 92

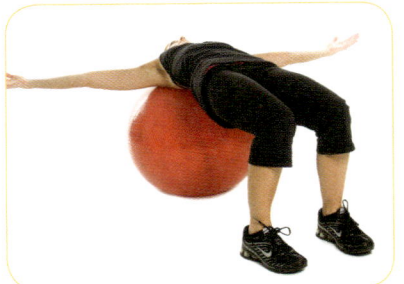

10. SEITWÄRTS GEHEN
Seite 98

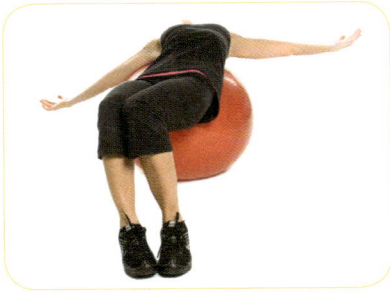

11. BALL ROLLEN IN RÜCKEN-LAGE Seite 86

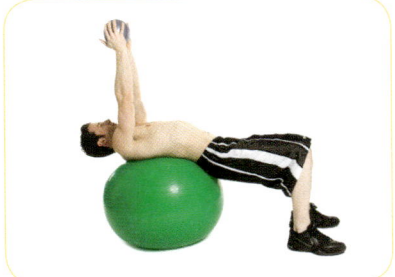

12. BAUCHPRESSE MIT MEDIZINBALL Seite 88

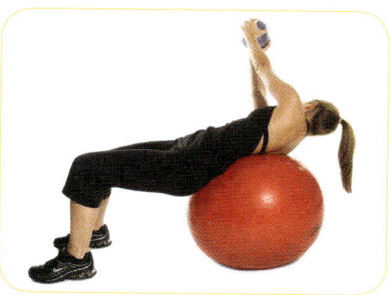

13. RUMPFTWIST IN RÜCKENLAGE Seite 84

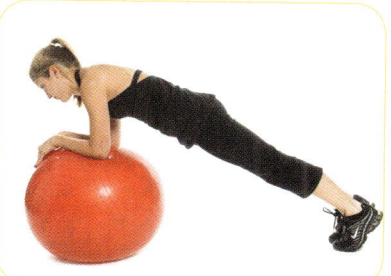

14. BRÜCKENSTÜTZ AUF DEM BALL Seite 104

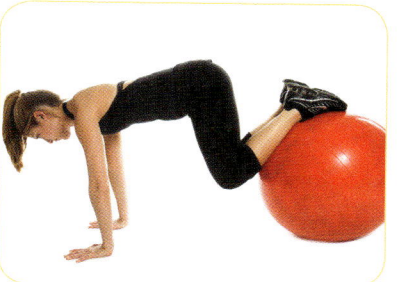

15. HÜFTE BEUGEN MIT GYMNASTIKBALL Seite 100

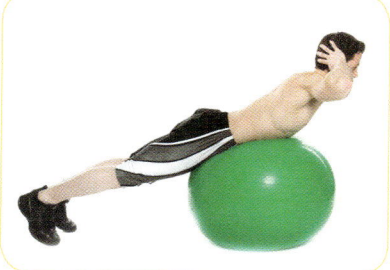

16. RÜCKEN STRECKEN Seite 60

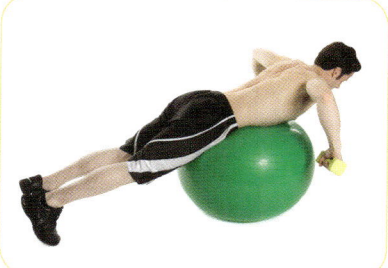

17. KURZHANTELRUDERN Seite 58

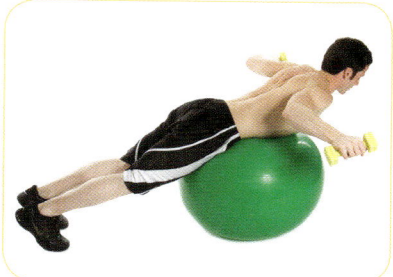

18. KURZHANTELFLIEGER RÜCKWÄRTS Seite 56

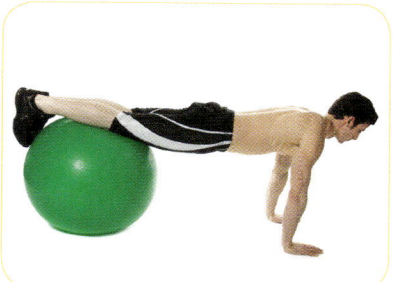

19. AUF HÄNDEN VOR- UND ZURÜCKGEHEN Seite 52

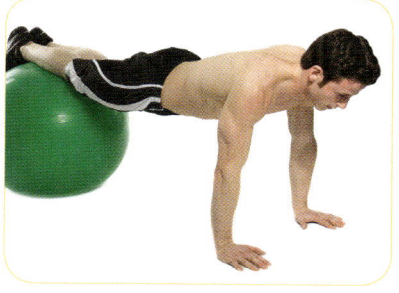

20. AUF HÄNDEN UMHER-GEHEN Seite 54

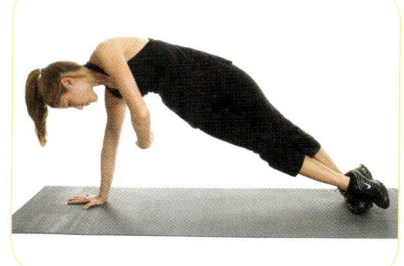

21. OBERKÖRPER DREHEN IM SEITSTÜTZ Seite 108

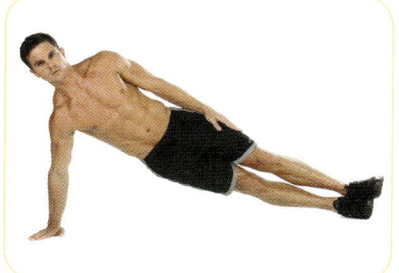

22. SEITSTÜTZ Seite 110

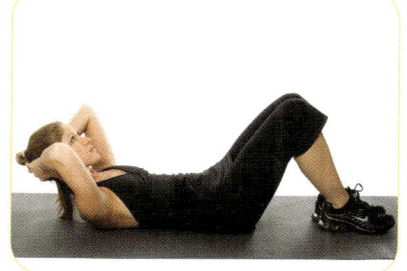

23. BAUCHPRESSE Seite 70

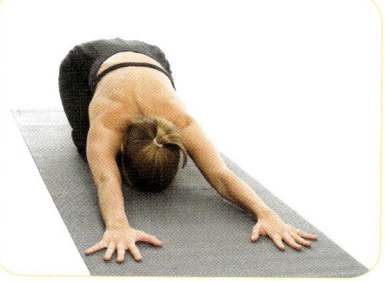

24. UNTEREN RÜCKEN DEHNEN Seite 122

GLOSSAR

ALLGEMEINE BEGRIFFE

Abduktion: Bewegung eines Körperteils von der Körpermitte/Gliedmaßenachse weg (Abspreizen).

Adduktion: Bewegung eines Körperteils zur Körpermitte/Gliedmaßenachse hin (Heranführen).

Bandscheibe: Bewegliche Verbindung aus Faserknorpel zwischen zwei Wirbeln.

Bankstellung: Ausgangsstellung für Trainingsübungen; der Körper stützt auf den Händen, die sich exakt unter den Schultern befinden, sowie den Knien, Unterschenkeln und Fußristen. Der Winkel in der Hüfte und den Knien beträgt jeweils 90 Grad.

Biomechanik: Disziplin der Sportwissenschaft, die sportliche Bewegung mit Begriffen, Methoden und Gesetzmäßigkeiten der Mechanik beschreibt und erklärt.

Dornfortsatz: Ein vom Wirbelbogen in Richtung des Rückens ausgehender Fortsatz eines Wirbels. An den Dornfortsätzen setzen Bänder und ein Teil der Rückenmuskeln an.

Extension: Das Strecken eines Gelenks oder das Aufrichten der Wirbelsäule.

Extensor: Strecker; Skelettmuskel, der die Streckung eines Gelenks entweder alleine oder zusammen mit anderen Muskeln vollzieht.

Facettengelenk: Wirbelbogengelenk; gelenkige Verbindung zweier Wirbel, die die Bewegungsrichtung bestimmt.

Flexion: Das Beugen eines Gelenks oder der Wirbelsäule.

Flexor: Beuger; Skelettmuskel, der die Beugung eines Gelenks entweder alleine oder zusammen mit anderen Muskeln vollzieht.

Flieger: Trainingsübung, bei der die Oberarme im 90-Grad-Winkel zum Rumpf gehalten werden, während der Athlet die Hände gegen Widerstand entweder vor der Brust zusammenführt oder sie nach hinten zieht.

Foramen vertebrale: Wirbelloch, das vom Wirbelbogen und dem Wirbelkörper gebildet wird. Die aneinandergereihten Wirbellöcher formen in der Wirbelsäule den Wirbelkanal, in den das Rückenmark eingebettet ist.

Kardiovaskuläres Training: Training zur Verbesserung der Ausdauerleistungsfähigkeit.

Kardiovaskuläres System: Blutkreislauf; Strömungssystem, das über ein Netz aus Gefäßen und angetrieben vom Herzen Blut im Körper verteilt.

Kniestand: Ausgangsstellung für Trainingsübungen; der Körper stützt auf den Knien, Unterschenkeln und Fußristen. Der Oberkörper ist aufrecht, die Hüfte ist gestreckt, der Winkel in den Knien beträgt 90 Grad.

Kontraktion: Anspannen eines Muskels. Man unterscheidet konzentrische Kontraktionen, während derer sich der Muskel verkürzt, isometrische Kontraktionen, während derer der Muskel seine Länge beibehält, und exzentrische Kontraktionen, während derer der Muskel gedehnt wird.

Kreuzbein (Os sacrum): Beim Menschen im Laufe der Evolution durch das Zusammenwachsen von Kreuzwirbeln am Ende der Wirbelsäule vor dem abschließenden –> **Steißbein** entstandener Knochen. Das Kreuzbein umschließt den hinteren Abschnitt des Wirbelkanals.

Kreuzsyndrom: Ein zuerst vom tschechischen Neurologen und Physiotherapeuten Dr. Vladimir Janda beschriebenes Phänomen. Janda stellte durch das Beobachten von Patienten, die an neurologischen Funktionsstörungen und/oder chronischen Schmerzen des Bewegungsapparats litten, fest, dass das typische „Verhalten" von Muskeln bei Gelenkdysfunktion vergleichbar ist mit den Innervationsmustern, die durch die Beeinträchtigung von Oberen Motoneuronen entstehen, beispielsweise im Falle einer spastischen Lähmung. Er schloss daraus, dass muskuläre Dysbalancen vom Zentralen Nervensystem mit verursacht und gesteuert werden. Janda kam zudem zu der Überzeugung, dass stärker angespannte Muskeln schwächere dominieren und daraus folgend die Schwäche eines Muskels in einer muskulären Dysbalance zu einem großen Teil von der neuronalen Hemmung durch seinen stärkeren Gegenspieler verursacht wird. Solche Muster können zu Haltungsveränderungen bis Haltungsschäden führen, die Funktion von Gelenken stören und im schlimmsten Falle Gelenke sogar schädigen. Janda unterschied vor allem zwei Erscheinungsweisen: das obere und das untere Kreuzsyndrom. Wesentlich beim oberen Kreuzsyndrom ist, dass beispielsweise häufige Schreibtischarbeit ohne entsprechenden Ausgleich dazu führt, dass in einer vorgeneigten Körperstellung der Kopf mit dem Kinn etwas nach vorne-unten geschoben wird. In der Folge verkürzt sich die Brustmuskulatur, was deren Gegenspieler auf der Körperrückseite, die Rhomboideen und den unteren Anteil des Trapezius, hemmt und damit schwächt. Weiter oben werden dagegen auf der Körperrückseite der obere Anteil des Trapezius und der Schulterblattheber stärker angespannt, was wiederum auf der Vorderseite die Halsbeuger hemmt und damit schwächt. Von Kreuzsyndrom spricht man, weil Verbindungslinien zwischen den verstärkten Muskeln auf der Vorder- und Rückseite und zwischen den gehemmten Muskeln auf der Vorder- und Rückseite übereinandergelegt ein Kreuz ergeben. Analog zum oberen Kreuzsyndrom von Brust, oberem Rücken, Schulter und Hals sind beim unteren Kreuzsyndrom der Hüfte im Falle eines (dauerhaft) gekippten Beckens die unteren Rückenmuskeln verkürzt, was auf der Vorderseite die Bauchmuskeln hemmt und schwächt. Weiter unten dagegen verkürzt und verstärkt die gekippte Stellung des Beckens auf der Vorderseite die Hüftbeuger, hemmt und schwächt dafür aber auf der Rückseite deren Gegenspieler, den Gluteus maximus. Diese muskuläre Dysbalance kann konkret zu folgenden Schwierigkeiten führen: Gelenkdysfunktion in den Wirbelsäulensegmenten L4-L5 und L5-S1 sowie dem Iliosakralgelenk und den Hüftgelenken. Dazu kommen u. a. Haltungsveränderungen wie verstärktes Hohlkreuz und seitliche Rotation der Beine.

Kyphose: Konvexe Krümmung der menschlichen Wirbelsäule nach hinten. Eine krankhafte Verstärkung wird als „Hyperkyphose", „Rundrücken" oder „Buckel" bezeichnet.

Langsitz: Ausgangsstellung für Trainingsübungen; im Sitz mit gestreckten Beinen beträgt der Hüftwinkel 90 Grad, die Hände können seitlich stützen.

Ligament: Band; Bindegewebsstrang, der bewegliche Teile des Skeletts verbindet und dabei deren Beweglichkeit auf ein funktionell sinnvolles Maß begrenzt.

Lordose: Konvexe Krümmung der menschlichen Wirbelsäule nach vorne. Eine krankhafte Verstärkung wird als Hyperlordose oder im Bereich der Lendenwirbelsäule auch als Hohlkreuz bezeichnet.

Muskel: Kontraktiles Organ (–> **Kontraktion**), das durch Anspannen und Erschlaffen innere und äußere Strukturen des Körpers bewegen kann. Die Gesamtheit der Muskeln eines Lebewesens bezeichnet man als Muskulatur.

Nerv: Parallel verlaufende Nervenfasern mit einer Umhüllung aus Bindegewebe. Nerven dienen dem Informationsaustausch im Organismus.

Nervensystem: Gesamtheit aller Nerven- und Gliazellen eines Organismus. Als Organsystem höherer Tiere nimmt es Informationen über die Umwelt und den Organismus auf, verarbeitet sie und veranlasst Reaktionen mit dem Ziel, möglichst passend auf Veränderungen zu reagieren.

Neutralstellung: Stellung der Wirbelsäule, die auf Grundlage der aneinandergereihten Lordosen (–> **Lordose**) und Kyphosen (–> **Kyphose**) eine doppelte S-Form ergibt.

Querfortsatz: Seitliche Verlängerung eines Wirbels, die zum Ansatz von Bändern und Muskeln oder in manchen Fällen auch als gelenkige Verbindung dient.

Rückenmark: Teil des Zentralen Nervensystems, der innerhalb des –> **Wirbelkanals** verläuft.

Steißbein (Coccyx): Unterer Abschnitt der Wirbelsäule, der an das –> **Kreuzbein** anschließt. Das Steißbein ist Ansatzpunkt für verschiedene Bänder und Muskeln des Beckens.

Thorax: Brustkorb, dessen Wände von der Brustwirbelsäule, dem Brustbein, den Rippen sowie der dazugehörenden Muskulatur gebildet werden. Der Brustkorb umschließt die Brusthöhle und beim Menschen den oberen Teil der Bauchhöhle. An ihm setzt die Atemmuskulatur an, die die Atmung landlebender Wirbeltiere erst möglich macht.

Tractus iliotibialis: Mehrere Zentimeter breiter Faserzug der Fascia lata, der derben Bindegewebshülle am Oberschenkel. Vom Gesäß aus verläuft der Faserzug entlang des Oberschenkels und setzt am äußeren Gelenkknorren des Schienbeins an. Bei Überbeanspruchung kann es zum schmerzhaften Tractussyndrom kommen, dem Läuferknie.

Vestibuläres System: Gleichgewichtsorgan im Innenohr des Menschen, das zur Wahrnehmung von Beschleunigungen und zur Bestimmung der Richtung der Erdanziehungskraft dient.

Wirbelkanal: Von Wirbellöchern gebildeter Kanal innerhalb der Wirbelsäule, in dem das –> **Rückenmark** verläuft (–> **Foramen vertebrale**).

GLOSSAR DER MUSKELNAMEN

GLOSSAR

LATEINISCHE BEGRIFFE

Das folgende Glossar erklärt die lateinische Terminologie, mit der Muskeln, Sehnen, Bänder und Knochen des Körpers bezeichnet werden. Manche Wörter stammen auch aus dem Griechischen, was jeweils vermerkt ist.

BRUST

Coracobrachialis (Rabenarmmuskel): Griechisch *korakoeidês* = rabenartig; *brachium* = Arm

Costa: Rippe

Pectoralis major und minor (Großer und Kleiner Brustmuskel): *pectus* = Brust; *major* = groß; *minor* = klein

BAUCH

Obliquus externus abdominis (Äußerer schräger Bauchmuskel): *obliquus* = schräg; *externus* = außen liegend

Obliquus internus abdominis (Innerer schräger Bauchmuskel): *obliquus* = schräg; *internus* = innen liegend

Rectus abdominis (Gerader Bauchmuskel): *rectus* = gerade; *abdomen* = Bauch

Serratus anterior (Vorderer Sägemuskel): *serra* = Säge; *anterior* = vorne liegend

Transversus abdominis (Querer Bauchmuskel): *transversus* = quer liegend; *abdomen* = Bauch

HALS UND NACKEN

Longus capitis (Langer Kopfmuskel): *longus* = lang; *caput* = Kopf

Longus colli (Langer Halsmuskel): *longus* = lang; *collum* = Hals

Rectus capitis anterior (Vorderer gerader Kopfmuskel): *rectus* = gerade; *caput* = Kopf; *anterior* = vorne liegend

Rectus capitis lateralis (Seitlicher gerader Kopfmuskel): *rectus* = gerade; *caput* = Kopf; *lateralis* = seitlich

Scaleni (Treppenmuskeln): Griechisch *skalénós* = ungleichseitig, schief

Semispinalis: *semi* = halb; *spina* = Dorn, Rückgrat

Splenius (Riemenmuskel): Griechisch *spléníon* = Pflaster

Sternocleidomastoideus (Großer Kopfwender): Griechisch *sternon* = Brustbein; Griechisch *kleís* = Schlüssel; Griechisch *mastoeidés* = Brust

Sternohyoideus (Brustbein-Zungenbein-Muskel): Griechisch *sternon* = Brustbein; Griechisch *hyoeides* = U-förmig

RÜCKEN

Articulationes zygapophysiales: *articulatio* = Ansatz; Griechisch *zygo* = Joch; Griechisch *apophysis* = Fortsatz

Erector spinae (Rückenstrecker): *erigere* = aufrichten; *spina* = Dorn, Rückgrat

Latissimus dorsi (Großer Rückenmuskel): *latissimus* = breit, weit; *dorsum* = Rücken

Multifidus spinae (Multifidi-Muskeln): *multifidi* = vielfach, vielspaltig; *spina* = Dorn, Rückgrat

Quadratus lumborum (Viereckiger Lendenmuskel): *quadratus* = viereckig; *lumbus* = Lende

Rhomboideus major und minor (Großer und Kleiner Rautenmuskel): Griechisch *rhombos* = Raute; *major* = groß; *minor* = klein

Trapezius (Kapuzenmuskel): Griechisch *trapeza* = kleiner Tisch

SCHULTERN

Deltoideus (Deltamuskel): Griechisch *deltoidês* = deltaförmig

Infraspinatus (Untergrätenmuskel): *infra* = unten, unterhalb von; *spina* = Dorn, Rückgrat

Levator scapulae (Schulterblattheber): *levare* = heben; *scapula* = Schulterblatt

Subscapularis (Unterschulterblattmuskel): *sub* = unter; *scapula* = Schulterblatt

Supraspinatus (Obergrätenmuskel): *supra* = oberhalb, über; *spinatus* = gestochen

Teres major und minor (Großer und Kleiner Rundmuskel): *teres* = länglich, rund; *major* = groß; *minor* = klein

OBERARM

Biceps brachii (Zweiköpfiger Armmuskel): *biceps* = zweiköpfig; *brachium* = Arm

Brachialis (Innerer Armmuskel): *brachium* = Arm

Triceps brachii (Dreiköpfiger Armmuskel): *triceps* = dreiköpfig; *brachium* = Arm

UNTERARM

Anconeus (Ellenbogenhöckermuskel): Griechisch *anconad* = Ellenbogen

Brachioradialis (Oberarmspeichenmuskel): *brachium* = Arm; *radius* = Speiche

Extensor carpi radialis longus (Langer speichenseitiger Handstrecker): *extendere* = strecken; Griechisch *karpós* = Handgelenk; *radius* = Speiche

Extensor digitorum (Fingerstrecker): *extendere* = strecken; *digitus* = Finger, Zehe

Flexor pollicis longus (Langer Daumenbeuger): *flectere* = beugen; *pollex* = Daumen; *longus* = lang

Flexor carpi radialis (Radialer Handbeuger): *flectere* = beugen; Griechisch *karpós* = Handgelenk; *radius* = Speiche

Flexor carpi ulnaris (Ulnarer Handbeuger): *flectere* = beugen; Griechisch *karpós* = Handgelenk; *ulna* = Elle, Ellenbogen

Flexor digitorum (Fingerbeuger): *flectere* = beugen; *digitus* = Finger, Zehe

Palmaris longus (Langer Hohlhandmuskel): *palmaris* = Querhand, Handinnenfläche; *longus* = lang

Pronator teres (Runder Einwärtsdreher): *pronare* = nach unten, einwärts drehen; *teres* = rund

HÜFTE

Gemellus inferior und superior (Unterer und oberer Zwillingsmuskel): *gemellus* = doppelt, zugleich geboren; *inferior* = unten liegend; *superior* = oben liegend

Gluteus maximus, medius und minimus (Großer, Mittlerer und Kleiner Gesäßmuskel): Griechisch *gloutós* = Hinterteil, Gesäß; *maximus* = der größte; *medius* = mittlerer; *minimus* = klein

Iliacus (Darmbeinmuskel): *ilium* = Flanke, Weiche

Iliopsoas: *ilium* = Flanke, Weiche; Griechisch *psoa* = Lende

Obturator externus und internus (Äußerer und Innerer Hüftlochmuskel): *obturare* = verstopfen; *externus* = außen liegend; *internus* = innen liegend

Pectineus (Kammmuskel): *pecten* = Kamm

Piriformis (Birnenförmiger Muskel): *pirum* = Birne; *forma* = Form

Quadratus femoris (Viereckiger Lendenmuskel): *quadratus* = viereckig; *femor* = Oberschenkel

OBERSCHENKEL

Adductor longus (Langer Anzieher): *adducere* = heranführen; *longus* = lang

Adductor magnus (Großer Anzieher): *adducere* = heranführen; *magnus* = groß

Biceps femoris (Zweiköpfiger Schenkelmuskel): *biceps* = zweiköpfig; *femor* = Oberschenkel

Gracilis (Schlanker Muskel): *gracilis* = schlank

Rectus femoris (Gerader Schenkelmuskel): *rectus* = gerade; *femor* = Oberschenkel

Sartorius (Schneidermuskel): *sarcire* = ausbessern

Semimembranosus (Plattsehnenmuskel): *semi* = halb; *membrum* = Glied, Extremität

Semitendinosus (Halbsehnenmuskel): *semi* = halb; *tendere* = spannen

Tensor fasciae latae (Oberschenkelbindenspanner): *tendere* = spannen; *fascia* = Binde; *latus* = breit, weit

Vastus intermedius, lateralis und medialis (Mittlerer, Äußerer und Innerer Schenkelmuskel): *vastus* = ungeheuer weit; *intermedius* = zwischen etwas befindlich; *lateralis* = seitlich; *medius* = in der Mitte befindlich

UNTERSCHENKEL

Adductor digiti minimi (Kleinzehenanzieher): *adducere* = heranführen; *digitus* = Finger, Zehe; *minimus* = klein

Adductor hallucis (Großzehenanzieher): *adducere* = heranführen; *hallex* = großer Zeh

Extensor digitorum (Fingerstrecker): *extendere* = strecken, ausbreiten; *digitus* = Finger, Zehe

Extensor hallucis (Großzehenstrecker): *extendere* = strecken, ausbreiten; *hallex* = großer Zeh

Flexor digitorum (Zehenbeuger): *flectere* = beugen; *digitus* = Finger, Zehe

Flexor hallucis (Großzehenbeuger): *flectere* = beugen; *hallex* = großer Zeh

Gastrocnemius (Zweiköpfiger Wadenmuskel): Griechisch *knêmê* = Schienbein

Peroneus (Wadenbeinmuskel): Griechisch *peronê* = Pfriem, Wadenbein

Soleus (Schollenmuskel): *solea* = Sandale

Tibialis anterior und posterior (Vorderer und Hinterer Schienbeinmuskel): *tibia* = Schienbein; *anterior* = vorne liegend; *posterior* = hinten liegend

Trochlea tali (Sprungbeinrolle): *trochlea* = Rolle, Walze; *talus* = Ferse, Sprungbein

BÄNDER

Ligamentum capsular facet: *ligamentum* = Band; *capsa* = Box, Schachtel, Band; *facies* = Gesicht

Ligamentum interspinalis: *ligamentum* = Band; *inter* = zwischen; *spina* = Dorn, Rückgrat

Ligamentum longitudinale anterius und posterius: *ligamentum* = Band; *longitudo* = Länge; *anterius* = vorne liegend; *posterius* = hinten liegend

Ligamentum supraspinale: *ligamentum* = Band; *supra* = oberhalb von, über; *spina* = Dorn, Rückgrat

Ligamentum transversum: *ligamentum* = Band; *transversus* = quer liegend

BILDNACHWEIS, DANKSAGUNG

Alle Fotos stammen von Jonathan Conklin/Jonathan Conklin Photography, Inc. Ausnahmen: Foto auf Seite 14 von grafvision/Shutterstock; Foto auf Seite 16 von Simon Krzic/Shutterstock.

Poster Illustrationen von Linda Bucklin/Shutterstock.

Models: Goldie Karpel, Michael Galizia und Michael Radon.

Alle anatomischen Illustrationen von Hector Aiza/3D Labz Animation India, außer: Detailzeichnungen auf den Seiten 22, 23, 24, 26, 27, 28, 29, 43, 45, 46, 47, 49, 51, 53, 55, 57, 59, 61, 63, 67, 68, 69, 71, 77, 79, 85, 87, 89, 95, 101, 103, 105, 111, 114, 117, 119, 120, 121, 123, 125, 127, 131, 133, 139, 140, 145 und 147 von Linda Bucklin/Shutterstock; Illustrationen auf den Seiten 41 und 97 von 3D4Medical, auf den Seiten 8 und 15 von Alex Mit/Shutterstock, auf Seite 9 von Sebastian Kaulitzkin/Shutterstock, auf Seite 10 von BioMedical/Shutterstock, auf Seite 17 von Patrick Hermans/Shutterstock und auf den Seiten 18 und 19 von Linda Bucklin/Shutterstock.

DANKSAGUNG

Seit 1994 habe ich bereits Tausende Patienten unterschiedlichster Lebensläufe behandelt – dies betrachte ich als großes Privileg. Menschen zu heilen und sie dabei zu unterstützen, in ihr aktives Leben zurückzukehren – etwa Großeltern, die mit ihren Enkeln spielen, Sportler, die wieder an Wettkämpfen teilnehmen, oder Arbeiter und Angestellte, die ihren Beruf wieder aufnehmen – war und ist für mich eine außerordentlich erfüllende Aufgabe.

Ich danke meinen Eltern, Dr. Philip und Dr. Theresa Striano, die mich stets auf meinem Lebensweg unterstützt haben. Vater, obwohl unsere gemeinsame Zeit kurz war: Deine Hingabe und Leidenschaft für deinen Beruf, deine Patienten und deine Familie wird mir immer ein Beispiel sein. Außerdem danke ich meinen drei Schwestern Terri, Thomasina und Tara für ihre Unterstützung.

Christian und Brandon, meine beiden Söhne – ihr macht mich stolz und glücklich. Ich liebe euch von ganzem Herzen. Shelley und Stacy, vielen Dank für diese wundervollen Geschenke!

Ich bin fest davon überzeugt, dass alle Menschen durch den Umgang mit anderen zu dem werden, der sie sind. Ich danke an dieser Stelle einigen, die während meines Lebens dazu beigetragen haben, der zu werden, der ich bin: von der Hackley-Schule Stern, Allen, Khosrowshahi, Leary und die Chervokas-Familie; vom Franklin und Marshall Football- und Lacrosse-Team meine Mannschaftskameraden und vom ACC die Lifflanders, Pilzers und Proshop. Danke an Dr. Richard Brodsky für die Hilfe bei der Arbeit an diesem Buch. Danke Cheech für das Cheech-Sein.

Schließlich danke ich Lisa, Sean und Karen, dass sie mir diese Gelegenheit gegeben haben!

Autor und Verlag bedanken sich sehr herzlich bei denen, die direkt an der Entstehung dieses Buches beteiligt waren: dem Moseley-Road-Präsidenten Sean Moore, der leitenden Redakteurin und Grafikerin Lisa Purcell, der Managerin Karen Prince, dem Art Director Brian McMullen, den Grafik-Designern Hwaim Holly Lee und Katie Calak sowie der Redaktionsassistentin Rebecca Axelrad.